基礎からわかる

妊婦・授乳婦
のくすりと服薬指導

第2版

聖路加国際病院
遺伝診療センター長／
女性総合診療部医長

編著 **山中美智子**

Amica ウィメンズクリニック 院長
聖路加メディローカス
女性診療科 非常勤

著 **酒見智子**

聖路加国際病院
薬剤部アシスタントマネジャー

刈込 博

ナツメ社

　2016 年に日常の臨床で使いやすいものとして発刊した本書も好評のうちに改訂版をお届けすることとなりました。

　妊娠中や授乳期に、投薬や診断薬を用いた臨床検査が必要になることは決して稀なことではありません。このようなときに赤ちゃんへの影響を心配する医療者が、「心配なら薬はやめておきましょう」と必要な投薬を避けてしまったり、極端な場合には人工妊娠中絶を勧めてしまったりするようなことが、いまだに起きています。でも「妊娠中だから」と「出産後に」と治療を延期してしまうと、実際に赤ちゃんが生まれれば授乳もしなければならないし、赤ちゃんのお世話が大変で自身の治療のために医療機関に行くことすらままなりません。さらに今度は「授乳中だから」と治療を避けられてしまったら、長い期間にわたって女性の健康へのサポートができなくなってしまいます。

　妊婦さんや授乳婦に対しての投薬が敬遠される理由には、日本の薬剤の添付文書の「妊婦、産婦、授乳婦等への投与」の項をみても、そのほとんどに「妊婦又は妊娠している可能性のある婦人には治療上の有益性が危険性を上回ると判断される場合にのみ投与すること。［妊娠中の投与に関する安全性は確立していない。］」と書かれていて、判断の根拠をどこに求めればよいのかよくわからないといったことも影響しているのかもしれません。また妊婦さんに対して「禁忌」と書かれている薬剤ですら、胎児への有意なリスク上昇はないことがわかっている薬剤もあります。一方で、「有益性投与」となっている薬剤でも注意しなければいけない薬剤もあります。またサリドマイド事件のような薬害を想起してトラブルになることを恐れたり、専門書をみるのが煩わしかったり、あるいはさまざまな安全性の分類法があってどれをみればよいかがわからない…などが投薬をためらう理由として挙

げられるかもしれません。

　本書は、日常の一般診療の中でくすりを処方しようかどうか迷ったときにその安全性を気軽に確認できるものをという趣旨で構成されています。専門性の高い疾患は記載していません。データの蓄積に基づいた安全性の根拠など詳しい情報は、すでにいくつか刊行されている成書に譲ります。最新情報の確認は自ら行っていただく必要がありますが、日常診療での参考資料となることを目的としています。

　序章では妊娠・授乳とくすりに関する総論を述べています。「どう考えればよいのか」と迷ったときの一助にしていただくことを目的にしています。1章では、それぞれの病気について病態と症状を述べた後、妊娠との関連について、一般的な予防法や治療法、妊婦・授乳婦への投与の注意点について述べています。2章では、服薬指導やカウンセリングの方法のほか、薬剤の一覧とくすりの安全性に各種分類法による評価を一覧にしています。今回、授乳との関連で大分県「母乳と薬剤」研究会の『母乳とくすりハンドブック』も一覧に加えて刷新しました。

　本書が、多忙な日常診療の中で役に立つ一冊となることを願っています。

　なお、「奇形」という言葉について、一部から差別的であるなどの批判もありますが、言葉を言い換えても本質的な問題について大きな意義があるとは思えないので、必要なときには「奇形」という言葉を用いています。

2022年　4月吉日

編者　山中美智子

● 本書の使い方 ●

本書は、妊婦や授乳婦に処方する薬についてまとめた一冊です。一般的に治療などに使用される薬が、妊婦や授乳婦に対しても使用できるかどうかについて、わかりやすく解説した一冊となっています。

序章 妊婦・授乳婦と薬

序章では、妊婦・授乳婦と薬の総論について解説しています。妊娠や授乳に関する基本的事項について確認したうえで、妊娠中や授乳中に投与された薬剤が児に及ぼす影響についての基本的な考え方について解説しています。

第1章 治療・予防・検査によく使用される薬の妊婦・授乳婦への影響

第1章では、治療・予防・検査によく使用される薬の妊婦・授乳婦への影響について、主に疾患ごとに解説しています。疾患の病態、症状、基本的な治療法などについて説明したうえで、妊婦・授乳婦に対して使用可能な薬や使用が推奨されない薬をまとめています。

疾患別ページの見かた

疾患の概要
疾患の概説について、簡潔にまとめています。

病態と症状・基本的な治療法
疾患の病態、症状、基本的な治療法などについてまとめています。

---

1. 感染症

3 肺結核

結核は、現在も全世界人口の1/3が感染している、結核菌群による人類最大の慢性感染症です。日本は中蔓延国で、毎年2万人以上の患者が発生しています。

病態と症状

肺結核の症状として、咳、痰、発熱、血痰、寝汗、胸痛、食欲不振、体重減少、消化器症状、嗄声などがあります。結核に特異的な症状はなく、咳、痰、発熱（38℃以下の微熱が多い）が2週間以上続くような場合には結核の可能性を疑うことが大切です。

基本的な治療法

結核治療の目標は、患者の体内に生存する結核菌を可及的速やかに撲滅することです。確実な服薬と規則正しい生活が治療の2本柱です。
- 第一選択薬①：最も強力な抗菌作用を示し、治療の中心となる薬剤

イソニアジド（INH）、リファンピシン（RFP）、ピラジナミド（PZA）

- 第一選択薬②：①との併用で効果が期待される薬剤

エタンブトール（EB）、ストレプトマイシン（SM）

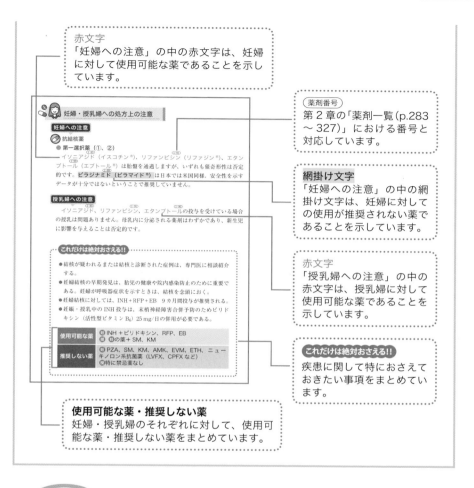

赤文字
「妊婦への注意」の中の赤文字は、妊婦に対して使用可能な薬であることを示しています。

（薬剤番号）
第2章の「薬剤一覧（p.283～327）」における番号と対応しています。

網掛け文字
「妊婦への注意」の中の網掛け文字は、妊婦に対しての使用が推奨されない薬であることを示しています。

赤文字
「授乳婦への注意」の中の赤文字は、授乳婦に対して使用可能な薬であることを示しています。

これだけは絶対おさえる!!
疾患に関して特におさえておきたい事項をまとめています。

使用可能な薬・推奨しない薬
妊婦・授乳婦のそれぞれに対して、使用可能な薬・推奨しない薬をまとめています。

第2章 **服薬指導と投薬時の指針**

　第2章では、妊婦・授乳婦に対する服薬指導や服薬カウンセリング、投薬時の指針について解説しています。投薬指針の項では、薬剤の分類・評価についても述べてあり、妊娠・授乳による児への薬剤の影響の主要な分類を掲載しています。

　また、本章の最後には薬剤一覧を掲載し、妊婦・授乳婦への投与についての分類・評価を一覧表の形式でまとめてあります。

目次

第2章 服薬指導と投薬時の指針

(刈込 博)

● **編集協力**　　有限会社エイド出版

● **編集担当**　　齋藤友里（ナツメ出版企画株式会社）

● **本文イラスト**　佐藤加奈子

● **本文デザイン**　株式会社トライ

妊婦・授乳婦と薬

1 妊娠期の母体の変化

❶ 妊娠期の数え方

（1）妊娠週数の算出法

　妊娠の時期は週数で表され、その数え方は、月経周期が 28 日型の女性を基準に計算されます。よく用いられる月数は一般的な用語ではありますが、医学では週数を用います。通常、最終月経から 14 日目に排卵が起き、そこで受精が成立して妊娠に至ると、最終月経から 280 日目、すなわち 40 週 0 日が分娩予定日と

■ 図1　妊娠の各時期と薬剤の影響

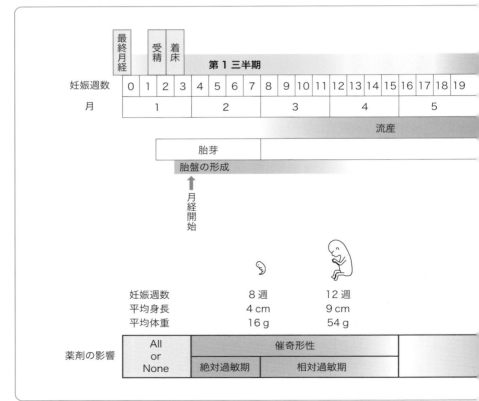

なります（**図1**）。

分娩予定日の簡単な概算法

最終月経の開始日に7日を足し、月から3を引く

（例）6月10日が最終月経の開始日

　　　10に7を足し、6から3を引く→翌年の3月17日が分娩予定日

　排卵から月経までの日数は14日で一定していますが、月経周期が28日でない場合には最終月経から排卵までの日数が異なり、また28日型の女性でも周期により必ずしも一定しているわけではないので、産科臨床では妊娠10週前後の胎児の大きさ〔頭臀長（crown-rump length：CRL）〕を超音波断層法により測定

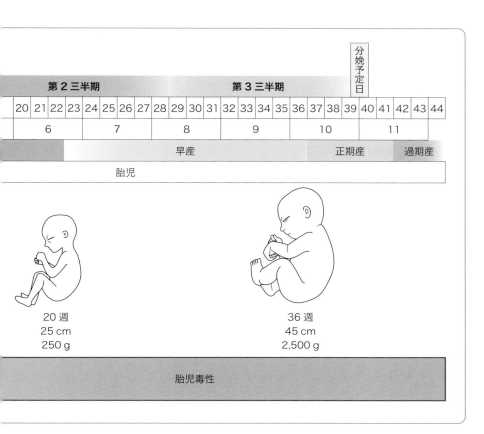

して妊娠週数を確定します。

（2）不妊治療による妊娠の場合

不妊治療により妊娠が成立した場合、体外受精で新鮮胚を移植した場合は受精日を、凍結胚移植の場合は受精から凍結日までの日数を移植日から差し引いた日を、人工授精の場合は実施した日を2週0日としてそれぞれ計算します。

なお、研究に関する記述などでは受精の日を起点とした「胎齢」を用いることがありますが、この場合は2週間のずれが生じることになるので注意が必要です。

（3）妊娠持続期間による分類

妊娠22週未満で妊娠が終了することを「流産」といいます。以降、妊娠36週までの分娩は早産、37～41週までの分娩が正期産、42週以降の分娩は過期産と呼びます。流産のなかでも妊娠12週未満を早期流産、12週以降を後期流産と呼び、早期では胎児側の要因が、後期では母体側の要因が原因のことが多くなります。流産は妊娠の約15％に起こるとされ、その80％は早期流産です。また妊娠反応が陽性に出ても超音波断層法などでは妊娠の徴候が認められないまま出血して終わってしまうごく早期の流産を、化学流産と呼びますが、これは医学的には流産の回数には含みません。

妊娠期間を3つに分けて、「第1三半期」「第2三半期」「第3三半期」という呼び方も欧米ではよく用いられますが、それぞれの時期を分ける妊娠週数の明確な定義はありません。

❷ 胎児の発育

卵巣から放出された卵子と、子宮内を遡上してきた精子が卵管内で出会って受精が起きると、6日間ほどかかって子宮腔内に到達し、排卵から11日ほどで子宮内に着床します（**図2**）。この時点で受精卵は胚盤胞と呼ばれる状態にまで発育しています。

着床した妊卵は細胞分裂と分化を繰り返しながら成長していきます。受精後4週目、すなわち妊娠6週目までには三層性胚盤と呼ばれる状態になり、外・中・内胚葉への分化の基が完成します（**図3**）。これらの3つの胚葉から、**表1**に示すように胎児の各臓器がつくられ、その形成は受精後おおよそ8週、すなわち妊

■ 図2　受精から着床

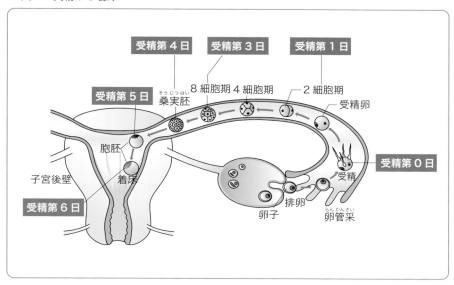

■ 図3　三層性胚盤

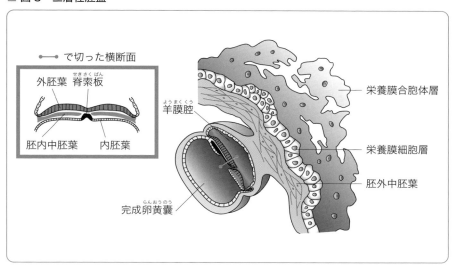

■ 表1　各胚葉の分化

胚葉	形成される主な臓器
外胚葉	中枢神経系、末梢神経系、耳・鼻・目の感覚上皮、表皮、乳腺、下垂体および皮脂腺、歯牙のエナメル質
中胚葉	結合組織、軟骨および骨、横紋筋と平滑筋、心臓、血管、リンパ管および血球、腎臓、生殖腺およびその導管、心膜腔、胸膜腔および腹膜腔を覆う漿膜、脾臓、副腎皮質
内胚葉	胃腸管と呼吸道の上皮、扁桃、甲状腺、上皮小体、胸腺、肝臓および膵臓、膀胱と尿道の上皮、鼓室と耳管の上皮

■ 図4　主な臓器の形成時期

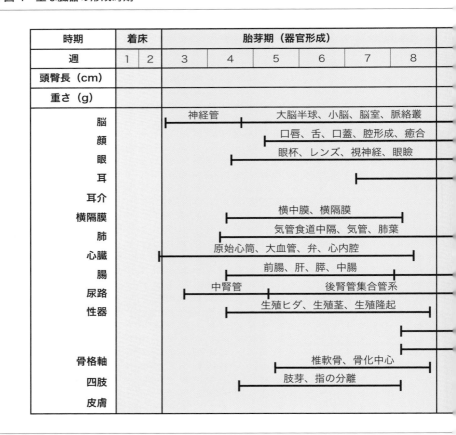

娠 10 週までに完成します。つまりほとんどの臓器はこの時期までに形成が終了し、その後は成熟と成長を続けることになります。主な臓器の形成時期を図 4 に示します。また、胎盤は受精から約 13 週間ほど、すなわち妊娠 15 週頃にはその基本構造が完成します。

❸ 母体の変化

　胎児を育てるために母体の中ではさまざまな変化が起こります。妊娠が成立して無月経になる、すなわち予定月経が遅れることにより妊娠に気づくことが多い

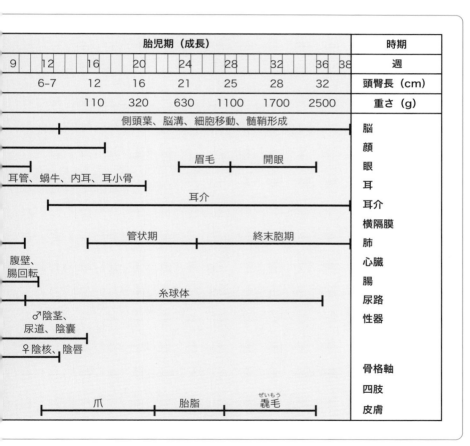

（Cunningham FG, et al：Williams Obstetrics 24th ed, Mc Grow Hill, p128, 2014 より筆者訳）

のですが、最近の市販薬は月経開始予定日の1週間以内に陽性になるほどの感度があります。

前述したように、妊娠に気づく頃はすでに多くの器官原器がつくられ、最も器官形成が盛んな時期に入っているのです。この頃から悪阻を自覚する妊婦は多いですが、大半は11〜16週頃には消失します。下腹部の膨隆が目立ち始める16〜18週頃には胎動を自覚するようにもなります。胎児発育に伴い、子宮も増大していきます。

妊娠前のBMIが18.5以上25.0未満だった女性では、全妊娠期間を通じて7〜12kg程度の体重増加が望ましいとされています。その増加の内訳は、胎児：約3kg、胎盤・羊水：約1kg、子宮重量：約1kg、乳房：約0.3kg、循環血液量：約1kg、体内水分貯留：約2kg、脂肪蓄積：約2kgです。

（1）循環器

妊娠32〜34週頃をピークに、循環血液量は40〜45％増加します。これは増大した子宮と胎盤血流を補って、胎盤を通した胎児への栄養成分の補給に寄与しているからです。また妊婦が起こしやすい仰臥位低血圧や起立性低血圧などの静脈還流異常を補い、分娩時の出血にも備えることになります。

この増加は第1三半期に起こり始め、第2三半期で著明になります。血球成分の増加に比して血漿成分の増加のほうが多いため、母体血は希釈された状態になります。

（2）消化器

妊娠の進行に伴い、増大する子宮によって胃や小腸の位置が変わります。虫垂も挙上されて、外側に偏位するようになります。また胃から食道への逆流が起こりやすくなります。腸管は弛緩して、偏位も伴うために便秘がちになります。歯肉は柔らかくなり、易出血性となります。便秘や充血のために痔疾が起こりやすくなります。

こうした変化は単に物理的な圧迫によるだけではなく、妊娠中に増加しているエストロゲンやプロゲステロンなどのホルモンによる影響もあります。

（3）泌尿器

腎臓はわずかに肥大し、糸球体濾過量も50％程度増加します。内分泌環境に

よる尿管の弛緩や物理的な圧迫により、腎盂が軽度拡大して水腎傾向になります。膀胱の圧迫と偏位により、尿意頻回となります。

（4）代謝

1）水分

　妊娠中は水分貯留傾向となり、血漿浸透圧は低下傾向となります。妊娠末期には胎児、胎盤、羊水を合わせた水分量は 3.5 L にも達します。他に循環血漿量の増加、子宮や乳房の増大を補うために 3 L の水が貯留します。したがって非妊時に比べて 6.5 L もの水分貯留が起こり、また骨盤内のうっ血による影響も受けて下肢の浮腫は高頻度に起こるようになります。

2）蛋白

　子宮や母体の血液は、炭水化物や脂肪に比べて蛋白質が豊富です。妊娠末期には胎児と胎盤を合わせると約 4 kg に達し、そのうちの約 500 g が蛋白質です。アミノ酸の含有量は母体に比べて胎児のほうが高くなります。

3）糖代謝

　正常妊娠では空腹時の軽度の低血糖と、食後の高脂血症、高インスリン血症が特徴です。末梢ではインスリン抵抗性が増しています。このような変化は胎児へのグルコースの移送に関与し、胎児発育に必要な変化と考えられています。

4）脂肪

　妊婦の血中脂肪は上昇し、特に第 3 三半期に著明となります。中性脂肪、コレステロールのいずれもが上昇します。脂質は妊娠末期の胎児への脂肪供給に備えて体内に蓄積されます。

5）電解質とミネラル成分

　妊娠中はナトリウム、カリウムともに体内に蓄積します。糸球体での濾過は変わらないのですが、尿細管での再吸収が亢進することにより起こります。胎児の骨の発達にはカルシウムが欠かせないため、十分量のカルシウム摂取をしないと母体のカルシウム消費が進み、母体がカルシウム不足に陥ります。

（5）内分泌

1）下垂体

● 成長ホルモン

　第 1 三半期に下垂体からの成長ホルモンの分泌が増加します。妊娠 8 週頃には

胎盤からも成長ホルモンが分泌されるようになり、17週頃には胎盤が成長ホルモンの主な分泌臓器となります。胎盤からの成長ホルモンは胎児発育に関連することはわかっていますが、その機能の詳細はよくわかっていません。

● プロラクチン

乳汁分泌に欠かせないプロラクチンレベルは妊娠中に著明に上昇し、妊娠末期には非妊時の約10倍にまで達します。一方、乳汁分泌の初期には新生児の吸啜^{きゅうてつ}に反応して拍動性のプロラクチン分泌が認められるものの、乳汁分泌が活発になる産褥にはプロラクチンは減少します。羊水中にも脱落膜から分泌されたプロラクチンが存在します。

母体血中のプロラクチンが産褥の乳中分泌に寄与していることは間違いないのに、妊娠中のほうがプロラクチンレベルが高かったり、羊水中にプロラクチンが存在したりすることの生理的意義はまだよくわかっていません。

2）甲状腺

甲状腺ホルモンは胎児の発育に大きく影響し、妊娠の維持にも必須です。母体と胎児の必要性に応じて妊娠中には40〜100％もの甲状腺ホルモン分泌量の増加が起きます。この増加には、TSH作用をもつ、胎盤から分泌されるヒト絨毛ゴナドトロピン（hCG）による刺激も影響しています。甲状腺そのものも肥大します。

3）副甲状腺

副甲状腺ホルモン分泌は第1三半期に低下し、その後は徐々に分泌量が増加します。

4）副腎

妊娠中にはわずかに肥大します。

このような母体の変化が薬物代謝に影響しますが、胎児発育の時期により母体を経由した薬剤の影響は異なります。

❹ 先天異常

出生時から認められる形態学的・機能的異常である先天異常は、出生児の3〜5％に生じます。これらの先天異常の原因は染色体異常や単一遺伝子異常、胎児感染、母体疾患や薬剤によるものなど多岐にわたりますが、半数以上が複合要因、つまり原因不明です。薬剤などの環境要因によるものはごくわずかでしかありません（図5）。

　形態異常を示すいわゆる奇形の成因は**表2**に示すようなものが考えられています。「奇形」は器官そのものの発生異常、例えばPotter症候群では腎臓が形成されないことが奇形です。「変形」は正常に発生した器官が二次的な変化をきたすことです。Potter症候群であれば、腎臓がないことにより胎児からの排尿がないために羊水が産生されずに羊水過少となり、羊水がないための圧迫により手足の変形や顔貌の異常をきたすことがこれにあたります。「破壊」は正常に発生した器官が、血流障害などにより破壊されてしまうことで、例えば羊膜索による四肢の欠損などがこれにあたります。

■ 図5　先天異常の原因

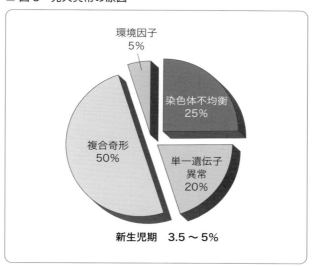

（Robert N, et al：Thompson & Thompson Genetics in Medicine 7th. ed, ELSEVIER, 2007 より筆者訳）

■ 表2　胎児形態異常の発生機序

用語		機序	例
奇形	malformation	器官発生の異常	サリドマイドによる四肢の異常
変形	deformation	正常に発生した器官に異常な作用が働いて変形する	ACE阻害薬による羊水過少によってもたらされたPotter症候群様変化
破壊	desruption	正常に発生した器官に異常な作用が働いて破壊される	ワルファリンによる出血や細胞壊死による形態異常羊膜索症候群

❶乳房の解剖

　乳房は妊娠中から発育・増大します。乳腺組織は乳腺細胞が1層に並んだ腺房が集まった 小葉（lobule）からなり、その小葉が集まって 15 〜 25 の葉を形成します。葉は放射状に並んでおり、その間は脂肪組織により埋められています。それぞれの小葉は小乳管につながり、これらが集まった葉ごとの乳管が乳頭に開口しています。すなわち乳管は樹枝状に乳房内に広がっています（**図6**）。

■ 図6　乳房の解剖図

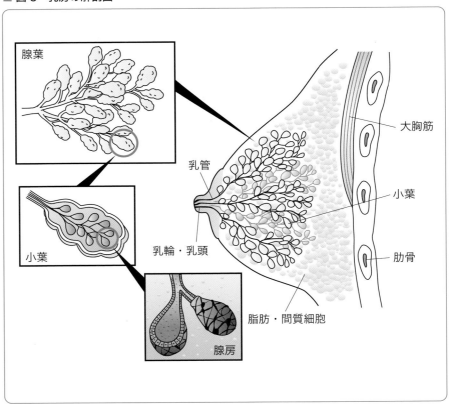

❷乳汁分泌の内分泌調節機構

　ヒトの乳汁分泌には内分泌的調節機構と神経調節機構とが非常に複雑にかかわっています。プロラクチンと同様にプロゲステロン、エストロゲン、ヒト胎盤ラクトーゲンに加えてコルチゾールも乳汁分泌機構の発達と促進にかかわっています。分娩後は、プロゲステロンとエストロゲンの急激な減少が起こります。プロゲステロンは乳清の蛋白質の主要な成分のαラクトアルブミン産生抑制作用を有しているため、プロゲステロンが減少することにより、αラクトアルブミンの産生が増加します。これが乳糖の産生を促進し、母乳中の乳糖を増加させます。またプロゲステロンの減少は、プロラクチンによるαラクトアルブミンの生成抑制作用も除去します。

　乳汁の分泌は児の出生後数時間〜数週間の間に確立され、繰り返し授乳することにより促進されます。乳汁の生成に必須であるプロラクチンの血中レベルは、基本的に分娩後には妊娠中よりも低くなりますが、児の乳頭への吸啜刺激により上昇します。児の吸啜により乳房が刺激されると視床下部からドパミンが分泌され、これがプロラクチンの分泌を促すと考えられています。

　下垂体後葉からはオキシトシンが律動性に分泌されます。これが乳腺小葉や乳管周囲の筋肉を収縮させて乳汁を分泌させます。吸啜刺激により乳汁が排出されて乳管が空になると、それがまた下垂体後葉からのオキシトシン分泌を刺激します。オキシトシンの分泌は乳児の泣き声でも刺激を受けますが、母体がストレスにさらされると抑制されます。

　つまり児による吸啜刺激や、搾乳器による乳頭の刺激が乳汁分泌ホルモンであるプロラクチンの分泌を刺激し、その分泌が第二の乳汁分泌ホルモンであるオキシトシンの分泌を刺激します。

❸初乳

　出産すると黄色っぽい色をした初乳が分泌されるようになります。通常は産褥2日目頃から出始め、5日目くらいまで続き、その後4週間ほどかけて次第に成乳に変わっていきます。成乳に比べると初乳はミネラルやアミノ酸が豊富です。またグロブリンを豊富に含む蛋白質に富み、糖分や脂肪分が少ないのが特徴です。初乳には腸管内の病原菌へ抵抗性をもつIgA抗体が豊富に含まれます。初乳には免疫性をもつ補体、マクロファージ、リンパ球、ラクトフェリン、ラクト

ペルオキシダーゼ、ライソゾームが含まれていて、新生児への栄養補給というよりも児の免疫力を高めるためにとても重要です。

❹ 成乳

　母乳は脂肪と蛋白質が、炭水化物とミネラルを含む液体に懸濁されたものです。授乳している女性は1日に約600 mLの乳汁を生成します。乳汁の浸透圧は血漿と同等で、その浸透圧の半分は乳糖が担っています。必須アミノ酸は母体血液に由来し、それ以外のアミノ酸は母体血液由来以外にも乳腺組織でつくられます。ほとんどの蛋白質は母乳特有のもので、αラクトアルブミン、βラクトグロブリンとカゼインが含まれます。脂肪酸は乳腺組織でグルコースから産生されます。またビタミンK以外のすべてのビタミンが含まれます。乳清中にはインターロイキン6が豊富に含まれていて、乳腺組織におけるIgA生成と深く関連しています。プロラクチンも母乳中に分泌され、上皮成長因子（EGF）も母乳中にあることが確認されています。これは消化されることなく、乳児の腸管の成長や成熟にかかわっていると考えられています。

❺ 母乳哺育の利点

　母乳蛋白の主な成分は乳清が60〜80%、カゼインが20〜40%です。母乳にはさまざまな成長因子や免疫因子、サイトカインなど、児の健康維持と成長に必要なたくさんの因子が含まれています。これらをすべて人工ミルクからとることは困難です。

　母乳哺育は母児の双方にさまざまな好影響があることが知られています。授乳をしている母親は、悪露の量も少なく、妊娠前の体重まで復帰するのも早いといわれています。産褥うつのリスクも低く、糖尿病発症や、乳がんや卵巣がん発症のリスクも低くなることが報告されています。また母乳育児で育った子どもたちは、感染症の危険が低く、壊死性腸炎やその他の胃腸炎、呼吸器疾患、中耳炎、小児白血病、1型糖尿病、肥満、乳幼児突然死症候群の頻度が低いことも知られています。さらには認知発達や問題行動の減少などへの好影響も示唆されています。このように児の健康な発育のために母乳は重要です。ほとんどの薬剤は臨床的に問題になるほどには乳汁には移行しないので、母親に何らかの薬剤が処方されたときにも、安易に母乳哺育を中止させるようなことをせず、母乳を継続できるように慎重に検討することが必要です。

3 妊娠中の薬物動態

　妊娠中、胎児は胎盤を通して母体から酸素や栄養を受け取っています。母体血と胎児血は混じり合うわけではなく、母体循環と胎児循環は胎盤により隔てられています。胎盤の詳細な構造を見てみると、絨毛内の胎児血と絨毛間腔の母体血とが絨毛を形成するトロホブラスト細胞を隔てて接しています。この胎児由来のトロホブラスト細胞による膜は単に物理的な膜として働くだけではなく、トロホブラスト細胞が能動輸送や受動輸送を調節して、母体から胎児への輸送を調節しています。すなわち、母体血中の物質はトロホブラスト細胞を通って、絨毛間腔に入り、最終的に胎児血中に入ります（**図7**）。

　胎盤は物質輸送の臓器ですが、その機能には、❶母体血漿中の物質濃度と、その物質を運ぶ蛋白質などの輸送を担う物質との結合度、❷絨毛間腔への母体血液

■ 図7　胎盤通過影響因子

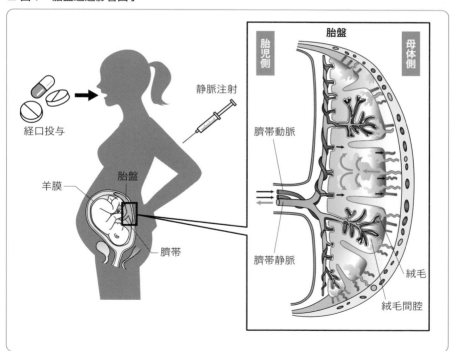

- 母体血 pH がイオン化に影響
- 胎盤血流
- 胎児血 - 母体血濃度勾配
- 胎盤に存在する薬物代謝酵素
- 分子量（600 ダルトンより大きなものはヒトの胎盤を通過しない）
- 薬剤のイオン化度
　（イオン化されていない物質のみが拡散する。強固解離酸薬剤分子は胎盤を通過しない）
- 脂溶性（親油性部分は容易に拡散）
- 蛋白結合度（非結合性薬剤は拡散する。アシドーシスは非結合薬剤濃度を下げる）

の流入量、❸絨毛のトロホブラスト上皮の物質交換に有効な面積の大きさ、❹トロホブラスト細胞の状態、❺能動輸送にかかわる生化学的な機構の状態、❻物質を運ぶ蛋白などの物質の胎児血中、母体血中濃度、❼輸送途中の胎盤による代謝、❽絨毛内の胎児毛細血管の面積、❾絨毛内毛細血管の胎児循環血液量、❿胎児血中の物質濃度など、さまざまな因子が影響しています。

　一部の例外はあるもののほとんどの薬剤は胎盤を通過しますが、通常は胎児の発育に影響したり、母体や胎盤での代謝に影響したりするほどの量にはなりません。胎盤を通過する薬剤は、結合蛋白や蓄積量、分子量、イオン化の程度、脂溶性の程度、母体の代謝などによりその量が影響されます。

　また妊娠期は薬剤の代謝に関連する肝臓や腎臓の機能にも変化が生じており、母体に摂取された薬剤が胎児にどの程度移行するかに関しては、さまざまな因子が影響しています（**表3**）。

❶ 妊娠週数と薬

　催奇形性とは、胎児に奇形を起こす可能性があることをいいます。催奇形性が問題となるのは、胎児の臓器がつくられる時期です。一方、胎児毒性とは、胎児の発達や発育、機能に悪影響を与える可能性のことをいいます。胎児毒性は胎児の臓器の原器がつくられた後に問題となります（**図4 p.6**）。

（1）胎児の臓器形成

1）着床前期

　着床前期とは、受精から着床に至る最初の2週間の時期、すなわち最終月経から妊娠4週までの時期をいい、薬剤の効果は「all or non」と呼ばれる時期です。受精卵は分裂を続けていますが、もしも多くの細胞が薬剤の影響を受けたとき

にはその胚そのものが死滅してしまいます。逆に障害された細胞の数が少なければ、修復機構が働いて正常発達へと進んでいきます。動物実験では胚の内細胞塊の細胞が障害を受けると、用量依存性に身体の身長や体重を減少させる場合があることが知られています。

2）妊娠4～7週

受精後2～5週の時期、すなわち妊娠4～7週の頃は胎芽期と呼ばれます。この時期は各器官の形成が行われ、何らかの因子が加わったり、正常な過程が障害されたりすると胎児の構造異常をきたす、すなわち奇形を起こす最も危険な時期です。それぞれの臓器がつくられる時期は**図4**（p.6）に示しました。多くの女性は予定月経の開始の遅れにより妊娠に気づきますが、その時期が器官形成の最も盛んな時期であるということになります。

3）妊娠8週～

妊娠8週以降は胎児期と呼ばれますが、臓器の成熟と機能的な発達はこの時期も続いていきます。臓器によって損傷の受けやすさに差があり、例えば脳は、全妊娠期を通じてアルコールのような環境因子による影響を受けやすいことが知られています。あるいは胎児心臓内の血流の変化は、左心低形成や大動脈縮窄などの変形をもたらします。

（2）胎児毒性

胎児毒性を示すものには、新生児の出生後の適応に異常をきたしたり、薬剤から離脱することによる症状、電解質異常や糖代謝異常をもたらしたりするものがあります。時には薬剤そのものの影響と、母体疾患による影響との区別が難しいこともあります。胎児毒性を示す抗炎症薬（NSAIDs）は、胎児のプロスタグランジン生成を阻害して、胎児尿量低下をきたすことによる羊水過少や動脈管の早期収縮を招きます。また降圧薬であるアンジオテンシン変換酵素（ACE）阻害薬やアンジオテンシンⅡ受容体拮抗薬（ARB）は、胎児の腎機能を障害し、羊水過少や頭蓋骨の異形成をもたらして、胎児死亡に至らせます。

❷催奇形性の検証

催奇形性薬剤として最も有名なのはサリドマイドです。1950年代の後半に「妊娠悪阻の治療薬」として用いられました。ラットやマウスの動物実験では催奇形性は認めなかったのですが、ヒトでは妊娠のある時期に投与されることで四肢を

はじめとした奇形がもたらされることが判明しました。サリドマイドの影響を受けた児がたくさん誕生したことは「サリドマイド事件」として知られています。

　先天異常のうち、薬剤によるものは2～3％程度と推測されています。しかし、薬剤が原因であると同定するには、奇形はさまざまな要因で起きる一方でそれぞれの奇形の発生頻度が高くないこと、薬剤によっては使用頻度が低く統計学的な検討が難しいこと、動物実験でのデータが必ずしもヒトにはあてはまらないこと、妊婦に対して無作為化対照試験を行うことはほとんど不可能であることなどから、証明することが大変困難です。薬剤と奇形の関連は、薬剤の服用時期と器官形成の時期が一致しているか、薬剤摂取が必要となった原疾患の影響によるものではないのかなどを考慮しながら、疫学調査、症例報告の蓄積、動物実験などにより判断していくことになります。したがって、薬剤摂取歴のある妊婦から奇形をもつ児が生まれたときにも、安易に薬剤に原因を帰するような扱いをすべきではありません。

　表4で催奇形性、胎児毒性を示すことがわかっている薬を示します。

4 母乳への薬物移行

　母体に投与された薬剤のほとんどが乳汁中に分泌されます。しかし、乳児に移行する量は総じて少ないのが通常です。乳汁中への薬剤移行には、血漿中の濃度、蛋白との結合性、血漿や乳汁のpH、イオン化の程度、脂溶性の程度や分子量など数多くの因子が影響します。母乳中の薬剤濃度と血漿中の薬剤濃度の比は、乳汁中薬剤濃度／血漿中薬剤濃度で表され、ほとんどの薬剤において1以下ですが、25％の薬剤では1以上、15％の薬剤では2以上を示すといわれます。それが児にどの程度吸収されて影響を及ぼすかは、児の消化能、代謝能にも左右されます。

❶母乳中の薬剤の児への影響

　授乳婦の薬剤摂取が乳児に与える影響は、薬物動態や薬剤の化学的な性質のみならず、母子のさまざまな因子が関連します。例えば特に薬剤による副作用が出やすいのは、生後2カ月未満の児です。また早産児や慢性疾患をもった乳児の場

■ 表4　ヒトで催奇形性・胎児毒性を示す証拠が報告されている薬物※1

一般名または薬物群名	代表的な商品名	報告された催奇形性・胎児毒性
アミノグリコシド系抗結核薬	カナマイシン注 ①-47、ストレプトマイシン注 ①-46	非可逆的第Ⅷ脳神経障害、先天性聴力障害
アンジオテンシン変換酵素（ACE）阻害薬 アンジオテンシンⅡ受容体拮抗薬（ARB）	カプトリル 25-36、レニベース 25-37、他 ニューロタン 25-45、ディオバン 25-47、他	《中・後期》胎児腎障害・無尿・羊水過少、肺低形成、四肢拘縮、頭蓋変形
エトレチナート	チガソン 10-7	催奇形性、皮下脂肪に蓄積されるため継続治療後は年単位で血中に残存
カルバマゼピン※2	テグレトール 40-8、他	催奇形性
サリドマイド	サレド 7-16	催奇形性：サリドマイド胎芽病（上肢・下肢形成不全、内臓奇形、他）
シクロホスファミド※3	エンドキサン錠 7-1	催奇形性：中枢神経系、他
ダナゾール	ボンゾール 15-18、他	催奇形性：女児外性器の男性化
テトラサイクリン系抗菌薬	アクロマイシン ①-61、レダマイシン ①-62、ミノマイシン ①-64、他	《中・後期》歯牙の着色、エナメル質の形成不全
トリメタジオン	ミノアレ 40-3	催奇形性：胎児トリメタジオン症候群
バルプロ酸※2	デパケン 40-9、セレニカR 40-9、他	催奇形性：二分脊椎、胎児バルプロ酸症候群
非ステロイド性抗炎症薬（インドメタシン、ジクロフェナクナトリウム、他）	インダシン 9-6、ボルタレン 9-5、他	《妊娠後期》動脈管収縮、胎児循環持続症、羊水過少、新生児壊死性腸炎
ビタミンA（大量）	チョコラA 19-1、他	催奇形性
フェニトイン※2	アレビアチン 40-6、ヒダントール 40-6、他	催奇形性：胎児ヒダントイン症候群
フェノバルビタール※2	フェノバール 40-2、他	催奇形性：口唇裂・口蓋裂、他
ミソプロストール	サイトテック 33-26	催奇形性、メビウス症候群、子宮収縮・流早産
メトトレキサート	リウマトレックス 10-13、他	催奇形性：メトトレキサート胎芽病
レナリドミド	レブラミド 7-17	催奇形性
ワルファリン	ワーファリン 24-20、他	催奇形性：ワルファリン胎芽病、点状軟骨異栄養症、中枢神経系の先天異常

※1　抗癌剤としてのみ用いる薬物は本表の対象外とした。
※2　てんかん治療中の妊婦では治療上の必要性が高い場合は投与可。妊婦へ催奇形性に関する情報を提供したうえで、健常児を得る確率が高い（抗てんかん薬全般として90%程度）ことを説明し励ますことが必要と米国小児科学会薬物委員会より勧告されている。
※3　膠原病（難治性の全身性エリテマトーデス、強皮症に合併する肺線維症、血管炎症候群）への使用

（林昌洋，他：実践 妊娠と薬 第2版，じほう，p.37，2010）

合は、成熟児や健康な児に比べて薬剤による不利な影響を受けやすくなります。クリアランスの低下や代謝機能の未熟さのために乳児に蓄積しやすい薬剤がある一方で、アセトアミノフェンのように乳児の代謝能が未熟なために代謝されず、薬剤の毒性から守られることになる薬剤もあります。遺伝的な体質が薬剤の毒性を高めることもあります。

❷ 授乳禁忌とされる場合

HIV 感染者は児へのウイルス伝播を避けるために授乳が禁忌とされています。他には乳房の単純ヘルペス感染、母体の活動性結核、成人 T 細胞白血病ウイルス陽性者、放射性物質への曝露、代謝拮抗薬や抗癌剤による化学療法中の場合や、麻薬などの違法薬物使用者、児が先天性ガラクトース血症である場合も授乳禁忌とされています。

乳房に病巣のない単純ヘルペス感染、B 型肝炎ウイルス感染、サイトメガロウイルス感染などでは授乳禁忌ではありません。

日常よく遭遇する細菌感染による副鼻腔炎、気管支喘息、アレルギー性疾患、片頭痛などに使われる、抗菌薬、気管支拡張薬（β_2 アドレナリン受容体刺激薬）、抗ヒスタミン薬、トリプタンなどは授乳中であってもほとんどは問題なく使うことができます。

ただし、スルファメトキサゾール・トリメトプリム配合剤（バクタ®）などのように高ビリルビン血症をきたすために低出生体重児、新生児に禁忌とされている薬剤は、母乳を通しても同様な副作用をきたすために禁忌です。

抗癌剤のように細胞毒性のある薬剤は、細胞代謝に影響して免疫力の低下や白血球減少をきたし、成長に影響し、理論的には小児癌のリスクを高めます。これらに相当するのはシクロホスファミド、シクロスポリン、ドキソルビシン、メトトレキサートなどです。

銅、ガリウム、インジウム、ヨウ素、ナトリウム、テクネシウム 99 などの放射性同位元素は、速やかに乳汁中に分泌されます。こうした薬剤を用いた診断が必要となる場合は、放射線科医とも相談して同位元素が乳汁中に分泌される時間ができるだけ短くてすむようにできるとよいでしょう。薬剤により、この期間は 15 時間程度のものから 2 週間に及ぶものもあります（**表5**）。

■ 表5　母乳中薬物による乳児への影響と評価

薬剤	乳児への影響例 a)	RID b, c)	評価 c)	医薬品添付文書
中枢神経用薬				
ジアゼパム 39-6	嗜眠、体重減少、鎮静、黄疸	0.88-7.1%	L3	授乳中止
フェノバルビタール 40-2	傾眠、哺乳量低下	24%	L4	授乳中止
フェニトイン 40-6	傾眠、メトヘモグロビン血症	0.6-7.7%	L2	（ホスフェニトイン）授乳中止
プリミドン 40-1	傾眠	8.4-8.6%	L4	乳児に過度の眠気のおそれ
カルバマゼピン 40-8	鎮静、黄疸	3.8-5.9%	L2	有益性が危険性を上回る場合投与
バルプロ酸 40-9	血小板減少性紫斑	0.99-5.6%	L4	授乳中止
クロナゼパム 40-4	無呼吸	2.8%	L3	授乳中止
エトスクシミド 40-7	傾眠、哺乳量低下	31.4-73.5%	L4	授乳中止
ラモトリギン 40-13	無呼吸	9.2-18.27%	L2	授乳中止
レベチラセタム 40-14	哺乳量低下	3.4-7.8%	L2	授乳中止
クロルプロマジン 38-1	傾眠	0.3%	L3	投与しないことが望ましい
炭酸リチウム 38-37	チアノーゼ、体温低下	12-30.1%	L4	授乳中止
アスピリン 9-3	呼吸障害、サリチル酸中毒	2.5-10.8%	L2	授乳中止
アセトアミノフェン 9-1	発疹	8.8-24.2%	L1	
スルピリン 9-28	チアノーゼ、無呼吸	―	―	授乳中止
インドメタシン 9-6	痙攣	1.2%	L3	授乳中止
ナプロキセン 9-15	出血時間延長	3.3%	L3	授乳中止

■ 表5　母乳中薬物による乳児への影響と評価（つづき）

薬剤	乳児への影響例 [a]	RID[b,c]	評価[c]	医薬品添付文書
循環器用薬				
アテノロール (25-8)	低血圧、徐脈、チアノーゼ	6.6%	L3	授乳中止
アセブトロール (25-12)	低血圧、徐脈	0.94-3.61%	L3	投与禁忌
抗菌薬				
クリンダマイシン (1-67)	血便	0.9-1.8%	L2	授乳中止
シプロフロキサシン (1-74)	偽膜性大腸炎	2.1-6.34%	L3	授乳中止
消化器用薬				
サラゾスルファピリジン (10-3,4)	血便を伴う下痢	0.3-1.1%	L3	授乳中止
メサラジン (10-5)	下痢	0.1-8.8%	L3	授乳中止
その他				
シクロホスファミド (7-1)	好中球減少		L5	授乳中止
テオフィリン (31-19)	神経過敏、不眠	5.9%	L3	授乳中止
クレマスチン (11-13)	被刺激性	5.2%	L4	授乳中止
ジフェンヒドラミン (11-12)	傾眠	0.7-1.4%	L2	授乳中止
金チオリンゴ酸ナトリウム (10-1)	浮腫	―	―	授乳中止
ジアフェニルスルホン (53-1)	溶血性貧血	6.3-22.5%	L4	有益性が危険性を上回る場合投与
^{131}I	甲状腺機能低下	―	L5	有益性が不利益を上回る場合投与

a）菅原和信，豊口禎子：薬剤の母乳への移行 改訂4版，南山堂，2008
b）RID(Relative Infant Dose) ＝乳児体重当たり摂取量(mg/kg/日)／母親体重当たり投与量(mg/kg/日)
c）Hale TW, Rowe HE: Medications and Mothers' Milk, 2014
　5段階評価
　L1；適合（多くの使用例で乳児への有害作用増加なし、乳児消化管吸収なし）
　L2；おそらく適合（限られた研究で乳児への有害作用増加なし）
　L3；おそらく適合（乳児への有害作用の可能性あり、またはわずかな有害作用の報告）
　L4；有害な可能性（明らかなリスクはあるが、授乳婦への有益性により使用）
　L5；有害（乳児で重大な作用が実証またはリスクが高い、授乳婦への使用は禁忌）

（山形大学医学部附属病院薬剤部 准教授・副薬剤部長 豊口禎子作成）

❸授乳の工夫

　児への薬剤移行をできるだけ少なくするためには、半減期が短い薬剤、経口吸収が少ないもの、脂溶性が低い薬剤を選ぶことが理想的です。1日に何度か薬剤を服用する場合は授乳直後に薬剤を摂取するようにすることで、血中濃度の高い時期の授乳を避けるようにします。1日1回投与の徐放性薬剤の場合には、児の一番長い睡眠時間の前（通常は夜寝る前）に服用するとよいでしょう。

　児への影響が懸念される場合には、他の安全性の高い薬剤に変更したり、授乳直後に薬剤を摂取したりすることによって、児への移行をできるだけ少なくすることができないかどうかを検討します。また授乳が禁忌である薬剤でも短期間の使用であれば、その間の母乳は捨てるにしても、搾乳して乳汁分泌が減らないようにすることも必要です。また例えば放射性同位元素を使った検査であれば、検査の前に搾乳して十分なミルクを冷凍しておくことも考慮するとよいでしょう。

　いずれにしても母乳哺育には人工乳では補いきれない数多くの利点があるので、安易に授乳をやめさせるような指導をするべきではありません。

5　父親と薬

　男性に投与された薬剤による胎児への影響はほぼないと考えてよいでしょう。ただし、一部の薬剤の添付文書には胎児への影響が否定しきれないために、男性の避妊を勧めているものがあります。

(1) サリドマイド

　前述したように以前に妊娠悪阻の症状を軽減するために使われたサリドマイドは、妊娠初期に服用することで四肢を初めとした児の奇形が生じるために製造中止となっていましたが、最近、多発性骨髄腫などの治療薬として使われるようになり、国内でも販売されています。

　男性に投与された場合も精液への移行による胎児への影響が懸念されるため、「本剤は精液中へ移行することから、男性患者に投与する際は、投与開始から投与終了4週間後まで、性交渉を行う場合は極めて有効な避妊法の実施を徹底（男

性は必ずコンドームを着用）させ、避妊を遵守していることを十分に確認する。また、男性患者に投与する際は、投与開始から投与終了4週間後までは妊婦との性交渉を行わせない」と添付文書にも書かれているので注意を要します。サリドマイド薬の誘導体であるレプラミンも同様です。

（2）リバビリン

　C型肝炎の治療などに用いられるリバビリンも「精液中への本剤の移行が否定できないことから、パートナーが妊娠している男性患者には、その危険性を患者に十分理解させ、投与中及び投与終了後6カ月間は本剤が子宮内へ移行しないようにコンドームを使用するよう指導する」と書かれています。

（3）コルヒチン

　痛風の治療に用いられるコルヒチンには「父親が本剤を服用した場合、その配偶者より、ダウン症候群及びその他の先天異常児が出生する可能性があるとの報告がある」と書かれていますが、この報告が「コルヒチン治療中に患者自身が妊娠、あるいはその配偶者が妊娠した3症例」をまとめたもので、そのうちの1例の児がたまたまダウン症候群であったというものであり、その後コルヒチンとダウン症候群の発生の関連を示唆する報告は出ていません。

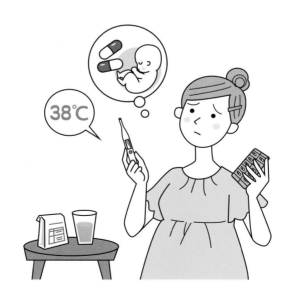

第 1 章

治療・予防・検査に よく使用される薬の 妊婦・授乳婦への影響

1 かぜ症候群

かぜ症候群は概して軽症の疾患で、特別な流行時期はなく、1年間に成人は2〜3回、小児は8〜12回程度罹患します。

 ## 病態と症状

かぜ症候群とは、鼻汁、咽頭痛、咳嗽などのほか、悪心・嘔吐、下痢などの消化器症状や、発熱、頭痛、全身倦怠感などを示す急性上気道感染疾患のことです。

原因はウイルス性が80〜90％を占め、数百種にわたるウイルスの関与が報告されています[1,2]。

ウイルスの潜伏期間は12〜72時間で、初発症状は鼻閉、鼻汁、くしゃみが多く認められます。咽頭のいがいが感は通常は1日目に認められ、第2病日以降は鼻症状が中心となります。第4〜第5病日には咳症状が悪化することがありますが、鼻症状は軽快してきます。38℃以上の発熱はまれで、多くは3日以内に解熱します。かぜ症候群の自然経過は5〜14日間ですが、一般に3〜7日間で症状が軽快してきます。

かぜ症候群のなかで、発熱、咳症状が際立つ場合は、肺炎の合併を疑います。肺炎の場合は、かぜ症候群の症状が起こってから1週間くらい経過しても症状が遷延していることがほとんどです。肺炎の大多数は細菌感染であり、早期の診断と治療開始が重要です。

妊娠していたらどうなるの

妊娠中のかぜ症候群のほとんどは自然治癒する予後の良好な疾患ですが、症状が遷延する場合や重篤な場合には、漫然と投薬するのではなく、細菌感染による肺炎の併発や基礎疾患の増悪、かぜ様症状を呈する他疾患（気管支喘息、結核）との鑑別に留意する必要があります。また、激しい咳の持続は、妊婦の体力の消耗を招き、子宮を収縮させます。妊娠中の肺炎は重篤化しやすいため、入院管理が行われます。

疾患が児に与える影響

　かぜ症候群の原因ウイルスや細菌が、妊娠中の胎児へ影響を与えるという報告はされていません。ただし高熱の持続は、妊娠初期には催奇形性の原因となりうるため、解熱の必要があります。咳が流・早産の原因となることはありません。

予防方法

　手洗い、うがい、マスク着用のほか、室温調節および適度な湿度を保つなどの生活指導が必要です。これらは予防だけでなく治療にも含まれます。

基本的な治療法

♥ 非薬物療法

　安静と十分な水分補給、保温、消化によい食事による栄養摂取（ビタミン類、鉄、亜鉛など）を行い、免疫力を高めることが治療の基本です。

薬物療法

　総合感冒薬のほか、抗菌薬、解熱鎮痛薬、鎮咳薬が投与されます。

妊婦・授乳婦への処方上の注意

　予防と非薬物療法が治療の中心になります。肺炎と診断された場合は、早期に適切な抗菌薬治療を開始することが重要です。

妊婦への注意

♥ 非薬物療法

　安静と十分な水分補給、保温、栄養摂取は妊娠中の治療の基本となり、積極的に行います。

総合感冒薬

　症状緩和目的に使用されます。PL 配合顆粒（サリチルアミド、プロメタジン、アセトアミノフェン、カフェイン配合剤）は妊娠中の処方も可能です。

🔵 抗菌薬

　かぜ症候群のほとんどがウイルス感染であるため、一般的には抗菌薬の処方は必須ではありません。ただし妊婦はハイリスクとみなされることと、二次感染予防のために早期から抗菌薬投与を考慮します。特にウイルスの先行感染後に細菌感染症を続発することがあるため、次のような症状、所見を認める場合には抗菌薬の適応と考えます。

> ❶高熱の持続（3日以上）
> ❷膿性の喀痰、鼻汁
> ❸扁桃腫大と膿栓・白苔付着
> ❹中耳炎・副鼻腔炎の合併
> ❺強い炎症反応（白血球数増加、CRP陽性）

　抗菌薬は耐性菌増加を防ぐため、最大投与量を短期間（3日間）投与して、治療判定を行います。かぜ症状の陰に隠れている可能性のある重篤な疾患を見落とさないために、症状が重い場合、または4日間以上症状が継続する場合には、再度検査を行う必要があります。

　妊娠中の肺炎は重症化しやすいため、疑われる場合には入院による精査および抗菌薬の点滴投与を行います。一般的に使用される**ニューキノロン系薬**_(1-71~8)の妊婦・授乳婦への投与は、添付文書上禁忌です。ペニシリン系アモキシシリン（パセトシン®）₍₁₋₃₎、セフェム系セファクロル（ケフラール®）₍₁₋₂₄₎、マクロライド系クラリスロマイシン（クラリス®）₍₁₋₅₅₎などの抗菌薬は、妊娠中も安全に使うことができます。

🔵 解熱鎮痛薬

　妊娠初期の高熱は、児の器官形成に影響を与える可能性が考えられるため、解熱薬の使用を行います。解熱鎮痛薬の第一選択薬はアセトアミノフェン（カロナール®）₍₉₋₁₎で、妊婦に投与して胎児に影響があったとの報告は極めてわずかです。

🔵 NSAIDs

NSAIDs_(9-3~24)では胎児動脈管の収縮や羊水減少が報告されており、妊娠中の使用は添付文書では禁忌となっています。NSAIDsは妊娠初期のいわゆる器

官形成期にはヒトでの催奇形性は報告されていません。しかし添付文書上は、妊娠中は一括して禁忌とされていることが多いので、基本的に妊娠中は使用しません。

🚫 鎮咳薬

　激しい咳の持続は、妊婦の体力の消耗を招き、子宮を収縮させます。鎮咳薬デキストロメトルファン（メジコン®）の催奇形性は否定的であり、症状緩和のため適宜使用します。ただし、分娩直前の中枢性麻薬性鎮咳薬の**コデイン（コデイン®）**が、出産後新生児に離脱症状を起こしたという報告があることから、分娩前には投与しないようにします[3]。

授乳婦への注意

　母乳からのかぜ症候群の児への感染は否定的ですが、接触による感染のリスクはあります。マスクをする、うがい、手洗いをきちんと行うなど、児への感染予防に留意することは大切です。総合感冒薬として使用される PL 配合顆粒など、大半の抗菌薬、解熱鎮痛薬（アセトアミノフェン、NSAIDs）、鎮咳薬・去痰薬内服中の授乳は問題ありません。NSAIDs の中で、**アスピリン（アスピリン®）**のみ、児の出血傾向の懸念があるため使用を控えます。

これだけは絶対おさえる!!

- ●妊婦・授乳婦のかぜ症候群対策の基本は、手洗い、うがい、マスク着用などによる予防である。
- ●かぜ症候群の原因はウイルスであり、治療は対症療法（安静、栄養、休養）が基本。
- ●妊娠初期の高熱は児に悪影響を与える可能性があるため、解熱する。
- ●長引く発熱、咳は、肺炎や結核などの場合もある。妊娠中はハイリスクなので、肺炎と診断された場合には入院加療を行う。

使用可能な薬	妊 PL 配合顆粒、ペニシリン系、セフェム系、マクロライド系、アセトアミノフェン、デキストロメトルファン 授 PL 配合顆粒、大半の抗菌薬、アセトアミノフェン、NSAIDs、鎮咳薬・去痰薬

推奨しない薬	妊 ニューキノロン系、NSAIDs、コデイン（分娩直前）授 アスピリン

[文献]
1) Sexton DJ：The common cold in adults：Diagnosis and clinical features. Jan 31, 2014
2) 藤田次郎：抗菌薬治療の実際 呼吸器感染症．臨牀と研究，89(10)：1336-1343, 2012
3) 林　昌洋, 他：実践 妊娠と薬 第 2 版．じほう，2010

1. 感染症

2 インフルエンザ

　　季節性インフルエンザは例年 12 〜 3 月頃にかけて流行し、一度流行し始めると短期間で蔓延します。

 病態と症状

　　突然発症し急速に増悪する発熱、関節・筋肉痛、咽頭痛といった全身症状を呈します。年齢、性別にかかわらず多くの人が感染し、小児の 20％、成人の 5％程度が罹患するといわれています。

　　主に患者の咳やくしゃみなどから放出されるウイルスを吸い込むことによって感染（飛沫感染）しますが、ウイルスが付着したものに触れた手で眼や鼻、口などの粘膜に触り、ウイルスが侵入して感染する場合（接触感染）もあります。

　　潜伏期間は 1 〜 3 日程度で、急激に出現する 38℃以上の発熱・頭痛、関節・筋肉痛、鼻症状、咳などを認めます。特徴的な臨床症状や所見はなく、確定診断にはウイルス学的検査が必要です。

　　インフルエンザに罹患しても、大多数の人は未治療のまま 1 〜 2 週間で自然に治癒します。しかし、5 歳未満の乳幼児、65 歳以上の高齢者、慢性呼吸器疾患などの基礎疾患のある人はハイリスクグループとされています。

妊娠していたらどうなるの？

　妊婦も重症化のハイリスクグループとされ、感染すると重症化しやすく、気管支炎、肺炎、脳炎などの合併や死亡率の増加が報告されています[1,2]。

疾患が児に与える影響

　インフルエンザウイルスによる先天異常の増加は報告されていません。ただし、妊娠初期の高熱の持続は、催奇形性の原因となりうるため、解熱の必要があります。妊娠中の感染は重症化しやすく、早産、子宮内胎児死亡の要因となりうると考えられています。

予防方法

生活習慣

　インフルエンザの流行期には、以下の点に注意することが感染予防につながります。妊婦だけでなく家族全員が行うことが大切です。

> ❶人ごみを避ける
> ❷外出時にはマスクを着用する
> ❸帰宅後は手洗い、うがいをする
> ❹十分な休養および栄養をとる

インフルエンザワクチン接種

　妊婦は重症化のハイリスクグループであるため、積極的なインフルエンザワクチン接種が世界的に勧められています[3]。

　わが国で用いられているインフルエンザ HA ワクチンは不活化ワクチンであり、妊娠中も接種が可能です。しかし、ワクチン接種によっても完全な予防はできませんが、感染後の症状を軽減させ、肺炎や脳症などの合併症による入院や死亡を減らすことができるため、重症化予防には最も有効な手段といえます。

　また、妊娠第3三半期にワクチンを接種した妊婦から出生した児において、生後6カ月までのインフルエンザ罹患率を減少させるとの報告もあり、ワクチン接種は妊婦だけでなく乳児にも有効です[1]。

　しかし、生後6カ月未満の乳児にはインフルエンザ HA ワクチン接種が

できないため、妊婦およびその周囲の家族が全員、禁忌のない限りワクチン接種を受けることが大切です。

濃厚接触があったときの予防法

インフルエンザ患者と濃厚接触があった場合は、妊婦・授乳婦には以下の抗インフルエンザウイルス薬の予防投与を行うことを検討します（保険適用なし）。

オセルタミビル（タミフル®）：75 mg（1 Cap）を1日1回内服　10日間
　　　　　　　　　または
ザナミビル（リレンザ®）：10 mg を1日1回吸入　10日間
　　　　　　　　　または
ラナニビル（イナビル®）：40 mg を単回吸入または20 mg を1日1回
　　　　　　　　　　　　吸入　2日間

基本的な治療法

非薬物療法

インフルエンザに罹患した場合は、まず安静、十分な休養、睡眠、水分摂取などの保存療法が基本です。周囲への感染を防ぐため、外出は控え、乳幼児や高齢者との接触も控えるべきです。

呼吸苦、意識障害など重症化が認められる場合には入院加療が必要となります。

抗インフルエンザウイルス薬

重症化の予防として、抗インフルエンザウイルス薬を用います。発病後早期（36〜48時間以内）に使用開始することで、主要症状の発現期間の短縮が認められるため、早めに医療機関を受診することが勧められます。現在日本では次に述べる6剤を使用することができます。

●オセルタミビル（タミフル®）：内服薬で、1歳以上の児から承認されていますが、10歳代の患者では異常行動が懸念されるため原則として使用できません。

> タミフル®：75 mg（1Cap）を1回1錠　1日2回内服　5日間

● ザナミビル（リレンザ®）：吸入薬で、呼吸器疾患合併の場合は、気管支拡張薬との併用が必要になることがあります。

> リレンザ®：10 mg を1日2回吸入（計20 mg）5日間

● ラニナミビル（イナビル®）：長期作用型吸入薬で、投与年齢の制限はなく、1回の吸入で効果があります。

> イナビル®：40 mg を1日1回吸入

● ペラミビル（ラピアクタ®）：静脈注射薬。治療投与のみです。300 mg を15分以上かけて単回点滴静注します。

　合併症などによって重症化の恐れのある患者には1日1回600mgを点滴静注しますが、症状に応じて連日投与が可能であり、投与の日数に制限はありません。

● バロキサビルマルボキシル（ゾフルーザ®）：2018年に承認された内服薬。1回投与で効果が持続します。治療投与のみです。

● ファビピラビル（アビガン®）：他の抗インフルエンザウイルス薬が無効または効果不十分なものに限って使用可能な薬剤です。薬動物実験において初期胚の致死および催奇形性が確認されているため、妊婦および妊娠している可能性のある女性への投与は禁忌。精液中に移行することから男性患者は投与期間および投与終了後7日間までコンドームの着用を指示。またこの期間は妊婦との性交渉は禁止になります。

解熱鎮痛薬、NSAIDs

　高熱や頭痛などの症状緩和のために用いられます。インフルエンザに対してのNSAIDsの使用はインフルエンザ脳症との関連が懸念されるため、アセトアミノフェンが選択されます。

妊婦・授乳婦への処方上の注意

妊婦への注意

インフルエンザに罹患した妊婦は、軽症例では自宅安静、重症例では入院加療が必要となります。

分娩時は他の妊婦への感染を避けるように個室に隔離し、感染の危険のある期間は児との隔離を行います。

予防的ワクチン接種

インフルエンザ HA ワクチンは不活化ワクチンであり、生後 6 カ月以上のすべての人に対して接種が勧められています。妊娠中のいずれの時期、授乳中も接種可能です。

非薬物療法

軽症例では自宅にて、安静、休養、睡眠、水分摂取などの保存療法を行います。

抗インフルエンザウイルス薬

妊娠中のインフルエンザ罹患は重症化しやすく、感染が疑われるまたは感染が確認された場合は、なるべく早く（48 時間以内）に抗インフルエンザウイルス薬の服用開始が勧められます。また、インフルエンザ患者との濃厚接触があった妊婦・授乳婦には、抗インフルエンザウイルス薬の予防投与を

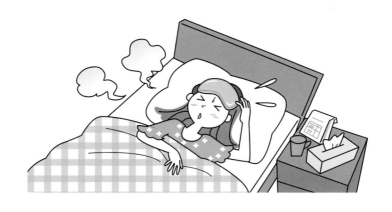

検討します。オセルタミビル（タミフル®）、ザナミビル（リレンザ®）、ラニナミビル（イナビル®）は今までの使用経験から妊娠中・授乳中の感染および予防投与に用いられています。ファビピラビル（アビガン®）は禁忌です。

解熱鎮痛薬

妊娠初期の高熱は、児の器官形成に影響を与える可能性が考えられるため、解熱薬を使用します。解熱鎮痛薬の第一選択薬はアセトアミノフェン（カロナール®）で、妊婦に投与して胎児に影響があったとの報告は極めてわずかです。

NSAIDs

インフルエンザ罹患妊婦への NSAIDs は禁忌です。

授乳婦への注意

ファビピラビル（アビガン®）は授乳婦への投与も禁忌です。それ以外の抗インフルエンザウイルス薬の添付文書上は授乳を避けさせることとなっていますが、実際の乳汁移行量はごくわずかであり、授乳と投薬は両立すると考えられます。ただし、児への感染予防策は別途必要であり、搾乳し他の人が授乳するなどして、児とは接触しないようにすることが必要です。解熱鎮痛薬（アセトアミノフェン、NSAIDs）の中で、アスピリン（アスピリン®）は、児の出血傾向の懸念があるため、使用は控えます。

これだけは絶対おさえる!!

- 妊婦・授乳婦には、禁忌がない限り季節型インフルエンザワクチンの接種を勧める。
- 妊娠中のインフルエンザ感染は非妊娠時に比べ重症化しやすい。インフルエンザ HA ワクチン接種は、妊娠中のインフルエンザ感染の重症化も防ぐことになる。
- インフルエンザ HA ワクチンは不活化ワクチンであり、妊娠のどの時期に接種してもよい。
- 妊婦・授乳婦がインフルエンザに罹患した場合には、抗インフルエ

ンザウイルス薬（タミフル®、リレンザ®、ラニナビル（イナビル®））
服用の有益性が、服用しなかった場合の危険性を上回るので、なる
べく早く（48時間以内）に服用を開始するよう説明する。
- ●ファビピラビル（アビガン®）を除いた他の抗インフルエンザウイ
  ルス薬服用中も授乳は可能。児とは接触しないよう注意すること。
- ●インフルエンザ患者と濃厚接触のあった妊婦・授乳婦にはタミフ
  ル®、リレンザ®、ラニナビル（イナビル®）の予防内服を検討する。

使用可能な薬	妊 インフルエンザ HA ワクチン、ファビピラビル以外の抗インフルエンザウイルス薬、アセトアミノフェン　授 ファビピラビル以外の抗インフルエンザウイルス薬、インフルエンザ HA ワクチン、アセトアミノフェン、NSAIDs
推奨しない薬	妊 NSAIDs、ファビピラビル　授 アスピリン

［文献］

1）日本産科婦人科学会，日本産婦人科医会：産婦人科診療ガイドライン　産科編，2020
2）Jamieson DJ：Influenza and Pregnancy. Up to date, Feb 26, 2015
3）Seasonal Influenza（Flu）Pregnant Women & Influenza（Flu）http://www.cdc.gov/Features/pregnancyandflu/

コラム

パンデミック─新型インフルエンザについて

　新型インフルエンザの出現と流行は、確実に抑えきることのできない自然現象の１つです。

　新型インフルエンザは従来の季節型インフルエンザよりも感染力が強く、致死率も高いと想定されます。2009年の流行期、妊娠中の感染では、より重症化し、早産、子宮内胎児死亡の要因となりうることが確認されています。

　ヒトからヒトに容易に感染する新型インフルエンザが出現し、それが一定以上の人口の間で拡大を始めた場合、世界的大流行（パンデミック）を防ぐ方法は現時点ではありません。対策としては、世界および各地域・国で広がりを遅らせる（国際間の移動制限、患者の早期発見と隔離、集会の延期など）ことです。早期に新型インフルエンザの発生地域を特定し、住民の移動制限とその地域内で抗インフルエンザウイルス薬の一斉投与を行うことで、パンデミックを止めるか、あるいはその拡大を遅らせることができる可能性が示唆されています。

　2009年の流行期には、日本では厚生労働省、日本産科婦人科学会を中心に、妊婦への予防接種と、可及的早期からの抗インフルエンザウイルス薬投与を積極的に行うことが推奨され、幸いにも妊産婦の死亡者は認めませんでした。

　新型インフルエンザの流行に対応するためには、日々最新の情報を得、それをもとに患者へ正しい情報を提供することが必要です。

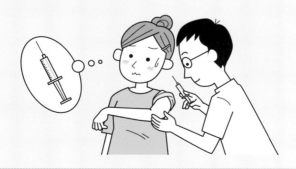

COVID-19（新型コロナウイルス感染症）について

　2019 年に初めて発症が確認され、2020 年から日本でも猛威を振るっている COVID-19 に使用できる治療薬として国内で承認されているのは、2021 年 6 月の時点では、抗ウイルス薬レムデシビル（ベクルリー®）、ステロイド系抗炎症薬デキサメタゾン（デカドロン®、デキサート®など）、ヤヌスキナーゼ（JAK）阻害薬バリシチニブ（オルミエント®）の 3 種です。レムデシビルはエボラ出血熱およびマールブルグウイルス感染症などの治療薬として開発された抗ウイルス薬です。妊婦には「有益性投与」、授乳婦には「治療上の有益性及び母乳栄養の有益性を考慮し、授乳の継続又は中止を検討すること」となっています。デキサメタゾンは胎盤通過性があり、また授乳婦の場合は授乳を中止することとなっていることから、妊婦・授乳婦にはデキサメタゾンは使用せず、コルチコステロイド投与が必要な場合には、プレドニゾロンを考慮することが推奨されています。バリシチニブは妊婦には「投与しないこと」、授乳中の場合は「授乳しないことが望ましい」とされているので、妊婦・授乳婦には使いにくい薬剤です。抗血栓治療としてのヘパリンは妊婦・授乳婦ともに投与可能です。妊婦の場合に COVID-19 に罹患すると重症化しやすく、また治療や人工早産の必要性など胎児への影響も懸念されることから、家族をも含めて感染予防対策が重要であることを啓発する必要があるといえるでしょう。

　なお、COVID-19 ワクチンについては、巻末の薬剤一覧（コロナウイルスワクチン[5-14,15]）をご参照ください。

---

1. 感染症

3　肺結核

　結核は、現在も全世界人口の 1/3 が感染している、結核菌群による人類最大の慢性感染症です。日本は中蔓延国で、毎年 2 万人以上の患者が発生して

います。

　感染力はさほど強くなく、初感染から2カ月以内に宿主の全身結核特異免疫が形成される（ツベルクリン反応が陽転化するようになる）と、初感染巣の多くは自然治癒に向かい、一部は引き続いて一次結核症を発症します。

　成人が結核菌に感染した場合は、2年以内に10％程度が発症（初感染発症）し、高齢化などの免疫の低下時期にさらに10％程度が発症すると考えられています。

病態と症状

　肺結核の症状として、咳、痰、発熱、血痰、寝汗、胸痛、食欲不振、体重減少、消化器症状、嗄声（させい）などがあります。結核に特異的な症状はなく、咳、痰、発熱（38℃以下の微熱が多い）が2週間以上続くような場合には結核の可能性を疑うことが大切です。

　結核のハイリスク群として、結核の既往、免疫不全や栄養不良、結核保菌者とかかわる可能性の高い人、2週間以上持続する咳、痰、発熱などがみられる人があげられます。結核患者は専門医に相談し、積極的に診断・治療を行うことが求められます[1]。

　結核は、直ちに届出が必要な2類感染症です。診断した医師は、直ちに保健所へ届け出る義務があります。保健所の指示で、患者と接触のあった人への検診（接触者検診）が行われます。

妊娠していたらどうなるの？

　妊娠中は、妊娠に伴う全身倦怠感などの症状と結核の初期症状とが紛らわしく、診断が遅れることがあります[2]。

　妊娠中に結核が疑われた場合は、陰圧換気の個室に隔離し、医療従事者はN95マスクを着用します。排菌が認められる場合には、産婦人科と結核病棟のある専門病院へ転院します。分娩は陰圧換気の可能な分娩室で行います。出産後は、排菌の持続、粟粒結核、結核性髄膜炎・骨髄炎などがある場合には結核病棟での入院治療を継続し、新生児と分離して水平感染の予防を行います。妊娠は結核の感染・発病・治療などに影響を及ぼすことはないと考えられますが、結核患者には治療中の避妊と治療完了後の妊娠を指導します。

● **母親が結核患者の場合**

　母体が結核患者の場合は、児に感染をもたらします。胎盤感染を生じた場合には先天結核となり、生後2～3週間で、発熱、呼吸障害、肝脾腫などの症状が生じます[3]。未治療の活動性肺結核の母親から生まれた児の約50％は、生後1年以内に結核を発症してしまいます。

　しかし母体の治療がきちんと行われ、結核が非活動性で喀痰検査陰性の場合には、新生児への感染はほとんどありません[3]。児感染の予防には、母体の治療が最重要なのです。

● **分娩に際して**

　先天性結核の疑われる児の分娩に際しては、出産時に胎盤、羊水、子宮内膜に対して病理学的、細菌学的に結核感染の有無を確認することが必要です。陽性所見がみられる場合には、先天性結核を疑い、周囲からの児の隔離、児に対する結核治療を開始しながら注意深い観察を行います。

● **新生児への対応**

　新生児の隔離は、羊水が菌塗抹で陽性であった場合に必要となります。逆に先天性結核の可能性が低いと考えられる場合には、結核病棟への入室は禁忌となり、一般病棟で、他の新生児からは隔離して管理します。羊水結核菌PCR検査と培養検査が陰性であることを確認してから、他の新生児と同様の管理に移行します。

基本的な治療法

　結核治療の目標は、患者の体内に生存する結核菌を可及的速やかに撲滅することです。確実な服薬と規則正しい生活が治療の2本柱です。薬の飲み忘れや勝手な中止は再発や耐性菌化の原因となります。多剤耐性結核は難治であり、治療無効例の予後は不良です。

● **非薬物療法**

　栄養、休息、睡眠を十分にとり、禁酒・禁煙を行って規則正しく生活することが大切です。

1

感染症

③

肺結核

抗結核薬

日本で使用可能な抗結核薬として、以下の 3 群があります。

● 第一選択薬①：最も強力な抗菌作用を示し、治療の中心となる薬剤

> イソニアジド（INH）、リファンピシン（RFP）、ピラジナミド（PZA）

● 第一選択薬②：①との併用で効果が期待される薬剤

> エタンブトール（EB）、ストレプトマイシン（SM）

● 第二選択薬：第一選択薬に比べて抗菌力は劣るが、多剤併用で効果が期待される薬剤

> カナマイシン（KM）、エチオナミド（ETH）、エンビオマイシン（EVM）、
> パラアミノサリチル（PAS）、サイクロセリン（CS）、アミカシン（AMK）、
> レボフロキサシン（LVFX）、シプロフロキサシン（CPFX）など

● 多剤併用療法（標準療法）

耐性菌の出現を防止するため、抗結核薬は多剤併用療法が基本です。

● 最も強力な 4 剤による A 法：「INH ＋ RFP ＋ PZA に SM または EB の 4 剤併用で 2 カ月間治療後、INH ＋ RFP（＋ EB）で 4 カ月間治療する」

● 3 剤による B 法：「INH ＋ RFP ＋ SM（or EB）で 6 カ月間治療後、INH ＋ RFP（＋ EB）で 3 カ月間治療する」があります[4]。

原則として A 法を用い、PZA 投与不可の場合に限り B 法を用いるのが結核の一般的な治療です。INH 投与によってビタミン B_6 欠乏が起こり、末梢神経障害を合併する可能性があるため、ピリドキシン（活性型ビタミン B_6）25 〜 50 mg/ 日の併用が必要です。

 ## 妊婦・授乳婦への処方上の注意

妊婦への注意

非薬物療法

服薬だけでなく、栄養、安静、休養も大切です。

🔵 抗結核薬

● 第一選択薬（①、②）

イソニアジド（イスコチン®）、リファンピシン（リファジン®）、エタンブトール（エブトール®）は胎盤を通過しますが、いずれも催奇形性は否定的です。**ピラジナミド（ピラマイド®）**は日本では米国同様、安全性を示すデータが十分ではないということで推奨していません。

胎児に障害を与えることが証明されている唯一の抗結核薬には**ストレプトマイシン（ストレプトマイシン®）**があります。第Ⅷ脳神経障害による先天性聴覚障害を引き起こす可能性があり、禁忌です。INH の投与を受けている妊婦には非妊時と同様にピリドキシン（活性型ビタミン B_6）25 mg/日の併用が必要です。妊娠、栄養不良、アルコール依存、尿毒症、糖尿病では INH による末梢神経障害が合併しやすいからです。また、INH の副作用である肝機能障害は、妊娠中と出産後早期に起こりやすいので注意が必要です。

● 結核の妊婦への治療

> INH + RFP + EB　最短 9 カ月間投与

● 第二選択薬

アミノグリコシド系抗菌薬である**カナマイシン（カナマイシン®）**、**アミカシン（アミカシン®）**、**エンビオマイシン（ツベラクチン®）**は、SM と同様の先天性難聴の懸念があるため、妊娠中は投与しません。**エチオナミド（ツベルミン®）**は過去に催奇形性の可能性を指摘されたことがあるため、原則として妊娠中は投与しません。

パラアミノサリチル酸（ニッパスカルシウム®）も以前はイソニアジドとともに使われていましたが、この 2 薬剤の投薬を受けた妊婦から生まれた胎児への催奇形性は認められなかったと報告されています。

🔵 その他の抗菌薬

レボフロキサシン（クラビット®）、**シプロフロキサシン（シプロキサン®）**などの**ニューキノロン系抗菌薬**は使用経験が少ないため、いまだ妊婦・授乳婦への投与は控える薬剤と分類されています。

耐性菌や重篤な副作用出現時については、専門医と相談のうえ薬剤の変更や減量を行うことが必要です。

授乳婦への注意

　イソニアジド[1-85]、リファンピシン[1-91]、エタンブトール[1-90]の投与を受けている場合の授乳は問題ありません。母乳内に分泌される薬剤はわずかであり、新生児に影響を与えることは否定的です。逆に、母乳内に抗結核薬が分泌されるからといって、新生児の活動性結核や潜在性結核に対しての治療効果は期待できません。患者である乳児に、抗結核薬治療を行う必要があります。

　イソニアジド服用時のピリドキシン[19-9]の併用は、授乳中の母親だけでなく、新生児にも必要です。授乳婦がイソニアジドを内服する場合には、授乳している乳児がイソニアジドを服用していない場合でも、母子ともにピリドキシンの内服を併用することを推奨しています。

　ストレプトマイシン[1-46]、カナマイシン[1-47]など、アミノグリコシド系抗菌薬[1-46〜53]の母乳移行性は低く、経口投与での体内吸収は不良な薬剤なため、Briggs では母乳投与は問題ないと分類されています。

これだけは絶対おさえる!!

- 結核が疑われるまたは結核と診断された症例は、専門医に相談紹介する。
- 妊婦結核の早期発見は、胎児の健康や院内感染防止のために重要である。妊婦が呼吸器症状を示すときは、結核を念頭におく。
- 妊婦結核に対しては、INH＋RFP＋EB　9カ月間投与が推奨される。
- 妊娠・授乳中の INH 投与は、末梢神経障害合併予防のためピリドキシン（活性型ビタミン B_6）25 mg/日の併用が必要である。

使用可能な薬	妊 INH ＋ピリドキシン、RFP、EB 授 妊の薬＋ SM、KM
推奨しない薬	妊 PZA、SM、KM、AMK、EVM、ETH、ニューキノロン系抗菌薬（LVFX、CPFX など） 授 特に禁忌薬なし

[文献]
1) 三木　誠，他：産婦人科感染症診療マニュアル 周産期 母体感染症 結核．産科と婦人科 75(11)：1530-1535，2008
2) Snider DE Jr, et al：Treatment of tuberculosis during pregnancy. Am Rev Res Dis 122(1)：65-79, 1980
3) ACOG technical bulletin. Pulmonary disease in pregnancy. Int J Gynaecol Obstet 54(2)：187-196, 1996
4) 日本結核病学会治療委員会：「結核医療基準」の見直し．結核 77：537-538，2002

1. 感染症

4 尿路感染症

病態と症状

尿路感染症（UTI）は、尿路（腎盂・尿管・膀胱・尿道）への病原体（細菌、ウイルス、真菌など）の感染により発症します。臨床経過から急性と慢性に、基礎疾患のない単純型と、尿路や全身性の基礎疾患を有する複雑型に分類されます。また、感染部位により、尿道炎、膀胱炎、腎盂腎炎に分けられます。

妊娠していたらどうなるの？

妊娠中は、尿路感染症の合併が増加します。その大部分は、急性単純型膀胱炎と急性単純型腎盂腎炎です。増加の原因は、妊娠に伴う腎尿路系の解剖学的変化（「尿路結石」p.172、妊娠中の尿路の変化参照）と、無症候性細菌尿の存在です。

起因菌の80％以上は大腸菌であり、クレブシエラ属、プロテウス属といったグラム陰性桿菌が続き、またB群溶連菌や腸球菌といったグラム陽性球菌も多く認められます[1]。

● 無症候性細菌尿

無症候性細菌尿とは、頻尿、排尿時痛などの症状を認めずに細菌尿が存在することで、性成熟期の女性の場合は、妊娠にかかわらず4～7％に認めます[1]。未治療でいると、妊娠中はその20～40％が腎盂腎炎に進展するため、初期のスクリーニングと治療が必要です[2]。

● **急性単純型膀胱炎**

　頻尿、排尿時痛、尿混濁、残尿感、膀胱違和感などの局所症状を示し、通常 38℃ 以上の発熱は認めません。妊娠中の合併頻度は 1 ～ 2% です。

● **急性単純型腎盂腎炎**

　全身倦怠感、気分不快や嘔吐、38℃ 以上の発熱、悪寒戦慄などの全身所見を認めます。腎部痛、腎部圧痛、肋骨・脊椎角部圧痛、排尿時痛などの局所症状を伴わないこともあるため、注意が必要です。妊娠中は、ほとんどの場合、右側に起こり、左側の場合には何らかの器質的異常が疑われます。妊娠中の合併頻度は 1 ～ 2.5% 程度です。子宮収縮や母体の重篤な敗血症、急性呼吸窮迫症候群（acute respiratory distress syndrome：ARDS）の発症など重症化しやすいため、入院加療が必要です。

疾患が児に与える影響

　妊娠中の無症候性細菌尿と急性単純型膀胱炎の児への影響はありません。有熱性の急性単純型腎盂腎炎は、早産や低出生体重児、周産期死亡との関連が示唆されています。

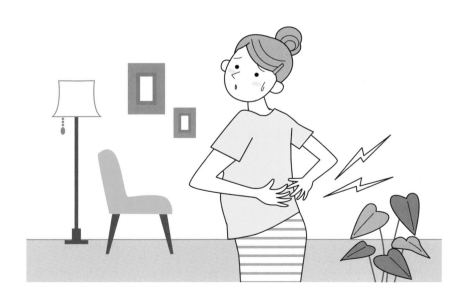

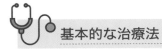

基本的な治療法

♥ 非薬物療法

尿路感染症の治療は、十分な水分補給、安静が基本です。

抗菌薬

抗菌薬は、尿中への移行が優れた腎排泄型で、かつ、推定される起因菌に対して感受性が良好なものを選択します。

抗菌薬の選択は、通常はニューキノロン系レボフロキサシン（クラビット®）またはセフェム系のセフォチアム（パンスポリン®）、セフジトレン（メイアクト MS®）のいずれかが第一選択薬となります。

解熱鎮痛薬、NSAIDs

高熱や腰背部痛の症状緩和のために用いられます。

妊婦・授乳婦への処方上の注意

妊婦への注意

♥ 非薬物療法

非薬物療法への注意は特にありません。十分な水分補給と安静が基本です。

抗菌薬

妊娠時ニューキノロン系抗菌薬は添付文書上禁忌となるため、これまでの[1-71～81]使用経験から安全性が高いと考えられているペニシリン系アモキシシリン[1-3]（サワシリン®）、スルタミシリン（ユナシン®）、セフェム系セフォチアム（パ[1-4][1-34]ンスポリン®）、セフジトレン（メイアクト MS®）、マクロライド系エリスロ[1-28][1-45]マイシン（エリスロシン®）から選択します。妊娠中のホスホマイシン（ホ[1-54]スミシン®）も使用可能な薬剤と考えられます。

サルファ薬である ST 合剤（バクタ®）は葉酸合成阻害作用から、妊娠初[1-82]期で神経管閉鎖不全のリスクが高くなる可能性があります。また妊娠後期にはビリルビンとアルブミンとの結合に拮抗し、新生児高ビリルビン血症や核黄疸を起こすことがあります。サルファ薬の妊娠中での使用は控えます。

● 無症候性細菌尿

　妊娠中の治療法は、感受性テストを行い、ペニシリン系^{1-1~11}あるいはセフェム系抗菌薬^{1-12~35}を経口的に 7 日間投与します。治療後に尿培養を再検査し、陰性化を確認します。

● 急性単純型膀胱炎

　妊娠中、授乳中はペニシリン系^{1-1~11}あるいはセフェム系抗菌薬^{1-12~35}の 7 日間内服投与を行います。

● 急性単純型腎盂腎炎

　妊娠中はハイリスクであり、子宮収縮や急性呼吸窮迫症候群（ARDS）の発症など重症化が懸念されるため入院加療が原則です。この場合、抗菌薬も点滴投与が基本となり、全身管理を行います。

　ペニシリン系、セフェム系抗菌薬の点滴治療開始後約 85％が 48 時間以内に、約 97％が 4 日以内に解熱します[1]。治療に抵抗性を示す場合は、尿路の基礎疾患を伴う複雑型の可能性を考え、専門家へのコンサルテーションも検討するほうがよいでしょう。

解熱鎮痛薬

　腰背部痛に対して、または高熱が持続する場合は、解熱鎮痛薬を用います。第一選択薬はアセトアミノフェン（カロナール®）⁹⁻¹です。アセトアミノフェンを妊婦に投与して胎児に影響があったとする報告は極めてわずかです。

NSAIDs

　NSAIDs^{9-3~24}は胎児動脈管の収縮や羊水減少が報告されており、妊娠中の使用は添付文書上も禁忌となっています。NSAIDs は妊娠初期のいわゆる器官形成期のヒトでは催奇形性は報告されていません。

授乳婦への注意

　尿路感染症の、母乳からの児への感染は否定的です。投薬は、半減期が短く、乳汁移行の少ないもの、小児でも使用されるものから選択します。妊娠中使用可能な薬剤は授乳中も使用可能です。解熱鎮痛薬（アセトアミノフェン⁹⁻¹、NSAIDs^{9-3~24}）の中で、アスピリン⁹⁻³は、児の出血傾向の懸念があるため、使用は控えます。

これだけは絶対おさえる!!

● 妊娠中の尿路感染症は合併頻度が高い。

● 抗菌薬はセフェム系、ペニシリン系、マクロライド系からが第一選択薬となる。

● 急性膀胱炎は外来で内服の抗菌薬加療が可能だが、上行性感染となる可能性があるので、抗菌薬を7日間は処方する。

● 発熱を認める急性単純型腎盂腎炎は妊娠中ハイリスクであるため、原則入院加療とする。全身管理を行い、抗菌薬は点滴静脈投与となる。

使用可能な薬	妊 ペニシリン系（アモキシシリン、スルタミシリン）、セフェム系（セフォチアム、セフジトレン）、マクロライド系（エリスロマイシン）、ホスホマイシン、アセトアミノフェン 授 妊 の薬＋NSAIDs
推奨しない薬	妊 ニューキノロン系抗菌薬、ST合剤、NSAIDs 授 アスピリン

[文献]
1) 松本哲朗：尿路感染症主要原因菌の各種抗菌薬に対する感受性．日化療会誌，58：466-482，2010
2) Thomas M Hooton, MD：Urinary tract infections and asymptomatic bacteriuria in pregnancy. Up to date, Feb 25, 2019

1. 感染症

5 水痘

　水痘は水痘・帯状疱疹ウイルス（VZV）の初感染による急性発疹性感染症です。流行期は冬から初夏です。小児に好発する疾患で、患者の90%以上は5歳未満で、20歳以上の成人は0.5%程度です[1,2]。

　妊婦の感染は極めてまれですが、若年水痘抗体保有率は約90%と推測され、近年低下傾向にあります。感染発症してからの根本的治療は不可能であり、抗体陰性者全員へのワクチン接種が最も重要な対策です。

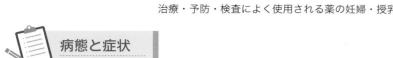

病態と症状

　通常、小児の感染の多くは予後良好ですが、15歳以上になると合併症〔細菌の二次感染（敗血症を含む）、髄膜脳炎、小脳失調、肺炎、肝炎など〕の頻度が高くなります[3]。

　VZVの感染力は極めて強く、飛沫感染、空気（飛沫核）感染、接触感染があります。潜伏期間は10～21日（平均14～16日）です。倦怠感、発熱、筋肉痛で発症し、数日後に発疹を呈します。発疹は掻痒（そうよう）を伴い、紅斑、丘疹を経て短時間で水疱となり、痂皮化（かひか）します。頭皮、体幹、四肢の順に出現します。6～10日間にわたり新しい発疹が次々と出現するので、急性期には紅斑、丘疹、水疱、痂皮が混在することが特徴です。発症前1～2日および発疹出現直後が最も感染力が強く、感染性はすべての水疱が痂皮化するまで持続します。

妊娠していたらどうなるの？

　妊婦の95％程度は十分な免疫を獲得しているため、妊娠中に初感染を起こすことは少ない（妊婦の水痘罹患率は0.07～0.1％）です。感染した場合妊婦は重症化しやすく、特に妊娠後期の感染では水痘肺炎が重篤となります。母児垂直感染のリスクは妊婦の症状出現後9～15日間持続します。児が未発症の場合は出生から生後21～28日まで経過観察が必要になります。母児とも、水痘感染または発症の可能性のある期間は、他の抗体陰性者との隔離が必要です。

● 水痘肺炎

　発疹出現から1週間以内に、発熱、咳嗽、頻呼吸、呼吸困難などの通常の肺炎の臨床症状に加え、低酸素や呼吸障害が急速に進行します。妊娠中の未治療例の死亡率は36～40％と報告されています[4]。

疾患が児に与える影響

　妊娠時期によって影響は異なります。流産や早産との関連は否定的ですが、児は先天性水痘症候群、乳児期帯状疱疹、新生児水痘を発症することがあります。

● 先天性水痘症候群（congenital varicella syndrome：CVS）

妊娠 20 週以前（多くは妊娠 8 〜 20 週）の感染で児が発症することがあります。発症率は 0.4 〜 2％とまれです。児の症状は、皮膚瘢痕、眼の異常、神経系の異常、発達障害などです。妊娠 20 週以降の感染では、CVS の発症の報告はありません[4]。

● 乳児期帯状疱疹（zoster in early childhood）

妊婦が水痘に罹患すると、児には水痘の既往がないにもかかわらず乳幼児期に帯状疱疹を発症することがあります。

● 新生児水痘（周産期水痘 Perinatal Varicella）

分娩前後に感染すると経胎盤感染により新生児が出産後水痘になることがあります。頻度は 25 〜 50％です。

分娩前後の対応

新生児水痘を防ぐためには、分娩 5 日前から分娩 2 日後までに発症した母体から生まれた児には特別なケアが必要です。院内の他への感染予防処置も必要になります。

● 分娩 6 〜 21 日前の妊婦の水痘発症

児は出生 0 〜 4 日目に水痘を発症しますが、母体からの抗体が移行し保護されるため、ほとんどの児は軽症です。発症した児には抗ウイルス薬（アシクロビル）治療を行います。

● 分娩 5 日前〜分娩 2 日後までの妊婦の水痘発症

30 〜 40％の児は出生後 5 〜 10 日目に水痘を発症します。母体からの移行抗体の保護がないため、児は肺炎や脳炎など重症化しやすく、死亡率も 30％と高率です[4]。出生した児には出生直後にヒト免疫グロブリン（200 mg/kg 以上）投与と、水痘発症した場合にはアシクロビル静脈（1 回 10 〜 15 mg/kg、1 日 3 回 7 日間。重症例は 500 mg/kg、1 日 3 回）投与が勧められます。新生児重症化防止目的に子宮収縮抑制薬（保険適用外）を投与し、妊娠期間延長を図る場合もあります。

● 分娩後 3 日目以降の妊婦の水痘発症

分娩時の母体血中ウイルス量は少量で経胎盤感染は起こらず、新生児水痘は発症しません。しかし、母体抗体も移行しないため、水平感染のリスクがあります。母体の皮疹がすべて痂皮化するまで母児を分離し、隔離します。

予防方法

　水痘感染既往がなく、ワクチン接種歴のない妊婦は、水痘患者との接触を避けるよう指導します。

濃厚接触があったときの予防法

　感染者とリスクの高い接触があった場合（濃厚接触：顔を合わせた濃厚な接触では 5 分、同室にいた場合は 60 分以上）は、72 時間以内に水痘ワクチンを接種すれば水痘の発病を 80 ～ 90％防止できます。しかし、妊婦の場合は、胎児への安全性が確認されていないため、水痘生ワクチンの接種は推奨されません。日本産科婦人科学会の「産婦人科診療ガイドライン産科編 2017」では、過去 2 週以内に感染者と接触があった水痘抗体価のない可能性の高い妊婦に対しては、静注用ヒト免疫グロブリン（intravenous immuno-globulin：IVIG）の予防的投与をなるべく早く（接触後 96 時間以内が望ましい、接触後 10 ～ 14 日以内）考慮すべきとしています。

非妊時	接触後 72 時間以内に水痘ワクチン接種（緊急接種）
妊娠中	接触後 10 ～ 14 日以内にヒト免疫グロブリン 2.5 ～ 5 g 静注投与を考慮。保険適用なし。

 基本的な治療法

非薬物療法
　安静、休養、規則正しい生活を勧めます。

抗ウイルス薬
● 水痘
　1 歳未満の乳児、15 歳以上、免疫不全を有する児などはハイリスクグループとなるため、抗ウイルス薬を投与します。抗ウイルス薬は発疹出現後 24 時間以内の投与開始が効果的です。

> アシクロビル（ゾビラックス®）：1回 800 mg を 1 日 4 回内服　5 日間
> 　　　　　　　または
> アシクロビル注（ゾビラックス®）：10 mg/kg を 8 時間ごと静脈注射
> 　　　　　　　　　　　　　　　　5 日間

● 水痘肺炎

> アシクロビル注（ゾビラックス®）：10 mg/kg を 8 時間ごと静脈注射
> 　　　　　　　　　　　　　　　　5 日間

💊 解熱鎮痛薬、NSAIDs

　高熱、頭痛の症状緩和に用いられます。水痘に NSAIDs を用いると 15 歳未満の場合ライ症候群との関連性が懸念されているため禁忌です。アセトアミノフェンが用いられます。

妊婦・授乳婦への処方上の注意

妊婦への注意

💙 非薬物療法

　非薬物療法への注意は特にありません。安静、休養、規則正しい生活を勧めます。

💊 水痘生ワクチン
（5-6）
　水痘生ワクチンは弱毒生ワクチンです。妊婦の緊急接種は、推奨されていません。水痘生ワクチン接種後 3 カ月以内の妊娠や、妊娠中に接種された症例で、現在まで先天性水痘症候群、水痘ワクチン関連の児の奇形の報告はありません。

💊 抗ウイルス薬
（2-1）
　感染妊婦には母体重症化予防を目的として抗ウイルス薬（アシクロビル）を投与します。アシクロビルの妊娠中の投与による奇形発生率の上昇は否定
（2-2）
的です。バラシクロビル（バルトレックス®）はアシクロビルのプロドラッ

グで、体内で速やかにアシクロビルとなります。アシクロビル同様、妊娠中に使用しても催奇形性リスクを上昇させることはないと考えられます。分娩前5日～分娩後2日以内に母体が水痘を発症した場合は、児の発症予防のために、出生した児に出生直後または母体の発症直後からヒト免疫グロブリンを静注投与し、児が発症した場合には、アシクロビル投与を行うとされています。

⊘ ヒト免疫グロブリン

　各ヒト免疫グロブリン(21-1)の添付文書によると、「妊娠中の投与に関する安全性は確立しておらず、製造工程でヒトパルボウイルスなどを完全に不活化・除去することが困難であるため、それらのウイルスの感染の可能性を否定できない。したがって妊婦には治療上の有益性が危険性を上回ると判断される場合のみ投与すること」とされています。

　十分なインフォームドコンセントのうえ、同意が得られれば積極的に投与します。

⊘ 解熱鎮痛薬

　妊娠初期の高熱は、児の催奇形性に影響を与える可能性が考えられるため、解熱薬の使用を行います。解熱鎮痛薬の第一選択薬はアセトアミノフェン(9-1)で、妊婦に投与して胎児に影響があったとの報告は極めてわずかです。

⊘ NSAIDs

　NSAIDs(9-3~24)では胎児動脈管の収縮や羊水減少が報告されており、妊娠中の使用は添付文書では禁忌となっています。NSAIDsは妊娠初期のいわゆる器官形成期にはヒトでの催奇形性は報告されていません。しかし添付文書上は、妊娠中は一括して禁忌とされていることが多いので、基本的に妊娠中は使用しません。

⊘ 子宮収縮抑制薬

　分娩間近の水痘発症は、可能であれば発症から分娩までの期間が6日以上に延長するよう子宮収縮抑制薬〔リトドリン(15-25)（ウテメリン®）〕を試みます（37週以降保険適用なし）。

　抗体陰性者への分娩後の水痘生ワクチン[5-6]接種を推奨します。弱毒生ワクチン接種後の授乳は、特に問題ありません。

　抗ヘルペスウイルス薬[2-1〜4]（アシクロビル）[2-1]の授乳中の投与は問題ないとされています。解熱鎮痛薬（アセトアミノフェン、NSAIDs）[9-1][9-3〜24]の中で、**アスピリン**[9-3]は、児の出血傾向の懸念があるため、使用は控えます。

これだけは絶対おさえる!!

- 妊婦の水痘罹患はまれだが、罹患した場合の母児への影響は大きい。
- 水痘・帯状疱疹ウイルス抗体陰性者への次回妊娠前の水痘生ワクチン接種は重要である。
- 妊婦の水痘罹患は、重篤な水痘肺炎となりうるためアシクロビルを投与。妊娠・授乳中ともに問題なく使用できる（有益性投与）。
- 分娩間近に発症した場合は、子宮収縮抑制を行い分娩を遅らせる。
- 妊婦に対して水痘生ワクチン接種は行わない。ただし、現在まで先天性水痘症候群の発症あるいは水痘生ワクチンに関連する児の奇形の報告はないため、妊娠3カ月前以内、または妊娠に気づかずに水痘生ワクチンを受けた場合、妊娠を中断する理由にはならない。

使用可能な薬	妊 アシクロビル、バラシクロビル、ヒト免疫グロブリン（同意のうえ）、アセトアミノフェン、リトドリン 授 アシクロビル、水痘生ワクチン、NSAIDs、アセトアミノフェン
推奨しない薬	妊 水痘生ワクチン、NSAIDs 授 アスピリン

[文献]
1) 国立感染症研究所感染症情報センター：感染症発生動向調査 [cited 2011 Oct.31] http://idsc.nih.go.jp/idwr/douko/2011d/43douko.html#chumoku1
2) 山崎俊夫：ウイルスの母子感染について．産婦人科治療 102(4)：365-370, 2011
3) Riley LE：Varicella-zoster virus infection in pregnancy. Up To Date, Jul 28, 2017
4) 田中孝明, 他：水痘．臨床とウイルス 40(1)：61-67, 2012
5) 日本産科婦人科学会・日本産婦人科医会：産婦人科診療ガイドライン 産科編．2020

帯状疱疹

水痘が治癒した後も、ウイルスは終生その宿主の知覚神経節（三叉神経節や脊髄後神経節）に潜伏感染します。宿主の免疫力の低下あるいは高齢化に伴って再活性化したものが帯状疱疹です。

帯状疱疹は、神経領域に沿って疼痛、灼熱感と帯状の皮疹が出現します。皮疹は浮腫性紅斑、小水疱、膿性小水疱、びらん、痂皮の順番に移行し、皮膚症状よりも痛みが先行することが多いのが特徴です。顔面に出現する帯状疱疹は眼、耳の合併症があり得るため、入院加療も考慮に入れる必要があります。

合併症として帯状疱疹後神経痛があり、数週間から時に数年に及び疼痛が持続してしまうことがあります。

妊娠中の帯状疱疹では、一般的に母児感染は起こりません。分娩後に水疱との接触で児に感染した報告があります。

●治療法

・非薬物療法

病初期に安静をとらないと重症化したり、汎発型となることがあります。また、神経痛が残ってしまうことがあり、安静、休養、規則正しい生活を勧めます。

・薬物療法

抗ウイルス薬による治療が基本となり、アセトアミノフェンを疼痛に対して適宜使用します。

これだけは絶対おさえる!!

●妊娠中の帯状疱疹は胎児感染しない。ただし出産後は水疱との接触で児に感染する可能性がある。

使用可能な薬	妊 授 アシクロビル、バラシクロビル、アセトアミノフェン　授 水痘生ワクチン
推奨しない薬	妊 水痘生ワクチン、NSAIDs　授 アスピリン

6 麻疹

　麻疹は、麻疹ウイルスによる急性の感染症です。感染、発症してからの根本的治療は不可能であり、母子感染の防止の主眼は、妊婦への感染を防ぐことです。予防接種の徹底によって、疾患の排除が期待されるため、抗体陰性者全員へのワクチンの接種が、最も重要な対策となります。

病態と症状

　麻疹ウイルスは空気感染、飛沫感染などにより伝播し、その感染力は最も強い部類に入ります。潜伏期間は 10 ～ 12 日です。最初の症状は 38 ～ 39℃の発熱、咳嗽、鼻水、結膜充血などで、3 ～ 4 日間持続します。その後、39℃以上の高熱とともに、特異的な発疹が耳後部・顔面から出現します。3 ～ 4 日間かけて体幹、四肢へと広がり、高熱も持続します（発疹期）。発疹出現 1 ～ 2 日前から口腔内粘膜に特徴的なコプリック斑が出現します。発症後 8 日目頃から熱が下がり始め、発疹は出現順に退色します（回復期）。感染者がウイルスを排出する期間は、発疹出現の前後約 1 週間です。また麻疹に対する免疫が不十分な人が罹患した場合は、修飾麻疹と呼ばれる比較的軽症で、典型的な臨床経過をたどらないことがあります[1]。ただし、修飾麻疹患者も周囲への感染力をもちます。

　感染者のおよそ 30％が合併症を起こします。多くは肺炎、腸炎、中耳炎などですが、約 1,000 ～ 2,000 人に 1 人の割合で脳炎を起こします。また、数万人に 1 人の割合で亜急性硬化性全脳炎（SSPE）と呼ばれる予後不良の脳炎を起こします。SSPE は、麻疹に感染・回復後、平均 7 年ほどして発症する遅発性ウイルス感染症です。1 歳未満で麻疹を罹患した場合や、免疫抑制状態で発症することが多いとされています[2]。

妊娠していたらどうなるの？

　妊婦が感染すると合併症による重症化と、流・早産となる可能性が高くなります。非常に感染力が強く、空気感染のため、患者を隔離する必要があります。

疾患が児に与える影響

　妊娠中の罹患は、高い流・早産率（30〜40％）、先天性麻疹（出生後10日以内に発疹が出現）および新生児麻疹の原因となります。先天性麻疹は、成熟児の場合は軽症例が多いとされていますが、早産例での死亡や、子宮内胎児死亡、当初は軽症であっても、数カ月後に痙攣を発症した症例などの報告もあり、慎重な対応と経過観察が必要です。催奇形性は否定的です。

分娩前後の対応

● **分娩前後に発症したとき**

　麻疹発症後は早期に分娩となる可能性が高いため、注意が必要です。

● **発疹出現後6日以内に分娩となったとき：児の発症あり**

　母児ともに解熱後3日まで隔離。ヒト免疫グロブリンは無効。

● **発疹出現後6日以内に分娩となったとき：児の発症なし**

　母は解熱後3日まで隔離。児は母と別に他児から隔離。児は出生後直ちにヒト免疫グロブリン（250 mg/kg）を投与[3]。

● **分娩前後に麻疹患者と接触したとき**

● **分娩前6〜15日に麻疹に接触：児の発症なし**

　母児ともに別々に隔離。母児ともにヒト免疫グロブリンを投与。

● **分娩前0〜6日に麻疹に接触：児の発症なし**

　母のみ隔離。母児ともにヒト免疫グロブリンを投与。

 予防方法

　ウイルス感染予防が重要であり、妊娠前の麻しん生ワクチン接種による予防が最も安全で効果があります。妊娠中は、麻疹が流行した場合は外出を避け、感染者に近づかないようにするなどの注意が必要です。

接触があったときの予防法

　麻疹の感染力は非常に強く、免疫のない人が麻疹患者と接すれば確実に感染します。発症を防ぐには接触から72時間以内に麻しん生ワクチン接種、あるいは6日以内にヒト免疫グロブリン筋肉注射という方法があります。しかし、妊婦の場合は胎児への安全性が確認されていないため、麻しん生ワク

チン⁵⁻³の接種は推奨されません。

基本的な治療法

♥ 非薬物療法

感染後は根本的治療が不可能であり、症状を注意深く観察することと、それに合った適切な対症療法（安静、栄養補給、補液、二次感染予防など）が求められます。

◉ 筋注用ヒト免疫グロブリン

麻疹の感染予防と症状の軽減に適応されています。

◉ 解熱鎮痛薬、NSAIDs

高熱に対する症状緩和で用いられます。

妊婦・授乳婦への処方上の注意

妊婦への注意

♥ 非薬物療法

対症療法（安静、栄養補給、補液、二次感染予防など）への注意は特にありません。

◉ 麻しん生ワクチン

麻しん生ワクチン⁵⁻³は弱毒生ワクチンであるため、理論的には胎児への感染のリスクを除外できないこと、妊娠中の接種による影響に関するデータが少ないことから、Centers for Disease Control and Prevention（CDC）や日本の添付文書でも、妊婦への投与は推奨されない・原則禁忌となっています。接種後も理論上の胎児への影響の懸念から、3カ月の避妊を勧めます[4]。しかし、接種後に妊娠に気がつくことや接種後3カ月以内に妊娠することがあり、この場合は妊娠を中断する理由にはならないとされています[5]。

ヒト免疫グロブリン

　各ヒト免疫グロブリン⁽²¹⁻¹⁾の添付文書によると、「妊娠中の投与に関する安全性は確立しておらず、製造工程でヒトパルボウイルスなどを完全に不活化・除去することが困難であるため、それらのウイルスの感染の可能性を否定できない。したがって妊婦には治療上の有益性が危険性を上回ると判断される場合のみ投与すること」とされています。十分なインフォームドコンセントのうえ、同意が得られれば積極的に投与します。

解熱鎮痛薬

　妊娠初期の高熱は、児の器官形成に影響を与える可能性が考えられるため、解熱薬の使用を行います。解熱鎮痛薬の第一選択薬はアセトアミノフェン⁽⁹⁻¹⁾で、妊婦に投与して胎児に影響があったとの報告は極めてわずかです。

NSAIDs

　NSAIDs^(9-3~24)では胎児動脈管の収縮や羊水減少が報告されており、妊娠中の使用は添付文書上では禁忌となっています。NSAIDs は妊娠初期のいわゆる器官形成期にはヒトでの催奇形性は報告されていません。しかし添付文書上は、妊娠中は一括して禁忌とされていることが多いので、基本的に妊娠中は使用しません。

子宮収縮抑制薬

　早産管理目的に子宮収縮抑制薬〔リトドリン（ウテメリン®）〕⁽¹⁵⁻²⁵⁾が用いられます。

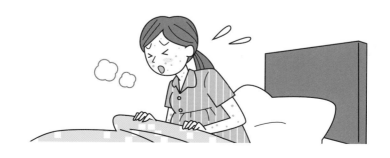

　抗体陰性者への分娩後の麻しん生ワクチン[5-3]接種は、以降の感染予防の観点から推奨されています。弱毒生ワクチン接種後の授乳は、特に問題ありません。麻疹は哺乳では感染しないと考えられており、母児分離の場合でも搾母乳を与えてよいと考えられます。解熱鎮痛薬（アセトアミノフェン[9-1]、NSAIDs[9-3~24]）の中で、**アスピリン**[9-3]は、児の出血傾向の懸念があるため、使用は控えます。

これだけは絶対おさえる!!

● 麻疹の予防は、妊娠前のワクチン接種が最も重要。
● 感染・発症後の根本的な治療法はなく、対症療法のみ。
● 妊婦に対して麻しん生ワクチン接種は行わない。ただし、妊娠3カ月以内、または妊娠を知らずにワクチンを受けた場合、現在までワクチンに関連する児の奇形の報告はない。
● 麻疹感染は早産管理と感染管理の両方が必要。

使用可能な薬	妊 ヒト免疫グロブリン（同意のうえ）、アセトアミノフェン、リトドリン　授 麻しん生ワクチン、アセトアミノフェン、NSAIDs
推奨しない薬	妊 麻しん生ワクチン、NSAIDs　授 アスピリン

[文献]
1) 駒瀬勝啓：母子感染—麻疹，風疹，ムンプス．臨床と微生物 38(6)：655-660，2011
2) 難病情報センター：亜急性硬化性全脳炎（SSPE）．2008．URL：http://www.nanbyou.or.jp/sikkan/002.htm
3) 奥田美加，他：風疹・麻疹．臨床とウイルス 40(1)：43-50，2012
4) 堀谷まどか，他：ワクチン接種のルールとスケジュール設計—(3)妊娠・授乳期—妊娠前に受けておきたい予防接種も含めて—．薬局 62(8)：2964-2969，2011
5) 矢野邦夫：第109回 妊婦へのワクチン接種のためのガイドライン．インフェクションコントロール 20(1)：10-10，2011

1. 感染症

7 風疹

　風疹は、風疹ウイルスによる急性の感染症です。感染、発症してからの根本的治療は不可能であり、母子感染の防止の主眼は、妊婦への感染を防ぐことです。予防接種の徹底によって、疾患の排除、根絶が期待されますので、抗体陰性者全員へのワクチンの接種が、最も重要な対策です。

 ## 病態と症状

　風疹ウイルスは飛沫感染によって伝播し、その感染力は麻疹ウイルスや水痘ウイルスよりも弱く、ムンプスウイルスとはほぼ同等です。潜伏期間は約 14 〜 21 日です。3 大症状は発疹、中程度の発熱（37.5 〜 38℃）、リンパ節の腫脹ですが、いずれかを示さない症例も多く認めます。また、感染者の 15 〜 30％は不顕性感染といわれています。症状は一般に軽く、予後のよい感染症ですが、数千人に 1 人の頻度で血小板減少性紫斑病、急性脳炎、溶血性貧血などの合併症を起こします。発疹が 3 日程度で収まることから「三日ばしか」とも呼ばれます。成人の感染では発疹、発熱の期間が長く、特に女性では約 70％が関節痛を伴うことが知られています。感染者がウイルスを排出する期間は、発疹出現の前後約 1 週間です。

妊娠していたらどうなるの？

　風疹感染による妊婦の症状は、妊娠していない成人とほぼ同様です。

疾患が児に与える影響

　先天性風疹症候群、流・早産、死産などがあります。

● 先天性風疹症候群（congenital rubella syndrome：CRS）

　胎盤を通して胎児に風疹ウイルスが感染し生じる疾患です。3 大症状は、眼（白内障、緑内障など）、耳（高度難聴）、心疾患で、他に低出生体重、出血斑、血小板減少、肝脾腫、精神発達遅滞などがあります。CRS の頻度、重症度、障害の種類は感染した妊娠時期によって異なります。

CRS は全数報告対象（5 種感染症）であり、診断した医師は 7 日以内に保健所に届けます。

- 排卵前、妊娠 20 週以降の母体感染では CRS は発生しない。
- 妊娠 3 カ月までに感染すると 20％以上の児が CRS として生まれるとの報告がある。
- 妊娠 2 カ月以内では白内障、心疾患、難聴など複数の障害を合併するものが多い。
- 週数が進むに従い、難聴のみになる傾向がある。不顕性感染や再感染でも、まれに CRS の可能性がある。

CRS の大半は致命的ではなく、集中的管理や手術、トレーニングにより、日常生活が十分に可能となります。

CRS 児の尿からは、出生後 6 カ月〜1 年間は風疹ウイルスが検出されることがあるため、CRS が強く疑われた（または診断された）場合、患児は他の新生児（他の母親）と隔離します。

 予防方法

ウイルス感染予防が重要であり、妊娠前の風しん生ワクチン接種による予防が最も安全で効果があります。

生活の中での予防法（厚生労働省）

流行地域においては、抗体を持たないまたは低い抗体価の妊婦は、可能な限り人混みを避け、不要不急の外出を控える必要があります。また、妊婦の周りにいる妊婦の夫、子ども、その他の同居家族等は、風疹を発症しないように、ワクチン接種をし、予防に努めるようにします。

 基本的な治療法

 非薬物療法

感染後は根本的治療が不可能であり、症状を注意深く観察することと、それに合った適切な対症療法(安静、栄養補給、二次感染予防など)が求められます。

薬物療法

治療のための薬物療法はありません。

 解熱鎮痛薬、NSAIDs

高熱や頭痛などの症状緩和に用いられます。

 ## 妊婦・授乳婦への処方上の注意

 **妊婦への注意**

◐ **非薬物療法**

非薬物療法(安静、栄養補給、二次感染予防など)への注意は特にありません。

◐ **風しん生ワクチン**

風しん生ワクチン〔5-4〕は弱毒生ワクチンであるため、理論的には胎児への感染のリスクを除外できないこと、および妊娠中の接種による影響に関するデータが少ないことから、Centers for Disease Control and Prevention(CDC)や日本の添付文書上でも、妊婦への投与は推奨されない・原則禁忌となっています。

接種後も理論上の胎児への影響の懸念から、3カ月の避妊を勧めます[1]。しかし、接種後に妊娠に気がつくことや接種後3カ月以内に妊娠することがあり、この場合は妊娠を中断する理由にはならないとされています[2]。

◐ **ヒト免疫グロブリン**

使用しません。

◐ **解熱鎮痛薬**

妊娠初期の高熱は、児の器官形成に影響を与える可能性が考えられるため、解熱薬の使用を行います。解熱鎮痛薬の第一選択薬はアセトアミノフェン〔9-1〕で、妊婦に投与して胎児に影響があったとの報告は極めてわずかです。

◐ **NSAIDs**

NSAIDs〔9-3~24〕では胎児動脈管の収縮や羊水減少が報告されており、妊娠中の

使用は添付文書では禁忌となっています。NSAIDs は妊娠初期のいわゆる器官形成期にはヒトでの催奇形性は報告されていません。しかし添付文書上は、妊娠中は一括して禁忌とされていることが多いので、基本的に妊娠中は使用しません。

授乳婦への注意

　抗体陰性者への分娩後の風しん生ワクチン⁽⁵⁻⁴⁾接種は、以降の感染予防の観点から推奨されています。風しん生ワクチンは弱毒生ワクチンのため、授乳への問題はありません。解熱鎮痛薬（アセトアミノフェン⁽⁹⁻¹⁾、NSAIDs^(9-3〜24)）の中で、アスピリン⁽⁹⁻³⁾は、児の出血傾向の懸念があるため、使用は控えます。

これだけは絶対おさえる!!

- 風疹の予防は、妊娠前の風しん生ワクチン接種が最も重要。未産婦だけでなく、40 〜 50 代男性未感作群（特に 1962 〜 1979 年生まれ）を含む。
- 感染・発症後の根本的な治療法はなく、対症療法のみ。
- 妊婦に対して風しん生ワクチン接種は行わない。ただし、妊娠 3 カ月以内、または妊娠を知らずにワクチンを受けた場合、現在までワクチンに関連する児の奇形の報告はない。
- 妊娠中の風疹感染は、100％先天性異常の原因となるわけではない。専門医への紹介が必要。

使用可能な薬	妊アセトアミノフェン　授風しん生ワクチン、アセトアミノフェン、NSAIDs
推奨しない薬	妊風しん生ワクチン、NSAIDs　授アスピリン

[文献]
1) 堀谷まどか, 他：ワクチン接種のルールとスケジュール設計―(3)妊娠・授乳期―妊娠前に受けておきたい予防接種も含めて―. 薬局 62(8)：2964-2969, 2011
2) 矢野邦夫：第 109 回 妊婦へのワクチン接種のためのガイドライン. インフェクションコントロール 20(1)：10-10, 2011

妊娠中・授乳中の予防接種 [1,2]

●妊娠中のワクチン

- **不活化ワクチン・トキソイド**：妊娠中の投与は禁忌ではありません。妊娠中の母体への投与による有意な胎児への影響や奇形の報告はありません。インフルエンザワクチンは、妊娠中も積極的な投与を呼びかけられています。破傷風トキソイドも、必要時には妊娠中の投与が問題なく行えるワクチンです。

- **弱毒生ワクチン**：理論的には胎児への感染のリスクを除外できないこと、妊娠中の接種による影響に関するデータが少ないことから、Centers for Disease Control and Prevention（CDC）や日本の添付文書上でも、「妊婦への投与は推奨されない・原則禁忌」となっています。接種後も理論上の胎児への影響の懸念から、3カ月の避妊を勧めます。しかし、「接種後に妊娠に気がつくことや接種後3カ月以内に妊娠した場合、妊娠を中断する理由にはならない」、とされています。風しん生ワクチン、麻しんワクチン、水痘生ワクチン、ムンプスワクチンがこれにあたります。

●分娩後のワクチン

抗体のない人への分娩後の投与は、以降の感染予防の観点から推奨されています。不活化ワクチン、トキソイド、弱毒生ワクチンのいずれも、接種後の授乳は特に問題ありません。

［文献］

1) http://www.cdc.gov/vaccines/pubs/preg-guide.htm
2) 堀谷まどか，他：ワクチン接種のルールとスケジュール設計―(3) 妊娠・授乳期―妊娠前に受けておきたい予防接種も含めて．薬局 62(8)：2964-2969, 2011

百日咳の予防接種について

　百日咳は特有の痙攣性の咳発作（痙咳発作）を特徴とする急性気道感染症で1歳以下の乳児、特に生後6カ月以下では死に至る危険性も高いことが知られています。そのため乳児の受動免疫獲得を目的として、妊娠27〜36週の妊婦に対してTdap（成人用三種混合ワクチン）の接種を推奨している国もあります。アメリカの疾病対策予防センター（CDC）では妊娠27週から36週の間にTdapを接種すると、生後2カ月未満の乳児の百日咳を予防するのに85%効果的であったと報告しています。日本では成人用三種混合ワクチン（トリビック®）が承認されていますが、添付文書では「妊娠中の投与に関する安全性は確立していないので（中略）予防接種上の有益性が危険性を上回ると判断される場合にのみ接種すること」とされています。日本での感染者数は諸外国に比べて高いとは言えませんが、接種希望者には生活環境なども考慮して相談する必要があるでしょう。

1. 感染症

8　流行性耳下腺炎（ムンプス）

　流行性耳下腺炎（ムンプス）は、ムンプスウイルスによる急性の感染症です。感染、発症してからの根本的治療は不可能であり、母子感染の防止の主眼は、妊婦への感染を防ぐことです。予防接種の徹底によって、疾患の排除が期待されますので、抗体陰性者全員へのワクチンの接種が、最も重要な対策となります。

病態と症状

　感染経路は唾液を介した飛沫感染ですが、患者との直接接触や唾液・尿を介した間接的な接触でも感染します。日本では「おたふくかぜ」と呼ばれ、

一般的に軽症疾患です。潜伏期間は2～3週間（平均18日前後）です。

　ムンプスウイルスは感染後、全身の親和性臓器〔中枢神経系、内耳、唾液腺（主に耳下腺）、甲状腺、乳腺、心筋、膵臓、腎臓、精巣、卵巣、リンパ球など〕に広がります。このため、無菌性髄膜炎や内耳炎、膵炎、心筋炎、精巣炎、卵巣炎を合併することがあります。唾液腺が腫脹する1日前から、5～6日間持続する40℃以下の発熱がありますが、約20％は平熱のままです。唾液腺の腫脹と圧痛、嚥下痛は48時間以上持続し、通常1～2週間で軽快します。腫脹する唾液腺は耳下腺が主で、75％は両側びまん性です。他の症状として、頭痛、全身倦怠感、食欲低下、筋肉痛、頸部痛を認める場合もあります。感染力が強いのは発症1～2日前から発症後5日目までです。

　症状の出現しない不顕性感染は、約30％にみられます。不顕性感染は乳児に多く、年齢とともに典型的な症状が出現する顕性感染の頻度が高くなり、耳下腺腫脹期間も長期化する傾向があります。不顕性感染者も唾液中にウイルスを排泄しているため、周囲に対して感染源となります。

妊娠していたらどうなるの？

　妊娠中に罹患することはまれで、発症頻度は0.1～0.01％と報告されています。感染妊婦が非妊娠時と比べて重症化することはありません。

疾患が児に与える影響

　胎児の先天異常の原因となる可能性はなく、周産期の感染症として母児ともに問題になることは少ないですが、妊娠初期の感染で流産の原因となりうることが示されており、低出生体重児の出生頻度が増加するとの報告もあります。また、分娩前後の感染は、まれに母児ともに重篤な合併症を併発することが報告されており、慎重な対応が望まれます[1]。

予防方法

　ウイルス感染予防が重要であり、妊娠前のムンプスワクチン接種による予防が最も安全で効果的です。

基本的な治療法

⬦ **非薬物療法**

感染後は根本的治療が不可能であり、症状を注意深く観察することと、そ
れに合った適切な対症療法（安静、栄養補給、二次感染予防など）が求めら
れます。

◉ **薬物療法**

治療のための薬物療法はありません。

◉ **解熱鎮痛薬、NSAIDs**

高熱や頭痛などの症状緩和に用いられます。

妊婦・授乳婦への処方上の注意

妊婦への注意

⬦ **非薬物療法**

非薬物療法（安静、栄養補給、二次感染予防など）への注意は特にありま
せん。

◉ **おたふくかぜ生ワクチン（ムンプスワクチン）**

ムンプスワクチンは、弱毒生ワクチンであるため、理論的には胎児への感
染のリスクを除外できないこと、妊娠中の接種による影響に関するデータが
少ないことから、Centers for Disease Control and Prevention（CDC）や日

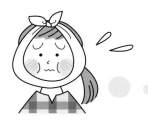

本の添付文書上でも、妊婦への投与は推奨されない・原則禁忌となっています。接種後も理論上の胎児への影響の懸念から、3カ月の避妊を勧めます[2]。しかし、接種後に妊娠に気がつくことや接種後3カ月以内に妊娠することがあり、この場合は妊娠を中断する理由にはならないとされています[3]。

🔘 解熱鎮痛薬

妊娠初期の高熱は、児の器官形成に影響を与える可能性が考えられるため、解熱薬の使用を行います。解熱鎮痛薬の第一選択薬はアセトアミノフェンで、妊婦に投与して胎児に影響があったとの報告は極めてわずかです。

🔘 NSAIDs

NSAIDs では胎児動脈管の収縮や羊水減少が報告されており、妊娠中の使用は添付文書では禁忌となっています。NSAIDs は妊娠初期のいわゆる器官形成期にはヒトでの催奇形性は報告されていません。しかし添付文書上は、妊娠中は一括して禁忌とされていることが多いので、基本的に妊娠中は使用しません。

授乳婦への注意

抗体陰性者への分娩後のおたふくかぜ生ワクチン（ムンプスワクチン）接種は、以降の感染予防から推奨されます。ムンプスワクチンは弱毒生ワクチンのため、授乳への問題はありません。

解熱鎮痛薬（アセトアミノフェン、NSAIDs）の中で、アスピリンは、児の出血傾向の懸念があるため、使用は控えます。

これだけは絶対おさえる!!

● ムンプスの予防は、妊娠前のムンプスワクチン接種が最も重要。
● 感染、発症後の根本的な治療法はなく、対症療法のみ。
● 妊婦に対してムンプスワクチン接種は行わない。ただし、妊娠3カ月以内、または妊娠を知らずにワクチンを受けた場合、現在までワクチンに関連する児の奇形の報告はない。

使用可能な薬	妊アセトアミノフェン　授おたふくかぜ生ワクチン（ムンプスワクチン）、アセトアミノフェン、NSAIDs
推奨しない薬	妊おたふくかぜ生ワクチン（ムンプスワクチン）、NSAIDs　授アスピリン

[文献]
1) 渡辺　博：ムンプス．臨床とウイルス 40(1)：68-74, 2012
2) 堀谷まどか, 他：ワクチン接種のルールとスケジュール設計―(3)妊娠・授乳期―妊娠前に受けておきたい予防接種も含めて―. 薬局 62(8)：2964-2969, 2011
3) 矢野邦夫：第 109 回 妊婦へのワクチン接種のためのガイドライン．インフェクションコントロール 20(1)：10-10, 2011

1. 感染症

9 性器ヘルペス

　性器ヘルペスウイルスには 1 型または 2 型単純ヘルペスウイルス（HSV）があり、性器ヘルペスはどちらかまたは両方のウイルスによる感染症です。臨床的には、初めて症状が出現した場合を「初発」、初発の後再び症状が出現することを「再発」と呼びます。

　さらに初発には、発症時に血清抗体を有さない「初感染初発」と、発症時に IgG 抗体が陽性で、すでに不顕性感染をしていたが免疫の低下によって HSV が再活性し、初めて症状が出現する「非初感染初発」の 2 つの病態があります。

病態と症状

　HSV を放出している外陰部または口、口唇周囲からの接触感染が主で、2 ～ 12 日の潜伏期間の後、外陰部に痛み、灼熱感を認め、続いて小水疱と浅い潰瘍病変が出現します。潰瘍部分には強い疼痛があり、排尿困難、鼠径部を中心としたリンパ節腫脹、発熱、頭痛などを認めます。症状は、初発後

2〜3週間で自然治癒します。再発の場合は初発に比べ症状は軽く、1週間以内にほとんどが治癒します。再発の徴候として、灼熱感、ヒリヒリ感、痛みやむずがゆさが病変に先行します。

妊娠していたらどうなるの？

　妊娠中に発症した場合であっても、母体への影響は非妊娠時と同等と考えられます。

疾患が児に与える影響

　児への影響は、胎内感染による催奇形性と、主に分娩時の産道感染による新生児ヘルペスの2種類があります。前者は極めてまれであり、後者の予防が重要です。母児感染は、初感染初発が最もリスクが高くなります[1,2]。

● 新生児ヘルペス

　生後28日までに発症した場合を新生児ヘルペスと呼びます。頻度は、1/14,000〜1/20,000分娩とされ、罹患数は年間100例前後でそれほど多くありませんが、抗ウイルス薬が開発された今日でも高い死亡率と重篤な後遺症が残る感染症です。分娩時に性器ヘルペス病変があると、初感染で約50%、再発では0〜3%に新生児ヘルペスを発症するといわれています[1]。

● 新生児ヘルペスの臨床的分類[2]

❶表在型：皮膚、口などの身体の表面に病変があり、全体の約50%を占めます。発症は生後10〜11日頃で、死亡率はほぼ0%です。しかし、適切な治療が行われないと、後遺症を残す恐れがあります。別の型に移行することもあり、慎重な経過観察が必要です。

❷中枢神経型：HSV脳炎を発症します。全体の約25%を占めます。発症は生後2〜3週間で、多くは皮膚症状を認めません。未治療での死亡率は約50%ですが、適切な治療をすれば約15%まで低下します。生存例でも、多くの児で重篤な神経学的障害が残ることがあります。

❸全身型：多臓器のHSV感染で、全体の25〜30%を占めます。発症は生後1週間で播種性血管内凝固症候群（DIC）、呼吸困難、黄疸を呈しますが、皮膚病変はみられないことが多くあります。死亡率は約57%です。早期に治療を開始しても約30%は死亡し、生存しても重い障害が残ります。

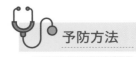

予防方法

母児感染の予防

　性器ヘルペスは症状が出現していない時期でもウイルス排泄は持続しているため、感染の可能性は常にあり、予防は困難です。妊娠中の初感染初発が最も母児感染のリスクが高いことから、妊娠中に性器ヘルペス病変を認めた場合の母子感染予防の対応がガイドライン[3]にまとめられています。

❶妊娠中の性器ヘルペス病変は、内服薬、注射薬や軟膏・クリームなどの抗ウイルス薬を用いて治療する。

❷問診や臨床経過、病変部分離ウイルスおよび母体血清中の抗体の検査などに基づいた病型分類から、❸❹のような母子感染対策を行う。

❸以下の場合の分娩には実施可能であれば帝王切開を行う。

　1）分娩目的の入院時に外陰部にヘルペス病変を認める、あるいは強く疑われる。

　2）初感染初発で、発症から1カ月以内に分娩となる可能性が高い。

　3）再発または非初感染初発で、発症から1週間以内に分娩となる可能性が高い。

❹新生児ヘルペス発症に注意し、検査や観察を行う。

　分娩前1カ月以内に性器ヘルペス病変を認めた場合、新生児に対して出生時に目、口、耳、鼻、性器からウイルス分離検査とPCR法を行い、1週間ほど入院管理します。児の傷は感染のリスクとなるので吸引や鉗子分娩などの侵襲的な処置は避けます[1,2]。また、新生児ヘルペスの約10%は出生後に水平感染します。家族、医療スタッフの手洗いの励行、口唇ヘルペスの場合はキスしないことなど、啓発教育が重要です[3]。

再発抑制療法

● 妊婦への再発抑制療法

　海外では、性器ヘルペスの既往のあるすべての妊婦に対し、妊娠36週以降分娩までは、以下の処方による再発抑制療法が勧められている国もあります。

> 抗ウイルス薬（アシクロビル）1回400mgを1日3回連日服用
> または　　　　（バラシクロビル）1回500mgを1日2回連日服用

いずれの投与量も、非妊婦に行われている再発抑制療法の1日投与量（バラシクロビル 500 mg 1日1回を1年間）よりも多く、帝王切開率は減少させるものの、母子感染を完全に予防することはできないことが報告されています[1]。

● 新生児への影響

新生児において従来から使用されている抗ウイルス薬（アシクロビル、バラシクロビル）による重篤な副作用はみられません。長期にわたる他の抗ウイルス薬〔ファムシクロビル（ファムビル®）、アメナメビル（アメナリーフ®）〕使用の胎児への安全性についての十分なエビデンスはなく、再度この治療法のリスクとベネフィットと代替可能な治療法について検討すべきとされています。

基本的な治療法

非薬物療法

安静、休養、規則正しい生活を勧めます。

抗ウイルス薬

非妊娠時は、初発、再発ともにできるだけ早期から抗ウイルス薬（アシクロビル、バラシクロビル、ファムシクロビル、アメナメビル）を開始するのが基本です。

解熱鎮痛薬、NSAIDs

疼痛や発熱などの症状緩和に用いられます。

妊婦・授乳婦への処方上の注意

妊婦への注意

非薬物療法

対症療法（安静、休養、規則正しい生活）への注意は特にありません。

🔵 抗ヘルペスウイルス薬

　抗ヘルペスウイルス薬〔アシクロビル [2-1~4]（ゾビラックス®）[2-1]、バラシクロビル [2-2]（バルトレックス®）〕の妊娠中の投与による奇形発生率の上昇は否定的です。

　妊娠中は、『産婦人科診療ガイドライン 産科編』[3]では以下の方針が勧められています。

🔵 妊娠初期

　アシクロビル（ゾビラックス®）軟膏の局所塗布

🔵 妊娠中期〜後期

> 初発：アシクロビル / バラシクロビル 1 日 1,000 mg を 7 〜 10 日間内服。
> 再発：アシクロビル（ゾビラックス®）軟膏塗布
> 　　　　　あるいは
> 　　　　　アシクロビル または バラシクロビル 1 日 1,000 mg を 5 日間内服。

🔵 重症例

　入院管理とし、

> アシクロビル静脈投与（5 mg/kg を 8 時間ごと 2 〜 5 日間）

🔵 解熱鎮痛薬

　妊娠初期の高熱は、児の器官形成に影響を与える可能性が考えられるため、解熱薬の使用を行います。解熱鎮痛薬の第一選択薬はアセトアミノフェン [9-1]で、妊婦に投与して胎児に影響があったとの報告は極めてわずかです。

🔵 NSAIDs

　NSAIDs [9-3~21]では胎児動脈管の収縮や羊水減少が報告されており、妊娠中の使用は添付文書上では禁忌となっています。NSAIDs は妊娠初期のいわゆる器官形成期にはヒトでの催奇形性は報告されていません。しかし添付文書上は、妊娠中は一括して禁忌とされていることが多いので、基本的に妊娠中は使用しません。

授乳婦への注意

　授乳中の抗ヘルペスウイルス薬〔2-1〜4〕（アシクロビル〔2-1〕、バラシクロビル〔2-2〕）の投与は問題ないとされています。出生後の接触感染を防ぐため、病変部位が児と接触しないよう十分な注意が必要です。NSAIDs の中で、アスピリン〔9-3〕のみ、児の出血傾向の懸念があるため使用を控えます。

新生児ヘルペスの治療

　新生児ヘルペスは特徴的な症状を呈することは少なく、治療開始の遅れが予後不良の原因の 1 つと考えられています。感染が強く疑われる場合には、直ちにアシクロビル〔2-1〕投与を開始し、検査が陰性であれば、その時点で投薬を中止します[3]。初期から十分量の投薬が推奨されます[4]。

> アシクロビル静注　1 日 60 mg/kg（20 mg/kg/ 回× 3 回）
>
> 　全身型・中枢神経型　21 日間　　　　表在型　14 日間

これだけは絶対おさえる!!

- 新生児ヘルペスは死亡率が高く、重篤な後遺症を残す感染症である。
- 分娩時に性器ヘルペス病変を合併すると、初感染で約 50%、再発では 0 〜 3%に新生児ヘルペスを発症するため、帝王切開が必要となる。

使用可能な薬	妊 アシクロビル、バラシクロビル、アセトアミノフェン　授 アシクロビル、バラシクロビル、アセトアミノフェン、NSAIDs
推奨しない薬	妊 NSAIDs、ファムシクロビル、アメナメビル 授 アスピリン

［文献］

1) 土屋裕子，他：母子感染　最新の管理法（10）単純ヘルペス．臨床婦人科産科 67(1)：135-143，2013
2) 川名　尚：単純ヘルペスウイルスの母子感染とその予防．臨床とウイルス 40(1)：51-60，2012
3) 日本産科婦人科学会・日本産婦人科医会：産婦人科診療ガイドライン．産科編，2020
4) 白木公康：母子感染　サイトメガロウイルス感染症，ヘルペスウイルス感染症．臨床と微生物 38(6)：661-666，2011

10 トキソプラズマ

トキソプラズマは、細胞内寄生性の病原性原虫です。ネコ科動物を終宿主とし、ヒトなどの哺乳動物や鳥類などを中間宿主とする人獣共通感染症の1つです。トキソプラズマ原虫は発育段階でオーシスト、シスト、タキゾイトと呼ばれる3つの形態をとり、いずれも感染性を有しています。

ヒトへの感染は生や加熱処理の不十分な肉類（シスト、タキゾイト）の摂食、オーシストに汚染された野菜、果実などの摂食による経口感染（消化管粘膜からの侵入)が主になります。眼瞼結膜からも感染しますが、空気感染、経皮感染はしません。

病態と症状

トキソプラズマは全人類の10～80%が感染しており、成人のほとんどは不顕性感染ですが、疼痛・化膿傾向を伴わないリンパ腺腫脹（頸部、後頭部、鎖骨窩、腋下、鼠径部）、インフルエンザに似た倦怠感、筋肉痛を伴う発熱、斑状丘疹状皮疹などが認められることもあります。潜伏期間は5日～数週間です。不顕性感染であってもシストは体内に存在するので、感染した臓器を移植された後や、免疫不全に陥った場合には上記症状を発症することがあります。

妊娠していたらどうなるの？

ヒトへの感染で問題となるのは、通常は妊娠中のみです。しかし、日本の妊婦の抗体陽性率は7.1%と低く、大部分は抗体を有しないため、妊娠中に初感染を起こす潜在的なリスクが高いと考えられます[1]。妊娠中に感染したトキソプラズマは、タキゾイトとなってリンパ行性あるいは血行性に体内を移動し、胎盤へ到達します。通常は胎盤膜でトラップされますが、胎盤の防御能が低下すると臍帯静脈から胎児へ移行して感染が成立し、先天性トキソプラズマ症になると考えられています。妊娠前の感染であれば、先天性トキソプラズマ症は発症しません[2]。

　妊婦の初感染では、母体はほとんどが無症状です。経胎盤感染は感染の時期によって異なりますが、約半数に起こると考えられます[2]。

疾患が児に与える影響

　児に対しては、流・早産や死産、先天性トキソプラズマ症の原因となります。典型的症状を呈する先天性トキソプラズマ症は年間 5 〜 10 例ですが、大多数は非特異的または遅発性の症状であることから診断は困難で、出生時に診断されるのは 1.3％にすぎないと報告されています[2]。妊婦の初感染率（約 0.13％）と出生数（年間 100 万〜 120 万人）から推計すると、年間 1,000 〜 10,000 人の妊婦が妊娠中に初感染し、130 〜 1,300 人の新生児が発症すると考えられています[1]。胎児への感染率は感染の時期が妊娠末期になるほど上がりますが、胎内感染が起こった場合の重症度は、妊娠初期ほど高くなります。

● 先天性トキソプラズマ症

　古典的 3 主徴は脈絡網膜炎、脳内石灰化、水頭症です。低出生体重、肝脾腫、黄疸、貧血、小頭症や、精神発達遅滞や痙攣などの神経症状も付随することがあります。臍帯血からトキソプラズマ IgG 抗体、IgM 抗体の測定を行い、臍帯血や胎盤の PCR にてトキソプラズマ遺伝子が検出されれば、臨床症状を認めない場合でも、不顕性感染と診断されます[1]。不顕性感染の場合は、出生時は無症状であっても、成長とともに遅発性に脈絡網膜炎、視力障害、てんかん、自閉症、精神発達遅滞などの徴候を呈することがあります[2]。

予防方法

　ワクチンはありません。初感染予防のための情報提供が推奨されます。

生活の中での予防法

　トキソプラズマ抗体を保有していない妊婦に対しては、感染を回避するための啓発が重要です。

- 妊娠中は、生肉（ブタ、ヒツジ、シカ、ウシ、ウマ、生ハム、サラミ、ユッケ、レバ刺しなど）を摂食せず、肉類はよく加熱します。野菜や果物はよく洗いましょう。海外では肉類や加熱処理されていない現地食、生水を避けるようにします。
- ガーデニングでは手袋をするようにします。
- 新たにネコを飼わない、ネコのトイレの世話は毎日できれば家人に行ってもらいます。

これらの対策を実践していくことがその主な内容です。

基本的な治療法

非薬物療法

安静、休養、規則正しい生活を勧めます。

薬物療法

非妊娠時は、免疫不全などの特別な場合を除いて、特に治療を要しません。

妊婦・授乳婦への処方上の注意

妊婦への注意

非薬物療法

対症療法への注意は特にありません。

抗菌薬

妊娠中に感染した場合は、妊婦および出生後の児に抗原虫薬を投与することで予後を改善できると報告されています。最近では、妊娠中のトキソプラズマ感染に対する母体への抗菌薬療法は、母児感染率には効果はないものの、先天性トキソプラズマ症感染児のうち顕性感染を1/2 〜 1/7 に減少させ、特に感染早期の母体治療は重症感染児を有意に減少させたと報告されています[1]。

● **妊娠中の初感染が強く疑われる場合**

2018 年 7 月に抗トキソプラズマ原虫薬スピラマイシン（スピラマイシン 錠 150 万単位）[1-59] の製造販売が承認されました。トキソプラズマの妊娠中初感染が強く疑われた場合は速やかにスピラマイシン投与を開始し、胎児感染を予防します[3]。

> スピラマイシン 900 万単位 / 日、分 3（毎食後 2 錠、合計 6 錠 / 日）で、3 週間投与 2 週間休薬。妊娠中初感染濃厚例では休薬なしで連日投与。分娩まで継続。

抗寄生虫薬

● **羊水 PCR 陽性の場合**

羊水 PCR 陽性（胎内感染）の場合、スピラマイシンからスルファジアジン[4-12] およびピリメタミン[4-13] に薬剤を変更します。

> 抗寄生虫薬のスルファジアジン 500 mg 錠＊：スルファジアジン 50 〜 100 mg/kg/ 日（最大 4,000 mg/ 日）なので、初日 4 g 分 2、翌日以降 3 〜 4 g 分[2]、とピリメタミン 25 mg 錠＊：初日 50 mg 分 1、翌日以降 25 mg 分 1（初日 1 日 2 錠、翌日以降 1 日 1 錠）を分娩まで継続。ピリメタジン中止後 1 週間まで葉酸 5 〜 10 mg/ 日またはホリナートカルシウム（ロイコボリン®）15 〜 20 mg/ 日を継続します。
>
> ＊日本未承認。使用にあたっては、日本産科婦人科学会・日本産婦人科医会：産婦人科診療ガイドライン　産科編．2020 を参照して下さい。

羊水 PCR 検査は偽陰性の可能性もあるため、陰性の場合もスピラマイシンによる治療は継続します。

● ピリメタミン[4-13] は動物での催奇形性が報告されており、妊娠 16 週以前には投与しません。妊娠 16 週から分娩まで投与します。

● ピリメタミンは葉酸の合成阻害作用を有するので、治療中から中止後 1 週間までは葉酸〔フォリアミン®[19-15]5 〜 10 mg またはホリナートカルシウム（ロイコボリン®[7-7]）10 〜 50 mg〕を併用して経口投与します。

● スルファジアジン[4-12] はアルブミンとの結合に際してビリルビンと競合するので、新生児に対する核黄疸の副作用があり、妊娠 28 週以降は禁忌とされ

ています。

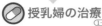

授乳婦の治療
(1-59)

スピラマイシンの授乳への影響は問題ないと考えられています。

トキソプラズマ症の母体の乳汁中には、感染早期にはタキゾイトが混在している可能性がありますが、これは胃酸への抵抗が弱く、経口感染の原因とはなりにくいと報告されています。

児の治療

出生後の投薬は、出生児に固定してしまった症状の改善は難しいとされますが、生後1カ月以内の早期からの治療で神経学的および発達予後に明らかに良好な結果を得たとの報告があります[1]。顕性感染、不顕性感染いずれに対しても、抗寄生虫薬の投与が必要です。治療にはスルファジアジン(4-12)とピリメタミン(4-13)が用いられます[4]。

これだけは絶対おさえる!!

- 日本人のトキソプラズマ抗体保有率は低く、妊娠中の感染リスクが高い。
- 妊娠中は、生肉（ブタ、ヒツジ、シカ、ウシ、ウマ、生ハム、サラミ、ユッケ、レバ刺しなど）を摂食せず、肉類はよく加熱する。野菜や果物はよく洗う。ガーデニングでは手袋をするようにする。海外では肉類や加熱していない現地食、生水を避けるなどを徹底するよう感染防止のための情報を提供する。
- 妊娠中の母児感染と免疫抑制状態以外では、特に治療は必要ない。
- 妊娠前の感染であれば、先天性トキソプラズマ症は発症しない。
- 感染した妊婦および出生後の児には抗寄生虫薬を早期から投与することで、予後を改善できる。
- 抗寄生虫薬は日本未承認、または保険適用外使用の薬である。必要性を十分に検討、説明し、同意を得たうえで処方する。

使用可能な薬	妊スピラマイシン、スルファジアジン（妊娠16〜27週）、ピリメタミン（妊娠16〜27週）、ホリナートカルシウム　授スピラマイシン
推奨しない薬	妊ピリメタミン（妊娠16週以前）、スルファジアジン（妊娠28週以降）　授特に禁忌薬なし

【文献】

1）佐藤孝洋，他：母子感染最新の管理法 トキソプラズマ．臨床婦人科産科 67(1)：93-98，2013
2）森内浩幸：母子感染症（解説）SRL感染症フォーラム講演集 第17回．18-23，2013
3）日本産科婦人科学会・日本産婦人科医会：産婦人科診療ガイドライン　産科編．2020
4）日本産科婦人科学会・日本産婦人科医会：産婦人科診療ガイドライン　産科編．2014

1. 感染症

11 HIV（ヒト免疫不全ウイルス）感染症

　HIV は、AIDS（後天性免疫不全症候群）の原因となるウイルスで、type1 と type2 が存在します。世界的に広く分布し、日本国内でも多くの感染が認められているのは type1 です。HIV はレトロウイルス科に属し、感染後は細胞内の DNA に組み込まれるため、一度感染すると排除することはできず、持続感染となります。

　血液、体液を介して感染するため、主な感染経路は、①性的接触、②母児感染（経胎盤、経産道、経母乳感染）、③血液媒介（輸血、臓器移植、医療事故、麻薬などの静脈注射など）で、最も多いのは性的接触によるものです。血液や体液（脳脊髄液、精液など）を介する接触がない限り、日常生活では HIV に感染する可能性はほぼありません。

　性交時の感染率は、プロテクトのないコンドームなしの場合でも 0.1％未満といわれていますが、クラミジアなどの性感染症を認める場合は数十％に上昇します。

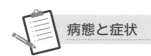

病態と症状

HIV感染症は、HIVが免疫担当細胞（主にCD4陽性Tリンパ球）に感染し、免疫系が次第に破壊されていく進行性伝染性疾患です。無治療例では、感染初期、無症候期、AIDS発症期の3期の経過をたどります。

● 感染初期（急性期）

HIV感染成立から2～3週間後に高ウイルス血症となり、50～90％の患者が急性レトロウイルス症候群と呼ばれるさまざまな症状（発熱、咽頭痛、筋肉痛、皮疹、リンパ節腫脹など）を認めます。症状は無自覚な程度のものから無菌性髄膜炎に至るほど強いものまでさまざまですが、一過性です。約6カ月で免疫システムにより血中のHIVは一定レベルに抑制されます。

● 無症状期

感染後、約10年持続するとされていましたが、最近では1年以内にAIDS発症に至る報告もあります。この間にHIVに感染したCD4陽性Tリンパ球が破壊され、徐々に減少します。最終的にウイルスが急増します。

● AIDS発症期

HIVが急増し、CD4陽性Tリンパ球が減少すると免疫が破壊され、AIDSを発症します。重篤な全身性免疫不全により日和見感染症や悪性腫瘍を引き起こす状態となり、また、食欲低下、下痢、低栄養状態、衰弱などが著明となります。治療薬がない状態では、AIDSを発症すると2～3年で死亡していました。

妊娠していたらどうなるの？

母児感染予防の観点から、妊婦全例に（妊娠のたびに）HIVスクリーニング検査を行うことが推奨されます。2010（平成22）年度からは妊婦健診の検査項目に組み込まれました。ただし妊娠検査のHIVスクリーニングには非常に多くの偽陽性が認められる〔日本では、スクリーニング検査陽性例の95％が偽陽性（つまり陰性）〕ため、慎重な対応が必要です[1~3]。妊娠自体がHIV感染症の進行や予後に影響を与えることはないとされています。

HIV感染妊婦はすべての妊婦が受ける初期の血液検査に加えて、トキソプラズマ抗体検査、CMV抗体検査を受ける必要があります。これは、抗ウイルス療法を開始する前に免疫再構築症候群（immune reconstitution syndrome（IRS）：免疫不全のある HIV 感染者に対して新規に抗ウイルス療法を開始した後、もしくは効果不十分な治療を有効な抗ウイルス療法に変更後から 16 週程度までにみられる炎症を主体とした病態）の発症リスクを把握しておくことと、妊娠初期にトキソプラズマに感染した場合、児への感染予防の手立てがあるためです。CMV 抗体陽性の場合は出生児の眼底検査を施行します。

疾患が児に与える影響

HIV 感染が妊娠に与える影響として、先進国では低出生体重児や、子宮内胎児発育不全の増加はないようです。抗 HIV 薬の胎児への影響については、これまでのところヒトでの明らかな催奇形性が証明された薬剤はありませんが、いまだ結論が得られていない状況でもあり、今後も子宮内胎児発育不全を中心とした胎児発育、胎児形態異常の評価は重要な問題です。

HIV 感染妊婦からの母児感染は約 30％と報告され、❶胎盤、❷分娩時の産道、❸授乳の 3 つの感染経路があります。母乳を与えない場合には母児感染の約 7 割は分娩時に、約 3 割は胎内感染とされ、胎内感染の時期は分娩に近いほど多いようです。胎内感染のリスクとして母体のウイルス量が問題であり、感染予防の観点から全妊娠経過を通じて HIV ウイルス量を検出感度未満に維持することが最も重要な治療目標となります。

 予防方法

母児感染の予防

母児感染を減少させるためには、以下の 4 項目を完遂することが有効と考えられています。

> ❶妊娠中から抗 HIV 薬の投与〔ジドブジン（AZT：レトロビル®）を中心とした抗 HIV 薬を投与することで血液中のウイルス量を減らし、CD4 陽性 T リンパ球数を増やすことで免疫を高める〕。
> ❷選択的帝王切開術による分娩（分娩時に母体血が胎児に流入するのを避けるため、陣痛発来前に行う）。ただし、妊娠 36 週までにHIV RNA 量が検出感度未満に抑えられており、かつ分娩施設が経腟

分娩に対応可能な施設に限り、経腟分娩を考慮する。

❸出生直後から人工栄養保育を行い、母乳は与えない。

❹新生児に抗 HIV 薬予防投与〔出生後 6 週間 AZT シロップ（国内未承認：Retrovir® syrup）を投与する〕。

母児感染した児の発症予防と他者への感染予防

♥ 児の発症予防

　さまざまな事情で理想どおりの予防策がとれず、母児感染が起こることもあります。HIV 感染妊婦から生まれた児は、生後 48 時間以内、14 日、1 〜 2 カ月、3 〜 6 カ月の計 4 回を基本に、採血検査で感染の確認を行います。小児の HIV 感染者のうち、約半数は乳幼児期に AIDS を発症しますが、思春期まで無症状のこともあります。無症候期の成人と同様、感染しているかどうかは外見ではわかりません。抗 HIV 薬を飲み忘れることなく継続することでコントロールできる慢性疾患です。

♥ 他者への感染予防

　HIV は非常に弱いウイルスなので、家庭以外の保育現場でも標準予防策（スタンダード・プリコーション：汗を除くすべての体液に触れる機会がある場合に行う以下の手技、❶手洗いの実行と、汗以外の体液に触れる場合の手袋の着用、万が一接触した場合にもすぐ手洗いをする、❷マスクと咳エチケット、❸歯ブラシなど、物品の個別化、❹汗以外の体液に触れるときのガウンやエプロン、キャップ、フェイスシールド、ゴーグルの着用）を実践することで、十分に感染を予防できます[1]。すなわち、汗からは感染しません。

　針刺し事故については、事後的に抗 HIV 薬を服用することにより感染予防が可能です。

基本的な治療法

　有効性の高いさまざまな抗 HIV 薬の開発と多剤併用療法（HAART）の導入により、現在では長期間にわたり HIV 感染者の AIDS 発症を抑制できるようになりました。

　治療の目標は「血中ウイルス量（HIV RNA 量）を検出限界以下に抑え続けること」です。治療により免疫能のいくつかの指標が改善しても、治療の中止はできません。現在の治療開始基準は、2012 年以降は事実上全症例に治療が推奨されるようになっています。

非薬物療法

　栄養、休息、睡眠を十分にとり、禁酒、禁煙を行って規則正しく生活することが大切です。

HIV ワクチン

　HIV の感染予防ワクチンも、感染後のウイルス除去法もありません。

抗 HIV 薬

　抗 HIV 療法はすべての HIV 感染者に推奨されます。

　抗 HIV 薬の服薬率は治療を左右する重要な因子であり、飲み忘れは抗 HIV 薬剤耐性ウイルスの発生に直結し、治療成功率が著しく低下します。抗 HIV 薬を開始した後は、生涯にわたって服薬を継続しなければなりません。良好なアドヒアランスを保つためにも、開始前からの十分なサポートが必要です。

　治療薬の組み合わせは複雑で多岐にわたり、さらに重篤な副作用への注意点など、専門性の高い治療です。感染者、感染妊婦が極めて少ない現状では、エイズ治療拠点病院など HIV 感染者の診療経験を有する施設での治療、妊娠・分娩管理が勧められます。

妊婦・授乳婦への処方上の注意

妊婦への注意

非薬物療法

　服薬だけでなく、安静・休養も大切です。

抗 HIV 薬

　母体に対する治療と母児感染予防の観点から、CD4 陽性 T リンパ球数に

かかわらず、すべての HIV 感染妊婦に妊娠第 I 三半期も含め可能な限り早く抗 HIV 療法を開始することが推奨されます。日本での治療指針に関しては、日本産婦人科感染症学会監修の『HIV 感染妊娠に関するガイドライン 2021』[1) と、『HIV 母子感染予防対策マニュアル第 8 版 (2019)』[3) が発表されています。

授乳婦への注意

　母子感染予防の観点から、使用薬剤にかかわらず、原則として HIV 陽性患者の授乳は禁忌です。

これだけは絶対おさえる!!

- HIV 早期発見・早期治療と母児感染予防の観点から、妊娠中の HIV 検査が勧められている。
- スクリーニング検査は偽陽性率が極めて高いため、慎重な対応を要する。
- HIV 感染妊婦には、母児感染予防のため、以下の 4 項目を完遂することが勧められている。
  ❶妊娠中の抗 HIV 薬の投与
  ❷（陣痛発来前の）計画的帝王切開分娩（条件を満たせば経腟分娩も可）
  ❸人工栄養
  ❹新生児への抗 HIV 薬予防投与
- 治療は専門性が高いため、エイズ拠点病院など、HIV 感染者の診療経験を有する施設での管理（妊娠・分娩含む）が必要。

[文献]
1) 日本産婦人科感染症学会監修：HIV 感染妊娠に関する診療ガイドライン　第 2 版　2021.
http://hivboshi.org/manual/guideline/2021_guideline.pdf
2) 日本産科婦人科学会・日本産婦人科医会：婦人科診療ガイドライン　産科編．2020
3) 平成 30 年度厚生労働科学研究費補助金エイズ対策政策研究事業：HIV 母子感染予防対策マニュアル　第 8 版　2019.　http://hivboshi.org/manual/manual/manual8.pdf

1. 感染症

12 HTLV-1 関連疾患

　ヒト T 細胞白血病ウイルス I 型（HTLV-1）は、成人 T 細胞白血病（ATL）、HTLV-1 関連脊髄症（HAM）、HTLV-1 関連ぶどう膜炎（HU）など HTLV-1 関連疾患の原因ウイルスです[1,2]。

　感染経路は、HTLV-1 に感染した T リンパ球がリンパ球に接することで起こるため、母児感染、血液の輸注（輸血、臓器移植、注射）、性行為（男性から女性への感染が多い）[1]などに限定されます。大量の感染 T リンパ球が輸注されない限り起こらないため、針刺し事故による感染の可能性は極めて低いとされています。わが国の成人キャリア数は、2014 年現在約 108 万人と推定されます。以前は成人キャリアの分布に地域性がありました（九州、沖縄地方で多い）が、近年全国的に分散傾向で、都市部が増加傾向にあります。現在、キャリアに対する効果的な治療法はありません。

病態と症状

　HTLV-1 キャリアの大部分は健康に過ごしています。キャリアの状態では全く症状はなく、特別な治療法もありません。40 年以上の潜伏期間を経た後、ごく一部で ATL が発症しています（生涯発症率 3 ～ 7％）。成人後の感染者から ATL 発症の報告はありません。HAM のキャリアからの生涯発症率は 0.25％、HU は 0.1％とさらにまれです。

妊娠していたらどうなるの？

　HTLV-1 キャリアは大部分が母児感染であり、妊娠全例でスクリーニング検査が勧められるようになりました。スクリーニング検査は偽陽性が少なからず存在するため、ウエスタンブロット法（WB 法）を用いて確認検査を行い、ここで陽性であった場合に初めて結果を説明するなど、結果説明には配慮が必要です。WB 法で判定保留となる例が 10 ～ 20％あり、この場合のキャリアの確定診断は困難です。

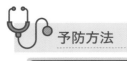

予防方法

母児感染予防 [3、4]

　長期母乳栄養保育児への感染率は 15 ～ 40％です。母乳中にウイルスが存在すること、動物実験でも母乳感染が証明されていることから、人工乳による母児感染予防は明らかです。

　母児感染の中で、子宮内感染、産道感染の頻度は低く、最も重要なのは母乳を介する感染です。「母乳の量が少ないほど、また期間が短いほど母子感染率は低下する」ことは確実であり、この情報を正しく妊婦に提供する必要があります。母児感染率低減のため、児に対する栄養方法として、❶完全人工栄養を勧めます。ただしリスクを説明してもなお強く母親が母乳育児を希望する場合は、❷凍結母乳栄養、❸短期間母乳育児（90 日まで）という選択肢があるが、❷❸はいまだ十分なエビデンスは確立していないことを説明します。

❶完全人工栄養

　感染 T リンパ球を含んだ母乳が児に摂取されないため、経母乳感染予防には最も確実な方法です。ただし、子宮内感染や産道感染は防止できないため、母児感染は 3 ～ 6％あります。

❷凍結母乳栄養

　搾乳した母乳を −20℃ で 12 時間冷凍した後に解凍して与える方法です。感染 T リンパ球が不活化されるため母児感染予防効果が得られます。家庭用冷凍庫でも母乳の凍結が確認されれば十分な効果が得られます。ただし、チルドは不可です。凍結保存した母乳による感染率は人工乳と同等と推測されていますが、現時点では例数が少ないため確実ではありません。

❸短期間（3 カ月以内）の母乳栄養

　母体からの移行中和抗体が母乳中に存在するとされる短期間のみ母乳栄養を行い、その後人工栄養を選択する方法です。3 カ月以下だけしか母乳を与えなかった場合には、母児感染率は人工栄養と大きな違いがなかったと報告されています。ただし、中和抗体にも個人差があり、理論的に確実な保証はありません。また、3 カ月で母乳を確実に中止できなかった場合には、感染率が上がります。

> **これだけは絶対おさえる!!**
>
> - HTLV-1 キャリアの大部分は健康に過ごしている。潜伏期間 40 年を経たのち、ごく一部で ATL、HAM、HU が発症している。
> - 主な感染は母乳を介する母児感染である。母乳からの感染予防として、推奨される栄養方法は、完全人工栄養である。

［文献］
1）HTLV-1 感染者コホート共同研究班　http://www.htlv1.org/index.html
2）HTLV-1 情報サービス　http://www.htlv1joho.org/general/general_atl.html
3）HTLV-1 母子感染予防研究班ウェブサイト　http://htlv-1mc.org/
4）日本産科婦人科学会・日本産婦人科医会：産婦人科診療ガイドライン産科編，2020

1. 感染症

13 B 型肝炎ウイルス（HBV）

　B 型肝炎は B 型肝炎ウイルス（HBV）による感染症です。HBV 感染は持続感染者（キャリア）の血液・体液を介して起こり、かつては輸血感染、母子感染が多く認められましたが、現在はほぼ防止できるようになっています。現在の主な感染経路は、小児期では母子感染と乳幼児間の水平感染、成人では性行為感染、刺青、覚せい剤注射の回し打ちなどです。

　血液検査で HBs 抗原陽性の場合、「HBV に感染している」と診断されます。日本の HBs 抗原陽性率は約 1％です。

病態と症状

　出産時や乳幼児期での HBV 感染は、90％以上が持続感染となります。このうち、若年期に約 90％は免疫機構によってウイルスの活動性が抑えられた状態（HBe 抗原陽性から HBe 抗体陽性に変わる：セロコンバージョンと呼ばれる）に変化し、非活動性キャリアとなり、ほとんどの症例で病態は安定します（**表 2**）。しかし、10 〜 20％はウイルスの活動性が持続し、慢性肝

炎、肝硬変、肝細胞癌へと進展していく可能性があります。

思春期以降から成人期での HBV 感染は、性行為感染が主な感染経路と考えられます。大部分は一過性で、このうち 20 〜 30％の症例が黄疸、肝酵素上昇を伴う急性肝炎となり、1 〜 2％で劇症化が認められます。急性肝炎を起こさない 70％は、不顕性感染から終生免疫が成立します。持続感染は 1％以下とまれでしたが、海外からの HBV genotype A の増加に伴い、成人感染後のキャリア化の増加が懸念されています[1]。

妊娠していたらどうなるの？

妊娠中のスクリーニング検査で HBs 抗原陽性と判定された人は、ほとんどが HBV キャリアです。わが国の妊婦の HBs 抗原陽性率は約 1％であり、このうち HBe 抗原陽性率（感染力の強いハイリスク）は約 25％です[2]。

● 妊娠中の急性 B 型肝炎

HBV は性感染症（STD）であることから、妊娠中の感染や、急性肝炎への進展があり得ます。妊娠中の肝炎は通常重症ではなく、催奇形性などの影響も否定的ですが、低出生体重児や早産となったとの報告があります。胎児への HBV 移行は、発症時期が分娩間近であると高率に認められると報告されます。

● 妊娠中の慢性 B 型肝炎

重症の肝機能低下がない場合には、慢性 B 型肝炎が妊娠によって悪化することはありません。

■ 表 2　HBV 抗原・抗体と感染状態

HBs 抗原	陽性	HBV に感染している
HBe 抗原	陽性	血中ウイルス量↑↑　活動性↑　感染力↑
HBe 抗体	陰性	
HBe 抗原	陰性	血中ウイルス量↓↓　活動性↓　感染力↓
HBe 抗体	陽性	
HBs 抗体	陽性	既往感染またはワクチン接種後
HBV-DNA 量	―	ウイルス量高値は発癌のリスク

疾患が児に与える影響

　母子感染は通常分娩時に起こるとされていますが、胎内感染（5％以下：生後1カ月のHBs抗原が陽性）が成立する場合もあります。HBe抗原陽性妊婦（ハイリスク）から出生した児を放置した場合、キャリア化は80～90％です。HBe抗原陰性妊婦（ローリスク）から出生した児を放置した場合は、キャリアになることはほとんどありませんが、10％程度に一過性感染が起こり、急性肝炎や劇症肝炎が発生します[3]。

　分娩時の感染は感染防止策（B型肝炎母子感染防止対策プロトコール）をとることにより防止できますが、胎内感染の場合には、児のキャリア化を防ぐことはできません。3歳以下の乳幼児はHBVに感染すると容易に持続感染となりキャリア化します。

　小児がキャリアとなると免疫寛容期に移行し、ウイルスを排除する免疫応答が作動しないため、ウイルス量は非常に多い状態が続きます。小児キャリアは人生のどこかで慢性肝炎を発症します。その一部は、肝硬変、肝がんを発症する可能性があります。

予防方法

　HBV感染の予防は、HBsヒト免疫グロブリン（HBIG）とB型肝炎ワクチンの2つで行われます。医療事故、母児感染予防以外に、父子感染は小児期の水平感染、性行為による感染防止を視野にいれたユニバーサル接種（全出生児に接種）が長らく望まれていましたが、2016年10月より定期接種として導入されました。

HBV感染

⊘ HBsヒト免疫グロブリン（HBIG）

　HBVの感染の機会があった場合には、速やかにHBIGを投与し、HBVが肝臓に着床して増殖を開始する前にHBIGに含まれるHBs抗体でウイルスを中和排除させます。HBIGはHBV曝露後72時間以内まで有効とされますが、可能な限り早期に投与したほうが感染防御効果は高くなります。効果は一過性であり、数カ月しか持続しません。

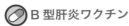**B 型肝炎ワクチン**

個体の免疫応答を刺激し、HBs 抗体を産生させて HBV 感染を防御します。B 型肝炎ワクチンによって得られた HBs 抗体は通常 3 〜 4 年は陽性となります。HBs 抗体が陰性化しても、ワクチンによる免疫は 10 〜 15 年持続すると考えられています。

HBV 母子感染：B 型肝炎母子感染防止対策のプロトコール [2)]

1986 年より B 型肝炎ワクチンによる母子感染防止事業が開始されており、2013 年に以下のプロトコールが新しく保険適用となりました。

> **保険適用となったプロトコール**
>
> ❶ HBs 抗原陽性妊婦より出生した全例の児が対象。HBs 抗原陽性妊婦全例に HBe 抗原検査を行い、母子感染のリスクを的確に把握する。
> ❷ 出生直後（12 時間以内）に以下 2 種類（HBIG と B 型肝炎ワクチン）を投与
> - HBIG 0.5 〜 1.0 mL（100 〜 200 単位）筋肉注射（大腿前外側部 1.0 mL の場合は 0.5 mL ずつ左右に行う）
> - B 型肝炎ワクチン 0.25 mL 皮下注射（上腕後外側部、三角筋中央部または大腿前外側部）
> - 血液製剤であることを両親に伝え、同意を得る。ワクチンと HBIG の接触部位は変える
> ❸ 生後 1 カ月、B 型肝炎ワクチン 0.25 mL 皮下注射
> ❹ 生後 6 カ月、B 型肝炎ワクチン 0.25 mL 皮下注射
> ❺ 生後 7 カ月、児の HBs 抗原検査、HBs 抗体検査を行う。
> ❻ HBs 抗原が陽性となった場合は予防措置が成功しなかったと判断。生後 7 カ月で HBs 抗体陽性であれば予防措置は成功したと考えてよい。もし HBs 抗体陰性もしくは低値であれば、B 型肝炎ワクチンの追加接種またはワクチンを替えて接種する。

B 型肝炎ワクチン定期接種

10 歳未満は 1 回 0.25 mL 皮下注射。標準的には生後 2 カ月、3 カ月、7 〜

8 カ月に接種します。父親や同居家族が HBV 患者・キャリアであることが判明したなど、感染のリスクが高い場合は、出生直後（0、1、6 カ月での接種）が考慮されます。

基本的な治療法

● 急性 B 型肝炎

　一般に抗ウイルス薬療法は必要ありません。食欲低下などの症状があれば水分、栄養補給のための点滴なども行います。基本的に、慢性肝炎の治療に使う肝庇護薬は使用せず、無治療で自然に HBV が排除されるのを待ちます。ただし劇症肝炎が予想される場合には、核酸アナログ製剤投与、血漿交換、血液透析が行われます。最重症例には肝移植が必要となる場合もあります。

● 慢性 B 型肝炎

　現在、HBV ウイルスを完全に除去できる治療法はいまだないため、慢性 B 型肝炎の治療目標は HBV の増殖を抑制し、肝病変の進行や肝癌の発生を抑えることです。

　B 型肝炎の治療は専門性が高く、ガイドライン〔日本肝臓学会 肝炎診療ガイドライン作成委員会編「B 型肝炎治療ガイドライン第 3 版」や、「小児 B 型・C 型肝炎の治療指針（平成 29 年度版)」など〕によって詳細な治療指針が設けられています[1,3]。

非薬物療法

　禁酒・禁煙、バランスのよい食事、十分な睡眠と安静が基本です。

薬物療法

● 抗ウイルス療法

- インターフェロン（IFN）/ ポリエチレングリコール（PEG）に包み込んだペグインターフェロン（PEG-IFN）：自己免疫を増強し、激しい肝炎を起こしやすい HBe 抗原陽性から HBe 抗体陽性に変えることが目的です。
- 抗 B 型肝炎ウイルス薬：核酸アナログ製剤〔ラミブジン(ゼフィックス®)、アデホビル（ヘプセラ®）、エンテカビル（バラクルード®）、テノホビル・ジソプロキシルフマル酸塩（テノゼット®）、テノホビル・アラフェナミ

ド（アラフェナミド®）〕：HBV の増殖を抑えて肝炎の炎症を鎮静化させます。現在第一選択薬はエンテカビル、テノホビルで、ラミブミンと比較し耐性変位出現率が極めて低く、高率に HBV-DNA 陰性化と ALT 正常化が得られます。内服している間は HBV ウイルスの量は低下し肝炎は起こりませんが、投薬を中止するとほとんどの症例で肝炎が再燃します。また、自己判断で服薬を中断すると急性増悪をきたし、肝不全で死に至ることもあります。単剤使用による耐性株の出現、5 ～ 10 年といった長期使用時の安全性などはまだ明らかになっていません。ラミブジン、エンテカビル、テノホビルは HIV の増殖も抑制する効果があります。通常、HIV の治療は単剤だと容易に耐性を獲得するため、HBV 感染患者に抗ウイルス薬を投与する前に、HIV 検査を行うことが必須です。

● 肝庇護療法

ウイルスの排除を目的とするのではなく、肝炎の炎症を鎮静化し肝組織の線維化進展を抑えることを目的とした治療方法です。軽度の肝障害にはある程度有効ですが、B 型肝炎特有の急激な肝障害の出現時にはあまり効果がありません。ウルソデオキシコール酸（ウルソ®）とグリチルリチン製剤（強力ネオミノファーゲンシー®）が用いられます。

妊婦・授乳婦への処方上の注意

妊婦への注意

◯ 非薬物療法

非薬物療法への注意は特にありません。

◯ B 型肝炎ワクチン

妊娠は B 型肝炎ワクチンの禁忌ではありません。限定的なデータですが、妊娠中に B 型肝炎ワクチンを接種されても、胎児への明らかな危険性はないことが示唆されています。

◯ HBs ヒト免疫グロブリン（HBIG）

HBIG の添付文書によると、「妊娠中の投与に関する安全性は確立しておらず、製造工程でヒトパルボウイルスなどを完全に不活化・除去することが

困難であるため、それらのウイルスの感染の可能性を否定できない。した
がって妊婦には治療上の有益性が危険性を上回ると判断される場合のみ投与
すること」とされています。十分なインフォームドコンセントのうえ、同意
が得られれば積極的に投与します。

🔘 抗肝炎ウイルス薬

　妊娠中の抗肝炎ウイルス薬の投与は、胎児に対する安全性が確立していな
いため、治療の有益性が危険性を上回ると判断される場合にのみ投与すべき
ですが、最近、高 HBV-DNA 量の胎内感染高リスク妊婦に対し、妊娠 30 ～
32 週から分娩後 4 週までテノホビルを投与したところ、有意に胎内感染が
低かったといった、妊娠第 3 半期の抗ウイルス薬投与が報告されています。
インターフェロン製剤（IFN）は分子量が大きく胎盤を通過せず、催奇形性
の報告はありません。IFN は治療上の有益性がある場合には妊娠中の投与
は可能であると考えられます。

🔘 肝庇護薬

- ●ウルソデオキシコール酸（ウルソ®）：添付文書上、妊婦へは投与しない
  ことが望ましいとされていますが、催奇形性を示唆した報告はありませ
  ん。
- ●グリチルリチン製剤（強力ネオミノファーゲンシー®）：妊婦などへの投
  与に関する安全性は確立していないので、これらの患者には治療上の有益
  性が危険性を上回ると判断される場合にのみ投与するとされています。

授乳婦への注意

　母乳に関しては、母乳栄養児と人工栄養児の間でキャリア化に差が認めら
れないことから、母乳栄養を禁止する必要はありません。

🔘 B 型肝炎ワクチン

　授乳中の B 型肝炎ワクチン接種が母子の安全を脅かすことはありません。
授乳をすることによって、免疫に不都合な影響が与えられることもありませ
ん。現在の B 型肝炎ワクチンは非感染性の HBs 抗原含有であり、B 型肝炎
母子感染予防対策プロトコールでも児への危険性は生じません。

💊 抗肝炎ウイルス薬

インターフェロン製剤や抗肝炎ウイルス薬^(35-5〜14)の授乳に対する影響はわかっていないため、抗ウイルス療法が行われる場合は原則、授乳中止を勧めます。
ラミブジン⁽²⁻¹⁶⁾（エピビル®）については、抗HIV薬としての使用経験から母乳を介しての児の摂取量は限られており、安全性は高いとは考えられます。

💊 肝庇護薬

肝庇護薬のリスクは低いと考えられますが、添付文書上は上記（妊婦への注意の項）のとおりです。

感染した児への治療

「小児B型・C型慢性肝炎の治療指針（平成29年度版）」[3]で、小児慢性肝炎に対する標準的治療が設けられています。治療適応、薬剤の選択には、治療経験のある施設や医師へのコンサルトが最も重要な点として強調されています。

これだけは絶対おさえる!!

- 母子感染予防のため、妊娠後は毎回HBs抗原を確認する。
- HBs抗原陽性の妊婦から出生する児には、全例にB型肝炎母子感染予防プロトコールを完遂する。児のフォローアップを小児科医に要請する場合には、HBVキャリア妊婦からの児であること、フォローの重要性を明確に伝える。
- B型肝炎母子感染予防対策プロトコールが行われていれば、授乳を制限する必要はない。
- 小児期の水平感染、性行為による感染防止のため、2016年よりユニバーサル接種が開始された。
- 肝炎の治療は専門性が高いため、すぐに肝臓専門医を紹介し、受診を勧める。
- 抗ウイルス療法は、妊娠中および妊娠の可能性のある女性には原則は推奨されないが、高HBV-DNA量妊婦への胎内感染予防として、妊娠第3半期投与が検討されている。適齢期の人への投与は、治療

開始前によく検討する必要がある。

使用可能な薬	妊 B型肝炎ワクチン、ウルソデオキシコール酸、グリチルリチン製剤、（抗肝炎ウイルス薬）　授 B型肝炎ワクチン、ラミブジン、ウルソデオキシコール酸、グリチルリチン製剤
推奨しない薬	妊 （抗肝炎ウイルス薬）、IFN　授 抗肝炎ウイルス薬、IFN

［文献］
1) 日本肝臓学会肝炎診療ガイドライン作成委員会編：B型肝炎治療ガイドライン（第3.4版）. 2021　http://www.jsh.or.jp/lib/files/medical/guidelines/jsh_guidlines/B_v3.4.pdf
2) 日本産科婦人科学会／日本産婦人科医会：産婦人科診療ガイドライン 産科編 2020
3) 田尻仁，他：小児B型C型慢性肝炎の治療指針（平成29年度版）. 日本小児栄養消化器肝臓学会雑誌, 32(1)：9-14, 2018

1. 感染症

14 C 型肝炎ウイルス（HCV）

　C型肝炎はHCVによる感染症です。HCV感染は持続感染者（キャリア）の血液を介して起こります。かつては輸血感染が多く認められましたが、現在はほぼ防止できるようになっています。現在の主な感染経路は針刺し事故、刺青、覚せい剤注射の回し打ちなどです。性行為、母子感染による感染も認められ、対策が強く望まれています。

　血液検査でHCV抗体が陽性であった場合には、感染既往者とキャリアが含まれます。鑑別診断にHCV-RNA定量検査を行い、感染既往者はHCV-RNAが「検出せず」、キャリアは「検出」されます。日本のHCV抗体陽性率は1.4～1.7％です。

 ## 病態と症状

　HCVに感染すると、20～30％は急性肝炎になった後自然治癒しますが、

70 〜 80％は無症状で、劇症化することは少なく、黄疸などの症状も軽いことがほとんどです。新規感染者の 75 〜 85％はキャリアとなり、HCV キャリアの 60 〜 70％は慢性肝炎へと進行します。約 20 年間慢性 C 型肝炎の状態が持続し、肝線維化が進行すると肝硬変になります。肝硬変が約 10 年間経過すると肝細胞癌を生じる例を認めてきます。肝硬変は肝癌発症の高危険群であり、発癌を免れても肝不全に進展すれば生命予後は不良となります[1]。HCV は肝炎、肝硬変、肝癌患者の 75％を占めています[1]。

妊娠していたらどうなるの？

　一般妊婦の HCV 抗体陽性率は 0.3 〜 0.8％であり、その 70％が HCV-RNA が検出されるキャリアです。HCV-RNA 量は、妊娠初期、中期と変化しませんが、妊娠末期には増加し、産褥期に元の値に戻るため、妊娠後期に再検査することが勧められます[1,2]。

　HCV-RNA 陽性の場合、母子感染は約 10％で起こり、HCV-RNA が陰性の場合には感染はしません。

　リスクファクターとして、HIV の重複感染（感染率が 3 〜 4 倍上昇）、血中 HCV-RNA 量の高値があげられます（実際には、HCV-RNA 量が高値でも非感染例も多く存在します）。妊婦の輸血歴、肝疾患歴、肝機能、妊娠中の異常、HCV の genotype と母子感染率の関連は報告されていません。第 1子とその後に生まれる児の HCV 母子感染の有無との間には一定の関係は認められていません。

疾患が児に与える影響

● 妊娠中の慢性 C 型肝炎

　HCV の妊娠への影響は少なく、これによって流・早産が増えることはありません。また、妊娠によって肝炎が増悪することもなく、経過は良好です。

● 母子感染した児

　感染した児は生後 0 〜 3 カ月頃までに HCV-RNA 陽性となります。母体からの移行抗体があるため、出生児は感染の有無にかかわらず生後 12 カ月過ぎまで HCV 抗体陽性のことがあります。母子感染した乳幼児では、しばしば軽度の AST・ALT 上昇を認めますが、劇症肝炎を発症した報告はなく、外観的には無症状で成長発育には問題ありません。

母子感染児の約30％は、3〜4歳までにHCV-RNAが陰性化し自然治癒に至ります。ただし、完全にウイルスが排除されたか否かはまだ明らかではありません。

3歳以降もHCV-RNA陽性の小児では、時にAST・ALTの上昇を認めますが、通常、急速に増悪・進展することはありません。B型肝炎に比べ肝線維化の進行は遅く、小児期に肝癌を発症した報告はありません。その後の一生にわたる長期予後についてはまだ明らかではありません[1,3]。

予防方法

HCV感染の予防法はまだありません。

母子感染予防の試み

HBVと異なり、感染防止対策のプロトコールはまだありません。選択的帝王切開が母子感染を低下させる可能性はありますが、一般的に全例には推奨されません。リスクが高いとされるHCV-RNA量高値群の妊婦の分娩様式は、帝王切開のリスクと母子感染予防の可能性を提示し、患者・家族の選択で決定されます。

HCVキャリア妊婦とその出生児の管理指導指針[1,3]

HCV-RNA陽性の母から出生した児の場合、HCV抗体は母体から児に移行し生後18カ月ごろまで残るため、母子感染の診断のためには生後3〜12カ月に3カ月以上あけて2回以上のHCV-RNA検査を行い、また生後18カ月以降にHCV抗体検査を行います。HCV-RNA陽性の母から出生したがHCV検査を施行していない児がいた場合には、検査を行うことが望ましいです。

妊婦がHCV抗体陽性でHCV-RNA陰性の場合は、HCV抗体検査を生後18カ月以降に行います。

基本的な治療法

C型肝炎治療の目標は、HCVを排除し、HCV持続感染によって引き起こ

される肝不全、発癌を予防することです。治療目標は血中 HCV-RNA 持続陰性化（sustained virological　response：SVR）です。

　今まで、慢性 C 型肝炎の薬物治療は HCV genotype、ウイルス量、宿主の因子により効果に差があり、HCV が排除できる症例は限られていましたが、新しい抗肝炎ウイルス薬の開発で治療成績は著しく向上しています。C 型肝炎の治療は専門性が高く、ガイドライン〔日本肝臓学会 肝炎診療ガイドライン作成委員会編 「C 型肝炎治療ガイドライン第 8 版」と「小児 B 型・C 型慢性肝炎の治療指針（平成 29 年度版）」によって詳細な治療指針が設けられています[1,3]。

♥ 非薬物療法
　禁酒・禁煙、バランスのよい食事、十分な睡眠と安静が基本です。

◯ 薬物療法
● 抗ウイルス療法
● インターフェロン（IFN）/ ポリエチレングリコール（PEG）に包み込んだペグインターフェロンアルファ 2a、2b（PEG-IFN α-2a、2b）
　自己免疫を増強し、HCV ウイルスの排除を期待します。
● 抗肝炎ウイルス薬
　リバビリン（レベトール®、コペガス®）。IFN との併用で HCV 排除率が高まります。
● 直接作用型抗ウイルス薬（DAA）、シメプレビル（ソブリアード®）、アスナプレビル（スンベプラ®）、グラゾプレビル（グラジナ®）、ダグラタヌビル（ダクルインザ®）、レジパスビル（ソホスブビル®）、エルバスビル（エレルサ®）、ビブレンタスビル / グレカプレビル配合 (マヴィレット®)、ソホスブビル（ソバルディ®）、ダグラタヌビル / アスナプレビル / ベクラブビル配合（ジメンシー®）、レジパスビル / ソホスブビル配合（ハーボニー®）

　HCV ウイルス増殖を強力に抑制します。シメプレビル＋ IFN ＋リバビリンによる 3 剤併用療法は、それまでの 2 剤併用療法（IFN ＋リバビリン）より治療成績が良好です。シメプレビル以外の DAA は、さまざまな組み合わせで IFN を使用しない（IFN-free）直接型抗ウイルス薬治療として臨床

導入され、高い血中 HCV-RNA 持続陰性化（SVR）率を得ています[1]。

● 肝庇護療法

HCV の排除を目的とするのではなく、肝炎の炎症を鎮静化し肝組織の線維化進展を抑えることを目的とした治療方法です。ウルソデオキシコール酸（ウルソ®）と、グリチルリチン製剤（強力ネオミノファーゲンシー®）が用いられます。

 妊婦・授乳婦への処方上の注意

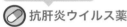 妊婦への注意

⊘ 抗肝炎ウイルス薬

HCV の抗ウイルス療法は、妊娠中は原則禁忌となります。

IFN 自体は分子量が大きく胎盤を通過せず、催奇形性の報告はありません。妊娠中も有益性がある場合の IFN 投与は可能な薬剤と考えられます。ただ、HCV 治療の IFN は有効性からリバビリンとの併用が望ましいですが、妊娠中リバビリンは禁忌です。ウイルス性慢性肝炎において、妊娠中に IFN 投与開始となる状況は稀と考えられます。

リバビリン（レベトール®、コペガス®） （35-5）は催奇形性があり、妊娠中の使用は禁忌です。男性も精液への移行の可能性があることから禁忌です。妊娠する可能性のある女性およびパートナーが妊娠する可能性のある男性患者に対して、治療中および治療後 6 カ月間の避妊を指示します。実際は、リバビリンの精子への移行はごく少量で、影響は少ないとの報告もあります。妊娠中偶発的なリバビリンの曝露があったとしても、妊娠の中断を示唆すべきではなく、肝臓専門医との相談を勧めます。

⊘ 肝庇護薬

● ウルソデオキシコール酸（ウルソ®）（36-1）：添付文書上、妊婦などへは投与しないことが望ましいとされていますが、催奇形性を示唆した報告はありません。

● グリチルリチン製剤（強力ネオミノファーゲンシー®）（35-15）：妊婦などへの投与に関する安全性は確立していないので、これらの患者には治療上の有益性が危険性を上回ると判断される場合にのみ投与する、とされています。

授乳は原則として禁止しません。HCV-RNA量が高値であっても問題ありません。

IFNや抗ウイルス薬の授乳に対する影響はわかっていないため、**抗ウイルス療法**が行われる場合は授乳中止を勧めます。肝庇護薬のリスクは低いと考えられますが、添付文書上は上記（妊婦への注意の項）のとおりです。

感染した児への治療

3歳以降、HCV-RNA持続陽性であれば治療対象として検討されます。「小児B型・C型慢性肝炎の治療指針（平成29年度版）」で、小児慢性肝炎に対する標準的治療が設けられています。治療適応、薬剤の選択には、治療経験のある施設や医師へのコンサルトが最も重要な点として強調されています。

これだけは絶対おさえる!!

- 妊娠中のHCV抗体検査は全例に行い、陽性の場合にはHCV-RNA定量検査と肝機能検査を施行。同時に、肝炎の治療は専門性が高いため、肝臓専門医を紹介し、受診を勧める。
- HCV-RNA定量検査で「検出せず」の場合には、母子感染の可能性はない。HCV-RNA量高値群の予定帝王切開は、経腟分娩・緊急帝王切開に比較して母子感染率を低下させる可能性がある。HCV-RNA量高値群妊婦の分娩様式を決定する際には、日本における分娩様式による母子感染率を提示し、患者・家族の選択を支援する。
- 母乳は原則として禁止しない。
- 抗ウイルス療法は、妊娠中および妊娠の可能性のある女性・パートナーが妊娠する可能性がある男性には推奨されない。適齢期の人への投与は、治療開始前によく検討する必要がある。
- 抗ウイルス療法は、妊娠中および妊娠の可能性のある女性・パートナーが妊娠する可能性がある男性には推奨されない。適齢期の人への投与は、治療開始前によく検討する必要がある。

使用可能な薬	妊ウルソデオキシコール酸、グリチルリチン製剤、INF　授ウルソデオキシコール酸、グリチルリチン製剤
推奨しない薬	妊抗肝炎ウイルス薬（リバビリン）　授抗肝炎ウイルス薬（IFN、リバビリン）

[文献]

1) 日本肝臓病学会肝炎診療ガイドライン作成委員会編：C型肝炎治療ガイドライン第8版　2020. https://www.jsh.or.jp/lib/files/medical/guidelines/jsh_guidlines/C_v8_20201005.pdf
2) 日本産科婦人科学会・日本産婦人科医会：産婦人科診療ガイドライン産科編2020
3) 田尻仁，他：小児B型・C型慢性肝炎の治療指針（平成29年度版）．日本小児栄養消化器肝臓学会雑誌．32(1)：9-14．2018

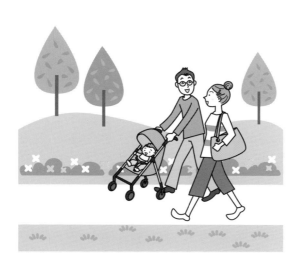

1 気管支喘息

病態と症状

　気管支喘息は、気道の慢性炎症、可逆性のあるさまざまな程度の気道狭窄と気道過敏性の亢進、臨床的には繰り返し起こる咳、喘鳴、呼吸困難で特徴づけられる閉塞性呼吸器疾患です。「アトピー型」と「非アトピー型」に分類されます。アトピー型は、ダニやハウスダストなど環境アレルゲンに対する特異的IgE抗体が存在するもので、非アトピー型はこの抗体が存在しません[1]。喘息を発症・悪化させる因子には、個体因子と環境因子があります。個体因子としては遺伝素因、アレルギー素因などが、環境因子としてはアレルゲン、天候や気候、ストレスや運動、タバコの煙、アスピリンや職業性物質などがあります。日本の罹患率は、小児は5〜7％、成人は3〜5％です[1]。

　重篤な喘息発作は、時に死に至ることもあります。慢性疾患であり、患者に十分な教育を行い、適切な治療、通院の継続が大切です。

妊娠していたらどうなるの？

　妊娠中の頻度は一般成人と同等であり、慢性疾患合併妊娠として最も頻度の高いものの1つです。妊娠による症状の変化は、悪化：不変：改善がほぼ1：1：1です。妊娠中の悪化の要因として、妊娠前の喘息の重症度と、妊娠中の薬物使用に対する不安から、患者自身あるいは医療者による必要な抗喘息薬の制限・中止との関連が報告されています[2]。

　妊娠前・妊娠中の適切な管理を継続することで、喘息の悪化を防ぎ、母児ともに安全な妊娠生活を送ることができます。抗喘息薬投与による母体や胎児へのリスク上昇よりも、喘息発作がある（喘息が安定化していない）ことがはるかにリスクとなるのです。

疾患が児に与える影響

　喘息のコントロール不良な妊婦の場合、周産期死亡、妊娠高血圧症候群、

早産、出生時低体重などのリスクが高くなることが疫学研究で示されています。考えられる要因として、喘息悪化に伴う低酸素状態が、胎児への酸素供給や子宮胎盤血流に障害を引き起こし、胎児発育や母体血圧などに悪影響を及ぼすと考えられます。良好な喘息コントロールが得られていれば、これらのリスクを最小限にでき、児や母体の死亡率増加にはつながらないとされます[1]。

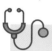

基本的な治療法

　喘息の治療は日本アレルギー学会によって「喘息予防・管理ガイドライン」[1]が定められており、これに沿った適切な治療が望まれます。

　治療目標は、健常者と変わらない日常生活が送れること、正常な発育が保たれること、正常に近い呼吸機能を維持すること、夜間や早朝の咳や呼吸困難がなく十分な睡眠が可能なこと、喘息発作が起こらないこと、喘息死の回避、治療薬による副作用がないこと、非可逆的な気道リモデリングへの進展を防ぐことです[1]。

　喘息は長期管理が基本で、急性発作時のみの対処では次第に悪化してしまいます。日常生活の中で息切れや咳が出る場合は、コントロールが不十分と判断されます。

　たとえ無症状であっても、何らかの対策（心身の安静、禁煙・分煙、環境整備、抗原回避、薬剤など）をとり常に発作を予防し、呼吸機能を維持するようにします。

非薬物療法

　気道炎症・気道過敏性と気流制限を引き起こす原因となる危険因子の回避が大切です。危険因子には、アレルゲン、大気汚染物質、喫煙、呼吸器感染、薬物、食品添加物、職業性感作物質などの原因因子と、運動、過換気、気象変化、強い情動変化などの増悪因子があります。これらの除去・回避は、薬剤によらない予防法として、各種薬物療法と同等に重要です[1]。

薬物療法

　基本的な薬剤の使い方は「喘息予防・管理ガイドライン2018」の重症度

に応じたステップ分類に従って行います。吸入ステロイド薬（ICS）が第一選択として推奨され、必要に応じて長時間作用型β₂刺激薬（LABA）、ロイコトリエン受容体拮抗薬（LTRA）、テオフィリン徐放製剤（テオドール®）クロモグリク酸（インタール®）、その他抗アレルギー薬を用います。発作時には短時間作用型β₂刺激薬（SABA）の吸入、効果不十分の場合には経口薬、注射薬〔ステロイド薬やアミノフィリン（エフェドリン®）静注、アドレナリン作用薬（ボスミン®）皮下注〕の使用も必要です。

ガイドライン2018より、重症喘息の治療として、抗IL-5抗体製剤（メポリズマブ（ヌーカラ®皮下注）、抗IL-5受容体α鎖抗体製剤〔オマリズマブ（ゾレア®）〕、気管支熱形成術が追加されました。

 ## 妊婦・授乳婦への処方上の注意

気管支喘息の管理は、基本的には妊娠前と同様に行います。妊娠中の薬物投与の基本は、可能であれば局所投与（吸入薬）が全身投与よりも望ましいこと、長く妊婦への使用経験がある比較的古くから用いられている薬剤であることです。喘息治療薬は安全性に関する疫学情報が比較的多く、主なものは妊娠中も継続して使用可能と考えられます。

 妊婦への注意

🫀 非薬物療法
禁煙は喘息管理、児への影響の両面から極めて重要です。喘息を有する妊婦は、より一層発作予防に留意し、呼吸機能を維持する配慮が必要です。喘息発作時には、胎児の低酸素血症を予防するため、経皮的酸素飽和度95％を保つよう、早期に酸素投与を開始します。

💊 薬物療法
第一選択は局所投与薬（吸入薬）とし、全身薬（経口薬、貼布薬）は次の選択と考えます（**表1**）。

⊘ 副腎皮質ステロイド薬

- 吸入ステロイド薬（ICS）ブデソニド（パルミコート®）[31-24]、ベクロメタゾン（キュバール®）[31-22]、シクレソニド（オルベスコ®）[31-25]：胎児への影響は否定的です。

- 全身ステロイド薬投与：内服や点滴による全身ステロイド薬使用による先天奇形全体の発生率は増加しないと考えられていますが、口唇口蓋裂に限局すると、約3倍（1/500 〜 1/700 が、3/500 〜 3/700）とメタ解析で報告されています。

　他に早産、胎児発育遅延、妊娠高血圧症候群との関連が指摘されていますが、全身ステロイド薬を必要とする重症例では、喘息自体の妊娠に与え

■ 表1　妊娠中の喘息患者に使用できると考えられている薬剤と注意点

吸入薬	• 吸入ステロイド薬（パルミコート®、キュバール®、オルベスコ®）*1 • 吸入 β_2 刺激薬：SABA（メプチンエアー®）、LABA（セレベント®）*2 • 吸入抗コリン薬（アトロベント®）*3 • クロモグリク酸（インタール®）
経口薬	• 経口ステロイド薬（プレドニン®）*4 • ロイコトリエン受容体拮抗薬（シングレア®、キプレス®）*5 • テオフィリン徐放製剤（テオドール®）*6 • 経口 β_2 刺激薬（ベネトリン®、スピロペント®） • 抗ヒスタミン薬（クラリチン®、ジルテック®、ザイザル®）*5 • 古い世代の抗アレルギー薬
注射薬	• ステロイド薬（水溶性プレドニン®、ソル・メドロール®） • アミノフィリン（ネオフィリン®） • アドレナリン（ボスミン®）*7
その他	• 貼付 β_2 刺激薬：ツロブテロール（ホクナリン®）*8

＊1：ヒトに対する安全性のエビデンスはブデソニドが最も多い。
＊2：短時間作用性吸入 β_2 刺激薬（SABA）に比べると長時間作用性吸入 β_2 刺激薬（LABA）の安全性に関するエビデンスはまだ少ないが、妊娠中の投与の安全性はほぼ同等と考えられている。
＊3：長期管理薬として用いた場合の妊娠に対する安全性のエビデンスはなく、発作治療薬としてのみ安全性が認められている。
＊4：プレドニゾロン、メチルプレドニゾロンは胎盤通過性が小さいことが知られている。
＊5：妊娠中の投与は有益性が上回る場合のみに限定するべきであるが、妊娠を知らずに服用していたとしても危険性は少ないと考えられている。
＊6：中毒域の血清レベルモニターが必要、血中濃度目標は 5-12 μ g/mL。
＊7：皮下注射はやむを得ないときのみに限られ、一般的に妊婦に対しては避けたほうが良いとされている。
＊8：吸入薬、経口薬に準じて安全と考えられているが、今後のエビデンスの集積が必要である。

（日本アレルギー学会喘息ガイドライン専門部会監：喘息予防・管理ガイドライン 2015，協和企画，p.236，2015 より引用改変）

る影響も考えられます。全身ステロイド薬の選択として、胎盤で不活化され、胎児への移行の少ないプレドニゾロン（プレドニン®）またはメチルプレドニゾロン（メドロール®）を第一選択薬とし、一日量を最大でも60 mg以下とすること、胎児への移行性が高いデキサメタゾン（デカドロン®）やベタメタゾン（リンデロン®）はなるべく避けることが推奨されます[2,3]。ただしアスピリン喘息（NASIDs過敏喘息）の既往のある患者にはコハク酸エステル製剤（ソルコーテフ®、ソル・メドロール®、水様性プレドニン®など）の使用は避けます[1]。

🔵 気管支拡張薬、喘息治療薬

- β_2刺激薬：吸入〔長時間作用型β_2刺激薬（LABA）サルメテロール（セレベント®）、短時間作用型β_2刺激薬（SABA）プロカテロール（メプチンエアー®）〕、内服（サルブタモール：ベネトリン®）、貼付薬（ツロブテロール：ホクナリン®）いずれも使用可能です。
- 吸入抗コリン薬（イプラトロピウム：アトロベント®）：長期使用のエビデンスは乏しいですが、発作時の使用で安全性が認められています。
- テオフィリン徐放剤（テオドール®）：テオフィリンは胎盤移行性があり、母体血中と臍帯血中の薬物濃度は同程度となるため、新生児に一過性頻脈や易刺激性を認めたという報告があります。妊娠期は母体のテオフィリン濃度を通常より低めの$5 \sim 12\,\mu g/mL$に調節すべきとされています[3]。
- アドレナリン（ボスミン®）：アドレナリンはα交感神経作用による子宮動脈収縮から胎児血流低下を招く可能性があるため、使用はやむを得ない時に限り、一般に妊婦に対しては避けたほうがよいとされています[1,3]。

🔵 抗アレルギー薬

- クロモグリク酸（DSCG）（インタール®）：妊娠中の使用も安全と考えられます。経口β_2刺激薬（ベネトリン®）も使用可能です。
- ロイコトリエン受容体拮抗薬（LTRA）モンテルカスト（シングレア®、キプレス®）：妊娠中の使用も安全と考えられます。
- 抗ヒスタミン薬：妊娠中はクロルフェニラミン（ポララミン®）が使用経験が多く勧められますが、他の抗アレルギー薬も妊娠中の使用によるリスク増加は否定的です（「花粉症」p.110参照）。

- 抗 IgE 抗体（オマリズマブ^{⑪-32}）：通年吸入抗原に感作されたアトピー型の最重症持続喘息に対する治療薬です。催奇形性は報告されていませんが、新薬であるため妊婦への安全性は確立していません。妊娠中に新たに開始することは慎重に検討すべきですが、すでに継続されている場合には継続可能です。

- 抗 IL-5 抗体製剤（メポリズマブ^{⑪-33}）、抗 IL-5 受容体 α 鎖製剤（ベンラリズマブ^{⑪-34}）：高用量吸入ステロイドでもコントロール不十分な好酸球性喘息患者に対する治療薬として考慮されます。新薬であり、妊娠中の安全性は確立していません。現時点では知見が乏しく、妊婦への投与はすべきでないと考えられています[1]。

◉ アレルゲン免疫療法（減感作療法）

妊娠中に新たに開始することは慎重に検討するべきですが、すでに継続されている場合には、継続可能です[1]。

授乳婦への注意

喘息の治療で、授乳中問題となる薬剤は報告されていません。育児での疲労は発作の原因となりうるため、継続したコントロールが推奨されます。

これだけは絶対おさえる!!

- 喘息発作を起こさせない管理が、母児のために最も重要である。
- ほとんどの喘息治療薬は妊娠中も安全に継続して使用できる。特に吸入薬は妊娠中、授乳中いずれも問題ない。
- 全身ステロイド薬は、胎児への移行の少ないプレドニゾロンまたはメチルプレドニゾロンを第一選択薬とする。
- 妊娠期は母体のテオフィリン濃度を通常より低めの $5 \sim 12\,\mu\mathrm{g/mL}$ に調節する。
- 妊婦の喘息発作時のアドレナリン（エピネフリン）は、胎児の血流低下を招く可能性があるため、なるべく使用しない。

使用可能な薬	妊 吸入薬の喘息治療薬、プレドニゾロン、メチルプレドニゾロン、β_2刺激薬（LABA、SABA、サルブタモール、ツロブテロール）、抗コリン薬（イプラトロピウム）、クロモグリク酸、モンテルカスト、クロルフェニラミン
推奨しない薬	妊 デキサメタゾン、ベタメタゾン、オマリズマブ、メポリズマブ（アドレナリン）　授 特に禁忌薬なし

[文献]

1) 日本アレルギー学会，喘息ガイドライン専門部会監：喘息予防・管理ガイドライン 2018
2) 谷口正実：気管支喘息―合併症妊婦への対応―．月刊薬事 53(8)：1103-1108，2011
3) 駒瀬裕子：妊娠、授乳婦の管理と薬物療法．月刊薬事 60(12)：2229-2233，2018

2. アレルギー

2 花粉症

　アレルギー疾患の中でも花粉症の有病率は 29 ～ 39% と高く、妊娠中の合併症としても喘息と並んで最も頻度の高い疾患の 1 つです [1]。

病態と症状

　花粉症は、花粉が原因の発作性、反復性に生じるくしゃみ、水様性鼻汁、鼻閉（鼻粘膜腫脹）を 3 主徴とする鼻粘膜の I 型アレルギー疾患です。アレルギー素因（アレルギーの既往歴、合併症、家族歴）があること、血清特異的 IgE 抗体レベルの上昇、肥満細胞および好酸球の増加、粘膜の非特異的過敏性亢進などが特徴です。感作後、花粉が鼻粘膜内にアレルゲンとして侵入すると、IgE 抗体との抗原抗体反応によって肥満細胞からヒスタミン等のケミカルメディエーターが遊離され、神経終末や血管へ作用することでくしゃみ、鼻水、鼻閉などの症状が引き起こされます。鼻症状以外に、激しい眼の掻痒感や流涙などの結膜炎症状や、咽頭違和感、全身の皮膚掻痒感などを認め、重症例は不眠、集中力低下など労働生産性の低下も指摘されています [2]。

妊娠していたらどうなるの？

　妊娠中の症状の悪化や、花粉症による妊娠経過への影響は否定的です。しかし、母体の体調が悪化することは妊娠全体として好ましくないため、リスクのないと考えられる薬剤を用いて良好なコントロールを行うことが必要です[2]。

　特に気管支喘息合併妊婦の場合、鼻アレルギーの増悪が喘息発作の誘因となることもあるため、注意が必要です。

疾患が児に与える影響

　児への影響は否定的です。

基本的な治療法

　治療の目標は完治ではなく、多少症状が残っても日常生活上に支障とならない状態を維持することです。花粉の回避・除去などのセルフケアと薬物療法が治療の基本となります。局所薬物療法を正しく行い、さらに症状が重症化し生活に支障をきたす事例には、内服の抗ヒスタミン薬の併用などを選択します。

♥ 非薬物療法

● **抗原接触予防・セルフケアと環境整備**

　外出時にはマスク、眼鏡やゴーグルを着用し、帰宅時には衣類や頭髪をよく払い、うがい、手洗いをしてから入室すること。花粉飛散の多い時には外出を避け、布団や洗濯物を外に干さないなど、アレルゲンである花粉の回避、除去は有効です。曝露する抗原量が少ないほど症状も軽く、治療に対する反応もよいと考えられます[3]。

● **局所療法**

　専用医療機器で43℃に加温した蒸留水を鼻から吸入するサーモライザー局所温熱療法は、1回10～15分、1日3回の使用を継続することで、鼻閉・鼻汁などの鼻アレルギー症状を軽減できることが報告されています[4]。蒸しタオル、入浴も鼻閉症状改善の局所治療として行われます[2]。

薬物療法

　症状が軽度な時期に過敏性亢進を抑制することを目的に、抗アレルギー薬（第2世代ヒスタミン薬、ケミカルメディエーター遊離抑制薬、抗ロイコトリエン薬、トロンボキサン A_2 阻害薬、Th2サイトカイン阻害薬のいずれか）をベースラインとして開始します。近年、即効性、安全性（副作用の眠気などが少ない）に優れた新規抗ヒスタミン薬が臨床に用いられるようになっています[5]。鼻症状が強い場合、「鼻アレルギー診療ガイドライン」では、局所鼻噴霧用ステロイドが第一選択薬にあげられています。特に症状が強い場合には経口ステロイド薬を1〜2週間を目安に併用することもあります。

　他のアレルギー疾患で導入されている生物学的製剤は、今のところ花粉症に対する適応は認められていません。

妊婦・授乳婦への処方上の注意

妊婦への注意

非薬物療法

　対症療法への注意は特にありません。

薬物療法

　妊娠・授乳中の第一選択薬は、局所薬投与です。アレルギーは粘膜に限局していることが多く、局所投与で十分な効果が期待できます[1]。必要時の内服薬は、使用経験のあるものから選択し併用します。

● 局所薬

● 局所ケミカルメディエーター遊離抑制薬

　クロモグリク酸（インタール®）の点鼻液は、鼻腔から血流へ移行する薬物量が微量であり、妊娠中の安全性に関する情報も多く、予防・治療ともに選択しやすい薬剤ですが、臨床効果は弱いとされています[1]。眼症状に対して点眼液としても用いられます。

● 局所第2世代ヒスタミン薬[4]

　ケトチフェン（ザジテン®）、レボカバスチン（リボスチン®）などがこれにあたります。抗ヒスタミン薬の副作用である倦怠感や眠気がまれに点鼻薬でもみられることがあり、注意が必要です。点眼液は眼掻痒症状に対する第

一選択薬になります。

● 局所ステロイド薬

● 点鼻薬：花粉症の鼻症状に最も強い効果を示します。ベクロメタゾン（ナイスピー点鼻液®）、フルチカゾン（フルナーゼ®）などは、喘息の吸入薬同様に、妊娠の時期を問わず胎児への影響なしに妊婦に使用できる薬剤として治療に選択できるものと考えられます[3]。さらに、フルチカゾンおよびモメタゾン（ナゾネックス®）はベクロメタゾンより血流移行薬物量が少なく（1％未満と44％）、1日1回投与で効果が持続するため、長期連用しても全身副作用は少ないと考えられます[1]。

● 点眼液：眼症状が抗アレルギー薬で収まらない場合には、ステロイド点眼液を併用します。花粉症の鼻症状に対し、「鼻アレルギー診療ガイドライン」では、鼻噴霧用ステロイドが第一選択薬にあげられていますが、結膜炎の場合は、ステロイド点眼液による眼圧上昇という副作用を考慮し、必要最小限に用いている点が異なります。

● 局所血管収縮薬

ナファゾリン（プリビナ®）点鼻液は鼻粘膜の血管を収縮させるため、鼻閉に効果があります。しかし、長期間の使用で鼻粘膜本来の自律神経調節機構が失調してしまい、循環障害から慢性浮腫性病変をきたすことがあります。過剰投与は避け、2週間以内の使用とすることが望ましいとされます[1]。

● 内服薬・外用薬

● 抗ヒスタミン・アレルギー薬

妊婦に使用可能な経口薬として、クロルフェニラミン（ポララミン®）、クレマスチン（タベジール®）、セチリジン（ジルテック®）やロラタジン（クラリチン®）、フェキソフェナジン（アレグラ®）、オロパタジン（アレロック®）、エピナスチン（アレジオン®）、新薬としてビラスチン（ビラノア®）、デスロラタジン（デザレックス®）、ルパタジン（ルパフィン®）、外用薬としてエメダスチンフマル酸塩経皮吸収型製剤（アレサガテープ®）があげられます。オキサトミド、トラニラスト（リザベン®）、ペミロラスト（アレギサール®）などの薬剤は添付文書上では「妊婦禁忌」と位置づけられていますが、いずれも合理的な理由で禁忌となっているわけではありません（**表 2**）。

🫀 抗原特異的免疫療法

抗原特異的免疫療法（減感作療法）は、長期的な症状の寛解が期待できる治療です。妊娠中の新たな治療開始は推奨されません。

🫀 外科療法

外科療法は通常の薬物療法に抵抗性な症例が適応となります。妊娠中の手術は、易感染性や出血傾向からも、推奨されません。

授乳婦への注意

局所薬で特に注意が必要なものはありません。授乳婦に対しては、**クロルフェニラミン（ポララミン®）**〔11-14〕よりロラタジン（クラリチン®）〔11-11〕あるいはフェキソフェナジン（アレグラ®）〔11-7〕、ビラスチン（ビラノア®）、デスロラタジン（デザレックス®）〔11-21〕、エメダスチンフマル酸塩経皮吸収型製剤（アレサガテープ®）などの選択が中枢神経抑制に伴う眠気などの副作用が少ないため、好ましいとされています[4]。

■ 表2　添付文書上禁忌（いずれも合理的な理由で禁忌になっているわけではない）

・ヒドロキシジン（アタラックス®）〔11-16〕	・トラニラスト（リザベン®）〔11-2〕
・オキサトミド〔11-6〕	・ペミロラスト（アレギサール®）〔11-3〕

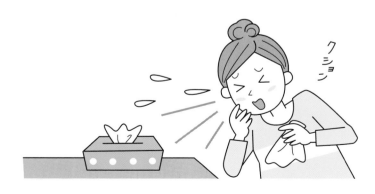

これだけは絶対おさえる!!

● 抗原曝露予防のセルフケア・環境整備は、薬物治療と同様に重要である。
● 非薬物療法と安全な局所薬物投与から開始し、症状に応じて全身投与も検討する。
● ステロイド点鼻薬は最も効果がある。全身移行量が少ない、投与回数も少ない薬剤の選択が望ましい。

使用可能な薬	妊 授 局クロモグリク酸、ケトチフェン、レボカバスチン、ベクロメタゾン、フルチカゾン、モメタゾン、ナファゾリン　内クロルフェニラミン、クレマスチン、セチリジン、ロラタジン、フェキソフェナジン、オロパタジン、エピナスチン、ビラスチン、デスロラタジン、ルパタジン　外エメダスチン
推奨しない薬（療法）	妊抗原特異的免疫療法、外科療法　授クロルフェニラミン

[文献]
1) 柳　清：アレルギー疾患の新常識―増え続ける疾患に、あなたはどう立ち向かいますか？. 外来で使うアレルギーの薬　アレルギー性鼻炎における点鼻薬の使い分け（解説/特集）, 治療 94(11)：1832-1837, 2012
2) 渡邊　荘：妊婦のアレルギー・自己免疫・炎症性疾患―病態と妊婦管理の新しい知見. アレルギーと妊娠 アレルギー性鼻炎・花粉症と妊娠, 臨床婦人科産科 68(5)：414-419, 2014
3) 荻野　敏：第11回 花粉症のセルフケア. 鼻アレルギーフロンティア 13(1)：30-34, 2013
4) 林　昌洋：12 Question9 花粉症がつらくて……. 妊娠中, 授乳中にくすりが飲めないと困ります. PERiNATAL CARE 29(9)：872-875, 2010
5) 後藤　穰：アレルギー性鼻炎治療 update. 日本臨牀 77(1)：17-23, 2019

3 アトピー性皮膚炎

　元来、小児期のアレルギー疾患と考えられていましたが、近年、成人でも増加しつつある慢性掻痒性皮膚疾患です。小児期の頻度は5～20%、成人での頻度は8～11%と報告されています[1,2]。

 ## 病態と症状

　アトピー性皮膚炎は増悪・寛解を繰り返す疾患で、患者の多くはアトピー素因をもつと定義されています。アトピー素因とはアレルギーを起こしやすい体質のことで、家族歴・既往歴(気管支喘息、アレルギー性鼻炎・結膜炎、アトピー性皮膚炎のうちのいずれか、あるいは複数の疾患)、またはIgE抗体を産生しやすい素因があることを示します。

　アトピー性皮膚炎の根本には皮膚の生理学的異常(皮膚の乾燥とバリアー機能異常)があり、環境因子(アレルゲンの曝露や、汗、乾燥などの機械的刺激など)が加わって、発症および悪化を引き起こすと考えられています。基本の病態は、急性湿疹と慢性湿疹が混在した形です。症状の軽重にかかわらず、次の3項目に当てはまる場合に、アトピー性皮膚炎と診断されます。

---

❶かゆみがある。
❷湿疹の現れる部位に特徴がある(成人:顔や首、胸や背中など、手でかきやすい部位に左右対称性の湿疹が多い)。
❸湿疹の慢性化(成人では6カ月以上、症状の改善と悪化を繰り返す)。

妊娠していたらどうなるの？

　妊娠中は皮膚の状態が変化し、乾燥やかゆみを訴えることが多くなります。アトピー性皮膚炎も妊娠中に悪化する場合があり、特にお腹の大きくなる20週以降で増悪したという報告があります[2]。アトピー性皮膚炎が存在することで、妊娠合併症が多いという報告はありません。

疾患が児に与える影響

　アトピー性皮膚炎が児に与えるリスクは否定的です。妊娠中の食事制限で児のアレルギーのリスクが下がるという報告はありません。児のアレルギー発症予防の目的で、妊娠・授乳中の母親が特定の食物を除去することは推奨されず、偏食をしないことが大切です。

 ## 基本的な治療法

　日本皮膚科学会と日本アレルギー学会のガイドラインを統合した「アトピー性皮膚炎診療ガイドライン2018（ADGL2018）」が定められており、これに沿った適切な治療が望まれます[3]。

　治療の目標は、症状はないかあっても軽い、急激な悪化や悪い状態の持続がない、日常生活に支障をきたすことがない、薬物療法もあまり必要としない、楽に生活できる状態を保つことです。現時点で、アトピー性皮膚炎そのものを完全に治す薬物治療法はありません。治療の3大柱は、❶環境を整え、症状を悪化させる因子を除去する、❷スキンケア（清潔と保湿）の継続、❸薬で炎症とかゆみを抑えることです。

非薬物療法
生活習慣・環境整備

　規則正しい生活を送り、ストレスなど悪化の原因を減らすことが病状のコントロールにつながります。悪化の原因は、一般にほこりやダニがアレルゲンであることが多いため、ほこりの溜まりやすいものを置かない、こまめに掃除をし、布団や枕を干すなど、アレルゲンを減らすことが大切です。温度、湿度を適度に保つことで、汗や体温変化によるかゆみも防ぐことができます。また、喫煙は妊娠だけでなく、アトピー素因自体にも悪影響を及ぼしますので、妊婦だけでなく、周囲の家族にも禁煙を強く勧めます。

スキンケア

・清潔：患者の皮膚は水分保持能の低下で乾燥して易感染状態となり、かゆみ閾値（いきち）も低下するなど、バリア機能が低下しています。汗をかいた後は、できるだけ早くシャワーや入浴で汚れを落とします。石鹸はよく泡立て、強くこすらないように手で軽く洗い、十分にすすぎます。身体が温まると

かゆみが起こりやすいので、湯温は 40℃ 以下の低めが勧められます。

● 保湿：清潔にした後は、すぐに保湿をすることが必要です。入浴後 5 分以内に、適切な保湿剤を全身に塗布することが勧められます。

● 紫外線予防：過度の紫外線は皮膚の炎症を悪化させることがあります。帽子や日傘、皮膚への刺激の少ない日焼け止めなどを使って皮膚を守ることも必要です。

薬物治療

外用薬

皮膚の炎症を抑えるためにステロイド外用薬、免疫抑制薬（タクロリムス外用薬）を使用します。タクロリムス外用薬以外の非ステロイド性軟膏は感作によってかえって接触性皮膚炎を起こすことが多く、アトピー性皮膚炎の悪化と間違われてしまうことも少なくありません。このため、アトピー性皮膚炎への処方は勧められません。黄色ブドウ球菌感染（伝染性膿痂疹）やヘルペス感染（カポジ水痘様発疹症）が合併している場合には、ステロイド外用薬を用いると症状が悪化します。専門医による入院加療、抗菌薬、抗ウイルス薬の投与が必要です。

また、アトピー性皮膚炎は皮膚バリア機能と保湿因子が低下しているため、保湿外用剤で角質水分量を保ち皮膚バリア機能を回復・維持することが再燃予防・かゆみの抑制につながります。ドライスキンのケアとして保湿性の高い親水性軟膏、吸水性軟膏を継続的に使用します。

内服薬

掻痒を抑えるため抗アレルギー薬（抗ヒスタミン薬、抗アレルギー薬）の内服を併用します。一般には、眠気、倦怠感、作業効率の低下などの副作用の少ない第 2 世代抗ヒスタミン薬が第一選択薬となります[4]。また免疫抑制薬〔シクロスポリン（サンディミュン®、ネオーラル®）〕は、最重症・難治性の成人（16 歳以上）に 3 カ月以内に限って投与されることがあります。

生物学的製剤

2018 年よりヒトモノクローナル抗体デュピルマブ（デュピクセント皮下注 300 mg シリンジ®）が承認されました。今後、難治性重症例の治療選択肢の一つとなっていくことが期待されます[5]。

妊婦・授乳婦への処方上の注意

妊婦への注意

非薬物療法

非薬物療法への注意は特にありません。

保湿剤

保湿外用剤によるスキンケアを継続することが、再燃予防・かゆみの抑制につながります。ヘパリン類似物質含有製剤(ヒルドイド®、ビーソフテン®)、尿素製剤(ケラチナミン®、ウレパール®)、油脂性軟膏(白色ワセリン、亜鉛華軟膏)などを使用します。

ステロイド外用薬

ステロイド外用薬(53-2〜5)は、アトピー性皮膚炎の炎症を十分に鎮静することができ、その有効性と安全性が科学的に立証されている薬剤です。湿疹が残存した状態でステロイド外用薬を中止するとかゆみが出てしまい、搔破してしまうことでさらに症状が悪化し慢性化します。完全に湿疹がなくなるまで十分に使い、それから weak(弱い)クラスのステロイド外用薬に減量していくことが重要です。顔面、頸部に使用するステロイド外用薬は medium(中間)クラスまで、体幹、四肢に使用するのは基本的に very strong(とても強い)クラスまでとされています。

妊婦への使用量は、一般と同量で問題となることはまずありません。妊娠中のステロイド外用薬使用による催奇形性の報告はありません。

免疫抑制薬(タクロリムス外用薬)

タクロリムス外用薬(53-1)(プロトピック®)は、アトピー性皮膚炎の新たな治療薬として登場した薬剤です。同一成分の内服薬で催奇形性の増加の報告はありません。外用時の血中濃度は内服時よりはるかに低く、必要時は妊婦にも使用しうる薬剤と考えられます。

🔘 抗アレルギー薬、抗ヒスタミン薬

　妊娠中比較的使用しやすいのは、クロルフェニラミン（ポララミン®）です。ジフェンヒドラミン（レスタミンコーワ®）やヒドロキシジン（アタラックス®）についても、催奇形性の報告はありません。ジヒドロキシジンは奇形の症例報告や米国で禁忌となった経緯から、日本でも 2006 年より禁忌となっていますが、催奇形性の上昇は否定的です。抗アレルギー薬（第 2 世代抗ヒスタミン薬）は第 1 世代抗ヒスタミン薬よりも情報は少ないですが、セチリジン（ジルテック®）、ロラタジン（クラリチン®）は催奇形性のリスクは低いと考えられ、総じてリスクは高くないものと考えられます。第 2 世代で唯一の禁忌は、動物実験結果によりオキサトミドとなっています。

🔘 免疫抑制薬（シクロスポリン）

　シクロスポリン（サンディミュン®、ネオーラル®）は、臓器移植後の妊娠例の報告が蓄積され、催奇形性は一般の頻度とあまり変わらないとされています。妊娠中の使用は必要時可能と考えられます。

🔘 生物学的製剤

　デュピルマブはヒト IgG4 モノクローナル抗体であり、IgG は胎盤を通過します。適応の選択など専門性が高く、アトピー治療に精通した医師の元で使用されるべき新薬です。まだ情報が少なく、妊娠中の使用の安全性はまだ確立していないことから、妊婦への投与は現時点で推奨されず、今後の検討が必要です。

授乳婦への注意

　外用薬の乳汁への移行濃度は低く、特に制限はありません。内服薬も、抗アレルギー薬は通常量の内服での授乳児への影響は否定的です。免疫抑制薬を内服している場合には、児の血中濃度のモニタリングが必要と報告されていますので、注意が必要です。

これだけは絶対おさえる!!

● アトピー性皮膚炎は、慢性疾患である。専門医の指導のもと、治療の継続が大切である。

● 環境整備、スキンケア、薬物療法をうまく使って、よい状態を保つこと。

● 妊娠中のステロイド外用薬による催奇形性や合併症増加の報告はない。

● タクロリムス外用薬は妊娠中も必要時は使用可能である。

● かゆみ症状には、内服の抗ヒスタミン薬を併用し、症状を緩和する。

● アトピー素因は遺伝性だが、妊娠中の食事制限などで児のリスクを下げられるという報告はない。妊娠・授乳中はバランスのよい食事をとることが大切である。

使用可能な薬	妊 外ステロイド外用薬、タクロリムス外用薬 内クロルフェニラミン、ジフェンヒドラミン、ヒドロキシジン、セチリジン、ロラタジン　授外用薬、内服薬で問題となる物はなし
推奨しない薬	妊ジヒドロキシジン、オキサトミド、デュピルマブ　授特に禁忌薬なし

[文献]
1) 古江増隆：アトピー性皮膚炎の基礎知識―(1) わが国におけるアトピー性皮膚炎の実態. 薬局 64(6)：1856-1862, 2013
2) Westow WL：Epidemiology, clinical manifestations, and diagnosis of atopic dermatitis (eczema). Up to date, Nov 12, 2013
3) 加藤則人, 他：アトピー性皮膚炎診療ガイドライン 2018. 日皮会誌 128 (12)：2431-2502, 2018
4) 野崎　誠, 他：妊娠中、授乳中の皮膚疾患治療薬. 周産期医学 41(6)：701-704, 2011
5) 佐伯秀久：アトピー性皮膚炎治療 update. 日本臨牀 77(1)：48-53, 2019

1 高血圧

病態と症状

　高血圧は最もよく遭遇する疾患の1つです。患者数は日本で約4,300万人と推定され、そのうち3,100万人が管理不良とされています。「高血圧治療ガイドライン2019」[1]で、高血圧は「診察室血圧140/90 mmHg以上のいずれかもしくは両方」「家庭血圧135/85 mmHg以上のいずれかもしくは両方」を満たす場合、と定義されています。120/80 mmHg以上の血圧は、それ以下の正常群より脳卒中、急性心筋梗塞といった脳心血管疾患、慢性腎疾患など臓器障害の罹患・死亡のリスクが高いため、収縮期120～129 mmHgかつ拡張期80 mmHg以下を正常高値血圧、収縮期130～139 mmHgかつ/または拡張期80～90 mmHgを高値血圧として、それぞれフォローが必要なリスク群として定義されています。

　高血圧症はその成因によって一次性（原発性）高血圧と二次性高血圧に分類されます。一次性高血圧が最も多く（約90％）、残りの約10％が原発性アルドステロン症などの内分泌疾患や腎疾患、膠原病、大動脈狭窄などに合併する二次性高血圧症です。一次性は血圧のコントロールが治療の中心であり、二次性は原疾患の精査加療が基本となります。

　血圧を正常値に保つことは脳心血管疾患、臓器障害の発症・進展・再発のリスクを減少させます。血圧コントロール目標は75歳未満の成人、冠動脈疾患・蛋白尿陽性の慢性腎疾患（CKD）・糖尿病合併の場合は130/80 mmHg未満、75歳以上の高齢者は140/90 mmHg未満です[1,2]。

妊娠していたらどうなるの？

　妊娠中に血圧の上昇を認めることはまれではありません。妊娠による血圧上昇は❶妊娠という特別な状態であること、❷若い女性であること、❸多くは妊娠終了とともに終了すること、の3点で、一般的な高血圧症と大きく異なります。妊娠中の高血圧は、妊娠高血圧症候群（hypertensive disorders of pregnancy：HDP）として表1～3のように定義・病型分類されます。

■ 表1　妊娠性高血圧症候群（HDP）の定義・診断基準

定義	妊娠時に高血圧を認めた場合
診断基準	血圧：収縮期血圧 140 mmHg 以上、または、拡張期血圧が 90 mmHg 以上の場合 蛋白尿：300 mg/ 日以上、または随時尿で protein/creatinine(P/C) 比が 0.3 mg/mg・Cre 以上

■ 表2　HDP 病型分類

妊娠高血圧 (gestational hypertension： GH)	妊娠 20 週以降に初めて高血圧を発症し、分娩 12 週までに正常に復する場合で、かつ妊娠高血圧腎症の定義に当てはまらないもの
妊娠高血圧腎症 (preeclampsia： PE)	・妊娠 20 週以降に初めて高血圧を発症し、かつ蛋白尿を伴うもので分娩 12 週までに回復するもの ・妊娠 20 週以降に初めて発症した高血圧に蛋白尿を認めなくても以下のいずれかを認める場合で、分娩 12 週まで回復するもの 　ⅰ）基礎疾患のない肝機能障害〔肝酵素上昇（ALT もしくは AST ＞ 40）、治療に反応せず他の診断がつかない重度の持続する右季肋部痛または心窩部痛〕、ⅱ）進行性の腎障害（Cr ＞ 1.0 mg/dL、他の腎疾患は否定）、ⅲ）脳卒中、神経学的障害〔間代性痙攣・子癇・視野障害・一次性を除く頭痛など〕、ⅳ）血液凝固障害〔血小板減少（＜ 15 万 /μL）、DIC、溶血〕 ・妊娠 20 週以降に初めて発症した高血圧に、蛋白尿を認めなくても子宮胎盤機能不全〔染色体異常のない、もしくは奇形症候群のない胎児発育不全（FGR）や死産、臍帯動脈血流波異常〕を伴う場合
高血圧合併妊娠 (chronichy- pertension： CH)	高血圧が妊娠前あるいは妊娠 20 週までに存在し、加重型妊娠高血圧腎症を発症していない場合
加重型妊娠高血圧 腎症 (superimposed preeclampsia： SPE)	・高血圧が妊娠前あるいは妊娠 20 週までに存在し、妊娠 20 週以降に蛋白尿、もしくは基礎疾患のない肝腎機能障害、脳卒中、神経学的障害、血液凝固障害のいずれかを伴う場合 ・高血圧と蛋白尿が妊娠前あるいは妊娠 20 週までに存在し、妊娠 20 週以降にいずれかまたは両症状が増悪する場合 ・蛋白尿のみを呈する腎疾患が妊娠前あるいは妊娠 20 週までに存在し、妊娠 20 週以降に高血圧を発症する場合 ・高血圧が妊娠前あるいは妊娠 20 週までに存在し、妊娠 20 週以降に子宮胎盤機能不全を伴う場合

（日本高血圧学会高血圧治療ガイドライン作成委員会編：高血圧治療ガイドライン 2019．日本高血圧学会，2019，p.157，日本妊娠高血圧学会編：妊娠高血圧症候群新定義・分類　運用上のポイント，メジカルビュー社，2019，p.10 より筆者追記）

3

循環器疾患

1

高血圧

重症	以下のいずれかに該当する場合。軽症という用語はハイリスクでないと誤解されるため原則用いない • 収縮期血圧 160mmHg 以上、または拡張期血圧 110mmHg 以上のいずれか • 妊娠高血圧腎症、加重型妊娠高血圧腎症において、母体の臓器障害または子宮胎盤機能不全を認める場合。蛋白尿の多寡による重症分類は行わない
発症時期	早発型：妊娠 34 週未満に発症 遅発型：妊娠 34 週以降に発症

（日本妊娠高血圧学会編：妊娠高血圧症候群新定義・分類　運用上のポイント．メジカルビュー社，2019，p.11 より筆者追記）

■ 表 4　HDP 関連疾患・合併症

子癇 (eclampsia)	妊娠 20 週以降に初めて痙攣発作を起こし、てんかんや二次性痙攣が否定されるもの。子癇は大脳皮質での可逆的な血管原性浮腫による痙攣発作と考えられているが、後頭葉、脳幹に浮腫をきたし各種の中枢神経障害を呈することもある。痙攣発作発症時期により妊娠子癇・分娩子癇・産褥子癇と称される
妊娠高血圧症候群 (HDP) に関連する中枢神経障害	皮質盲、可逆性白質脳症（posterior reversible encephalopathy syndrome：PRES）、高血圧に伴う脳出血および脳血管攣縮など
HELLP 症候群	妊娠中・分娩時・産褥時に、溶血所見・肝機能障害・血小板数減少を同時に認め、他の偶発合併症によらないもの。いずれかの症候のみを認める場合は HELLP 症候群とは記載しない。診断は Sibai の診断基準に従う（溶血：血清間接ビリルビン値＞ 1.2 mg/dL，血清 LDH ＞ 600 IU /L，病的赤血球の出現、肝機能：血清 AST ＞ 70 IU/L，LDH ＞ 600 IU /L，血小板数減少：血小板数＜ 10 万 /mm^3
肺水腫	HDP では血管内皮機能障害から血管透過性を亢進させ、しばしば浮腫をきたす。重症例では浮腫のみでなく肺水腫を呈す
周産期心筋症	心疾患のなかった女性が、妊娠・産褥期に突然心不全を呈し、重症例では死亡に至る。HDP は重要なリスク因子となる
妊娠蛋白尿	妊娠 20 週以降に初めて蛋白尿が指摘され、分娩後 12 週までに消失した場合をいう。病型分類には含まれない

（日本妊娠高血圧学会編：妊娠高血圧症候群新定義・分類　運用上のポイント．メジカルビュー社，2019，p.11 より筆者追記）

　2018 年の定義改訂で子癇が削除され（**表 4**）、今まで除外されていた妊娠前から高血圧を合併している高血圧合併妊娠を含めるようになりました[1,2]。

　HDP は急激な病状悪化の可能性が常にあるため、初期からの厳重な管理が必要です。重症 HDP は母体脳血管障害、多臓器不全、腎機能障害、常位

胎盤早期剥離、早産、周産期死亡など重篤な合併症を発症しやすく、予後不良です。

　また、妊娠中に高血圧を指摘された女性は、腎炎やSLEなどの膠原病が合併していることがあります。また、血圧などが分娩後に正常化しても、数十年経過してから高血圧、糖尿病、脂質異常症、腎疾患を発症しやすいため、長期予後を踏まえた管理が必要です。

疾患が児に与える影響

　高血圧による胎児胎盤循環不全は、子宮内発育不全を引き起こします。重症のHDPは、降圧薬で母体の血圧が治療されても胎児胎盤循環不全が改善できず、胎児の状態の悪化から早産が必要となります。常位胎盤早期剥離、子癇発作などHDP関連疾患（**表4**）も、子宮内胎児死亡の原因となり、予後不良です[1~3]。

基本的な治療法

　生活習慣の改善がまず行われます。必要時、降圧薬を開始し併用します[1]。

🫀 非薬物療法

　生活習慣の改善が基本です。薬物療法開始前だけでなく、降圧薬開始後も継続することが大切です。一日6g未満の減塩、野菜・果実、魚を積極的に摂取し、コレステロールや飽和脂肪酸の摂取を控えバランスのよい食事をとること、適正体重の維持（肥満は高血圧の重要な発症要因であるため、肥満者はBMI 25未満を目指して減量。肥満がない場合もこのレベルを維持すること）、適度な運動の継続、禁煙、減酒が修正項目になります[1]。

💊 薬物療法

　非薬物療法で目標に達しない場合、併用します。

妊娠中の基本的な治療法

 妊娠中

妊娠中は、軽度の血圧上昇（140 〜 159/90 〜 109 mmHg）だけでなく、腎疾患、糖尿病、心疾患などの合併症を伴うか、または高度の血圧上昇（160/110 mmHg 以上）があるかによって管理が異なります。

❶軽度の血圧上昇（140 〜 159/90 〜 109 mmHg）のみ：積極的な薬物治療は行いません。

❷血圧上昇は軽度だが合併症がある、または高度の血圧上昇（160/110 mmHg 以上）を認めた場合：妊娠初期から積極的な薬物療法を開始します。降圧目標は 110 〜 140/80 〜 90 mmHg とします。急激な母体血圧低下は、胎盤血流の低下から胎盤機能不全をきたすことがあるため、110/80 mmHg 未満への降圧は不適当です。緩やかなコントロールが大切です。

❸ 180/120 mmHg 以上の緊急性の高い血圧上昇を認めた場合：「高血圧緊急症」と診断し、速やかに入院管理のもと、降圧薬治療を開始します。

 分娩後

HDP は通常妊娠が終了すると軽快すると考えられています。分娩直後から 48 時間以内は**表 4** の関連疾患（子癇、HELLP 症候群など）の発症が多く、特に重症 HDP では分娩後 3 日間は厳重な血圧管理が必要です。合併症のない軽度の高血圧のみの場合は、薬物療法を中止して経過観察が可能です。出産後も 160/100 mmHg 以上が持続する場合は、自宅血圧測定を継続しながら、降圧薬の投与を行います。降圧薬は、授乳可能な薬剤を選択します。

次回妊娠時、高血圧腎症再発リスクが高い女性には、妊娠初期から低用量アスピリン服用がリスク減少のため考慮されます[3]。

妊婦・授乳婦への処方上の注意

妊婦への注意

　妊娠中に血圧上昇を初めて指摘された場合は、一次性高血圧、二次性高血圧、HDP、すべての可能性を考える必要があります。鑑別診断を行い、二次性高血圧を見落とさないことも大切です。

🔻 非薬物療法

　妊娠中の生活指導は、安静、摂取エネルギーの制限、軽度塩分制限になります[1~3]。

💊 降圧薬

● 中枢性交感神経抑制薬メチルドパ[25-24]（アルドメット®）内服、あるいは血管拡張薬ヒドララジン[25-35]（アプレゾリン®）内服を第一選択薬として用います。

● 緊急に降圧が必要な場合には、ヒドララジン[25-35]（アプレゾリン®）静注、または Ca 拮抗薬であるニカルジピン[25-26]（ペルジピン®）持続静注を用います。

● Ca 拮抗薬ニフェジピン[25-27]（アダラート®）、α β 遮断薬のラベタロール[25-18]（トランデート®）は、HDP に対する有用性が報告されています[1~3]。第一選択薬のメチルドパ、ヒドララジンでコントロール不良の場合は、これらへの変更または併用を検討します。併用は異なる作用機序の組み合わせが望ましく、妊娠 20 週未満はメチルドパとヒドララジン、あるいはラベタロールとヒドララジンの組み合わせが推奨されます。妊娠 20 週以降は交感神経抑制薬（メチルドパ、ラベタロール）のいずれかと、血管拡張薬（ヒドララジン、徐放型ニフェジピン）いずれかとの併用が推奨されます。Ca 拮抗薬の経口投与は、長時間作用型が推奨されます。前述のように、急激かつ過度の母体血圧の低下は、胎児胎盤血流の低下をもたらす可能性があるためです。

　高血圧症の女性が妊娠した場合は、ACE 阻害薬[25-36~44]、アンジオテンシン II 受容体拮抗薬（ARB）[25-45~51]、直接的レニン阻害薬（DRI）[25-52]、β 遮断薬[25-8~16]、利尿薬[25-1~7]は速やかに中止し、それ以外は継続します。可能であれば、妊娠前から妊娠中も継続可能な薬剤への変更を行います。ただし、妊娠中禁忌とされている降圧薬を、妊娠初期に使用していた場合でも催奇形性の報告はないため、妊娠中断

の理由とはなりません。

使用禁忌薬剤
● ACE 阻害薬、ARB、DRI

妊娠初期の使用で胎児の催奇形性の報告はありません。中期以降は、ACE 阻害薬(25-36〜44)、ARB(25-45〜51)、DRI(25-52)で胎児の低血圧、腎血流の低下を引き起こし、羊水過少、胎児のさまざまな異常の原因となるため、禁忌となっています。よって、妊娠が判明した時点で速やかに中止する必要があります。

● β遮断薬

子宮内胎児発育不全、新生児の低血糖との関連が報告されているため、β遮断薬(25-8〜16)は妊娠中は使用中止が望ましいと考えられます（αβ遮断薬のラベタロール(25-18)は、前述のような有害事象の報告はないため、妊娠中のβ遮断薬の第一選択薬です）。

● 利尿薬

妊娠初期の使用で、催奇形性の報告はありません。しかし、循環血液量の減少による胎盤血流低下が胎児に悪影響を与える可能性があるため、利尿薬(25-1〜7)は、できるだけ使用を避けるべきとされています。特に、すでに子宮胎盤血流量が減少している重症 HDP や子宮内胎児発育不全をきたしている場合には禁忌です。

授乳婦への注意

降圧薬

降圧薬は添付文書上は授乳禁忌となっています。実際には乳汁中への移行はわずかなため、妊娠中も投与可能な、メチルドパ(25-24)、ヒドララジン(25-35)、ラベタロール(25-18)、ニフェジピン(25-27)は、母乳育児による児への影響はほとんどないものと考えられます。ACE 阻害薬(25-36〜44)も、乳汁移行は他の降圧薬に比べても少なく、カプトプリル（カプトリル®）(25-36)、エナラプリル（レニベース®）(25-37)については授乳の安全性が報告されています[4]。

3

循環器疾患

[1] 高血圧

これだけは絶対おさえる!!

- 妊娠中に初めて指摘された高血圧は、一次性、二次性、HDP、いずれの可能性も考えて鑑別を行う必要がある。
- 高血圧合併妊娠の場合、ACE阻害薬、ARB、DRI、β遮断薬、利尿薬は、妊娠が判明した時点で中止する。いずれも妊娠初期の使用では、胎児の奇形率上昇の報告はないが、可能であれば、妊娠前から薬剤の変更を検討する。
- 妊娠中の降圧薬はメチルドパ（アルドメット®）、ヒドララジン（アプレゾリン®）が第一選択の内服薬。コントロール不良の場合は、ニフェジピン（アダラート®）、ラベタロール（トランデート®）への変更、または併用。
- 授乳中の降圧薬の使用は、乳汁移行度から安全性が高いと考えられるが、十分な説明を行ったうえで処方する。

使用可能な薬	妊 メチルドパ、ヒドララジン、ニフェジピン、ラベタロール、ニカルジピン（長時間作用型）、ラベタロール 授 メチルドパ、ヒドララジン、ラベタロール、ニフェジピン、カプトプリル、エナラプリル
推奨しない薬	妊 ACE阻害薬、ARB、DRI、β遮断薬、利尿薬 授 特に禁忌薬なし

[文献]
1) 日本高血圧学会高血圧治療ガイドライン作成委員会編：高血圧治療ガイドライン2019. 日本高血圧学会, 2019
2) 日本妊娠高血圧学会編：妊娠高血圧症候群新定義・分類　運用上のポイント. メジカルビュー社, 2019
3) 日本産婦人科学会／日本産婦人科医会編：産婦人科診療ガイドライン産科編2017. 日本産婦人科学会, 2017
4) 伊藤真也, 村島温子編：薬物治療コンサルテーション 妊娠と授乳 改訂2版. 南山堂, 2014

4. 消化器疾患

1 便秘

病態と症状

2017 年に「慢性便秘症診療ガイドライン 2017」[1] が発刊され、このなかで便秘とは「本来体外に排出すべき糞便を十分量かつ快適に排泄できない状態」と定義されました。排便習慣には個人差が大きいため、排便回数の減少（週 3 回未満）だけでなく、排便困難（過度の怒責、残便感、頻便感、排便時の会陰の不快感）、便秘周辺症状（腹部膨満感、腹痛）を伴う状態が便秘です。

便秘は有病率約 15 ％と非常に頻度の高い機能性疾患です[2]。一般に女性に多い疾患ですが、70 歳以上は男女ともに増加します。これは、加齢による腸蠕動運動の変化や、環境の変化（運動量の減少、併存疾患、処方薬、食事量の変化）が便秘を増やす要因となっていると考えられます。

便秘には一過性（旅行など食事や生活習慣の急激な変化に伴うもの）と、慢性があります。便秘の原因から「器質性」「機能性」に、さらに症状から「排便回数減少型」「外便困難型」に分類します。「器質性」は腫瘍や炎症による狭窄性と、狭窄を伴わない非狭窄型（排便回数減少型：巨大結腸などと排便困難型：直腸瘤などに分類）に、「機能性」は排便回数減少型：全身疾患や内服薬等が原因と、排便困難型：直腸感覚低下、収縮力低下などの原因に分けられます。

悪性疾患除外のため、警告症状（排便習慣の急激な変化や体重減少、血便、腹部腫瘤、発熱、関節痛など）と危険因子（50 歳以上での発症、大腸器質的疾患の既往、大腸器質的疾患の家族歴）の有無の確認は重要です。認めた場合には内視鏡検査、注腸検査を行います。

妊娠したらどうなるの？

妊婦の多くはホルモンバランスの変化や子宮の圧迫によって慢性機能性便秘になります。

妊娠初期に分泌が亢進するプロゲステロンには、腸管平滑筋の蠕動運動を抑制する働きがあり、便秘の原因となります。妊娠中期・後期には、増大し

た子宮によって腸管が持続的・機械的な圧迫を受けて腸管運動の低下が起き、さらに横隔膜、腹筋の低下が生じるため、相乗効果で便秘が起こると考えられています。また血管も圧迫を受けるため、下半身の血液のうっ帯から痔を誘発し、これも便秘症を悪化させます[3]。

疾患が児に与える影響

　頑固な便秘は激しい腹痛の原因になることがあります。また、過度の努責は出血の原因となる可能性があり、早期からの介入で、良好なコントロールを心がけるよう指導することが必要です。切迫流・早産や前置胎盤などの際は、安静が必要なため便秘になりがちです。強い努責も避けることが望ましいため、便秘になる前から塩類下剤などを開始します。

　便秘自体が児に与える影響はありません。

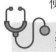 ## 基本的な治療法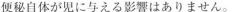

　慢性便秘の治療の基本は、保存的治療（生活習慣の改善、薬物療法）です。近年、便秘治療薬の開発は目覚ましく、習慣性の少ない、新しい機序の薬剤が用いられるようになってきています。併存疾患や薬物による二次性便秘は、便秘の原因となる基礎疾患の治療、除去が中心です。

非薬物療法

　規則正しい排便習慣の確立を目標にした、生活習慣、食事、運動の指導を行います。十分な睡眠をとる、過度の飲酒を控える、朝食を摂り規則的な食生活を送る、冷水・牛乳などの摂取で胃・結腸反射を促す、食物繊維を摂る、適切な運動、排便リズムの確立（朝食後必ずトイレにいく、トイレに十分な時間がとれるよう環境を整える）、便意を我慢しない、などを心がけます。

薬物療法

- 浸透圧性下剤〔塩類下剤（酸化マグネシウム（ミルマグ®、カマ））、糖類下剤（ラクツロース（ラグノス® NF 経口ゼリー）、ソルビトール（ソルビトール経口液））〕、電解質配合剤〔ポリエチレングリトール (PEG) 製剤（モビコール®）〕

腸管内の水分分泌を促進させ便を軟化させます。催奇形性や習慣性の報告がなく、長期間投与が可能です。マグネシウム製剤は腎機能低下患者の場合は血性マグネシウム濃度上昇の報告があり注意が必要です。腎機能低下例では、PEG製剤の選択を考慮します。

●膨張性下剤〔カルメロースナトリウム（バルコーゼ®）、ポリカルボフィルカルシウム（コロネル®、ポリフル®）〕

　消化管内で消化吸収されず便を軟化させます。耐性形成や習慣性がなく、長期的な服用が可能です。日本ではまだ積極的には選択されていない薬剤です。

●刺激性下剤〔センノシド（アローゼン®）、アロエ（アロエ末）、ピコスルファートナトリウム（ラキソベロン®）〕

　効果が強く、即効性が期待されるため、汎用されています。耐性、習慣性が強いため、必要時に頓用とし、漫然とした長期投与は避けます。

●浣腸・坐剤〔グリセリン浣腸、ビサコジル（テレミンソフト®）、炭酸水素ナトリウム・無水リン酸二水素ナトリウム配合(新レシカルボン®坐剤)〕

　直腸を局所的に刺激して排便反射を誘発します。ビサコジルは強い習慣性があり、頓用が原則です。

●上皮機能変容薬〔ルビプロストン（アミティーザ®）、リナクロチド（リンゼス®）〕

　小腸で水分分泌を促し、便の軟化、腸管内便輸送を高めます。習慣性はありません。

●胆汁酸トランスポーター阻害薬〔エロビキシバット（グーフィス®）〕

　胆汁の再吸収を一部抑制し大腸粘膜からの水分分泌促進・大腸蠕動促進を促します。習慣性はありません。

●プロバイオティクス〔ビフィズス菌製剤（ビオフェルミン®錠剤、ラックビー®）、酪酸菌剤（ミヤBM®錠）〕

　適正な量を摂取したときに有用な効果をもたらす微生物のことを指し、腸内細菌のバランスを改善することでヒトに有益な作用をもたらすとされます。即効性はありませんが、腹痛や下痢などの副作用を生じにくく、他薬剤との併用にも影響を与えないため、長期的に使用可能です。

妊婦・授乳婦への処方上の注意

妊婦への注意 [4)]

非薬物療法

　非妊時と同様、非薬物療法が治療の中心になります。しかし非薬物療法で改善がない場合は、速やかに薬物療法を併用します。

薬物療法

● 浸透圧性下剤

　酸化マグネシウム[(34-10)]は妊娠中の第一選択薬になります。ラクツロース（ラグノス[®] NF 経口ゼリー）、PEG 製剤[(34-12)]（モビコール[®]）は、作用機序からはリスクの低い薬剤と考えられますが、妊婦に使用するのはまだ新しい薬剤のためデータが少なく、今後の報告が待たれます。

● 刺激性下剤

　ピコスルファート[(34-15)]（ラキソベロン[®]）はセンナより習慣性が少なく、現在のところ妊婦への使用の第二選択薬です。センナ[(34-13)]（アローゼン[®]）、センノシド[(34-14)]（プルゼニド[®]）、アロエ（アロエ末）も古くから使用され催奇形性は否定的です。

　グリセリン浣腸[(34-18)]、ビサコジル[(34-16)]（テレミンソフト[®]）、新レシカルボン[®]坐剤[(34-17)]についても、古くから用いられていて、催奇形性は否定的です。

　直腸を局所的に刺激して排便反射を誘発します。ビサコジルは強い習慣性があり、頓用が原則です。いずれも大量投与により子宮収縮を起こすため注意が必要です。

● 上皮機能変容薬

　ルビプロストン[(34-19)]（アミティーザ[®]）は添付文書上妊娠中禁忌となっています。リナクロチド[(34-9)]（リンゼス[®]）も 2020 年発売の新薬でありまだ十分なデータがありません。

● プロバイオティクス

　ビオフェルミン[®]錠剤[(34-5)]、ラックビー[®][(34-3)]、ミヤ BM[®]錠[(34-4)]はいずれも催奇形性は否定的であり、長期使用が可能と考えられます。

　臨床的な使用経験から、酸化マグネシウム[34-10]、ピコスルファート[34-15]、センナ[34-13]、センノシド[34-14]、ビサコジル[34-16]、プロバイオティクス[34-3〜5]の授乳中の投与で問題となったという報告はありません。

これだけは絶対おさえる!!

- 便秘は妊娠中によくある合併症であり、妊娠自体が便秘を引き起こす。
- 便秘の治療は、生活習慣、食事、運動指導が基本である。効果不十分な場合には、速やかに薬物療法を開始する。
- 下剤による催奇形性はないが、大量摂取は子宮収縮誘発の可能性があるので避ける。

使用可能な薬	妊酸化マグネシウム、ピコスルファート、センナ、センノシド、ビサコジル、新レシカルボン坐剤、グリセリン浣腸、プロバイオティクス　授酸化マグネシウム、ピコスルファート、センナ、センノシド、ビサコジル、プロバイオティクス
推奨しない薬	妊ルビプロストン、PEG製剤　授特に禁忌薬なし

[文献]
1）冬木晶子：慢性便秘症の最新診療─慢性便秘症診療ガイドライン2017発刊とその影響を含めて─．Medical Practice 37（2）：190-197，2020
2）日本消化器病学会関連研究会 慢性便秘の診断・治療研究会編：便秘の定義．慢性便秘症診療ガイドライン2017．南江堂，2017，p.2
3）Up To Date Maternal adaptations to pregnancy：Gastrointestinal tract Literature review current through：Apr 2020．last updated：Aug 13，2019
4）和栗雅子：妊娠中に罹患する頻度の高い疾患．月刊薬事 53（8）：1091-1096，2011

2 下痢

病態と症状

　下痢は便の水分が通常より増加することで、硬度低下・排便回数増加をきたす状態を指します。下痢の多くは急性ですが、長期慢性化する疾患もあります。原因検索のためには細やかな病歴の聴取、全身症状の異常の有無の確認を慎重に行う必要があります。

　急性下痢の代表的な原因は感染症です。いわゆる"おなかの風邪"などと呼ばれるウイルス性腸炎と、経口物による細菌性腸炎(大腸菌、サルモネラ、カンピロバクター、腸炎ビブリオ)が一般的です。ほかには、アレルギーや薬剤性もあります。2〜4週間以上持続する慢性下痢の原因には、大腸癌や炎症性腸疾患〔「炎症性腸疾患（潰瘍性大腸炎、クローン病）」p.156 参照〕など基礎疾患に伴うものと、腸結核、アメーバ赤痢などの感染症に伴うものがあります。

　急性下痢症の多くは無治療で自然軽快し、重症例はまれです。下痢による脱水が重篤な場合には、電解質異常や循環不全、ショックとなることもあります。長期化する場合には、嫌気性菌を含む培養検査や、癌などの器質的疾患精査のため内視鏡検査などが必要になります[1]。

妊娠したらどうなるの？

● 下痢が妊娠に与える影響

　短期間・軽度の下痢が妊娠に与える影響はほとんどありません。ただし激しい下痢の持続は脱水から循環不全となるため、速やかに輸液による全身管理と経過観察が必要となります。

● 妊娠が下痢に与える影響

　妊娠中は感染症のハイリスクです。細菌性食中毒、ウイルス性腸炎の予防が最重要です。

罹患が児に与える影響

　頻度はまれですが、妊娠中のカンピロバクターやリステリア感染の胎児・新生児への影響は重篤で、流産や死産、新生児髄膜炎の原因となり、きわめて予後不良です[2,3]。

予防方法（表1、2）

■ 表1　細菌性食中毒、ウイルス性腸炎の予防法

細菌性食中毒	・生もの、加熱不十分なものの摂取は避ける ・野菜はよく洗う（特に有機野菜） ・食べる直前に十分加熱する（調理済み食品、ナチュラルチーズなど） ・冷蔵庫を過信せず長期保存はなるべく避ける
ウイルス性腸炎	・流行期は人混みを避け、帰宅後の手洗い、含嗽をする ・十分な休養および栄養をとる ・妊婦だけでなく、家族も一緒に予防策を行う

■ 表2　細菌性食中毒の原因、潜伏期間、治療法

病原体	性　質	原因食品	潜伏期間	治療法
サルモネラ	感染型	食肉、鶏卵	平均12時間	対症療法、ニューキノロン系薬
腸炎ビブリオ	感染型	刺身、海産物	平均13時間	対症療法、ニューキノロン系薬
カンピロバクター	感染型	肉類、生乳	2〜7日	マクロライド
黄色ブドウ球菌	毒素型	おにぎり	3時間	対症療法、抗菌薬無効
ボツリヌス	毒素型	いずし、からしれんこん	12〜36時間	催吐剤、全身管理
病原性大腸菌	毒素型	特定されないことが多い	3〜5日	対症療法、ホスホマイシン、ニューキノロン系薬
リステリア	感染型	非加熱食材（ナチュラルチーズ、サラミ、生ハムなど）	数日〜数週間： ・侵襲型2〜6週間 ・非侵襲型9〜48時間	アンピシリン＋ゲンタマイシン

基本的な治療法

　急性下痢の多くは無治療で自然軽快し、重症例はまれです。下痢は有害物質を排除する自己防衛的な現象であり、治療は脱水と電解質異常の補正が最も重要です。薬で完全に止めるのではなく、状況に応じて食事療法、輸液療法、薬物療法を行います。慢性下痢は、原因、基礎疾患の有無の精査が必要です。

♡ 非薬物療法

　消化のよい食事をとり、軽症から中等度で経口摂取可能であれば経口補水液の摂取を行います。経口摂取が困難な場合には、速やかに点滴による補液を行います。

◉ 薬物療法

　1日に10回以上の激しい下痢が持続するときには、止痢薬を考慮します。病歴から細菌性腸炎と診断された場合は、早期より抗菌薬投与を開始します。

● 腸疾患治療薬

　腸運動抑制薬ロペラミド（ロペミン®）が広く用いられています。37℃台の微熱以下で、ウイルス性腸炎の場合は症状緩和のため止痢剤の投与が容認されます。発熱や血便を伴う「大腸型」腸炎や、3カ月以内に抗菌薬を服用したC.difficle感染症（CDI）の可能性のある場合、IBD罹患の場合などは原則禁忌です。

　過敏性腸症候群の治療薬としてポリカルボフィカルカルシウム（ポリフル®、コロネル®）、ラモセトラン（イリボー®）、マレイン酸トリメブチン（セレキノン®）、メペンゾラート（トランコロン®）、抗うつ薬（うつ病の項参照）が用いられます。

● 抗菌薬

● 病原性大腸菌・サルモネラ・腸炎ビブリオ：ホスホマイシン、ニューキノロン系〔シプロフロキサシン（シプロキサン®）、レボフロキサシン（クラビット®）〕

● カンピロバクター：マクロライド系〔エリスロマイシン（エリスロシン®）、クラリスロマイシン（クラリシッド®、クラリス®）〕

● リステリア：ペニシリン系〔アンピシリン（ビクシリン®）〕＋アミノグ

リコシド系薬〔ゲンタマイシン（ゲンタシン®）〕

- 細菌性赤痢：ニューキノロン系〔シプロフロキサシン（シプロキサン®）、レボフロキサシン（クラビット®）〕、アジスロマイシン、重症例はセフトリアキソン静注
- アメーバ性赤痢：メトロニダゾール（フラジール®）
- プロバイオティクス〔ビフィズス菌製剤（ビオフェルミン®錠剤、ラックビー®）、酪酸菌剤（ミヤBM®錠）〕

妊婦・授乳婦への処方上の注意

妊婦への注意

腸運動抑制薬（腸疾患治療薬）

ロペラミド（ロペミン®）[43-1]は妊娠に対して大きな影響はないと考えられますが、ヒトでの使用経験はまだ少ない状態です。過敏型腸症候群の治療薬はいずれも妊娠中投与禁忌ではありませんが、まだ妊娠中の使用経験は少ないです。

抗菌薬

妊娠中使用可能なものを選択します。

ホスホマイシン[1-45]、ペニシリン系抗菌薬[1-1~11]、マクロライド系抗菌薬[1-54~60]はいずれも妊娠中に問題なく使用できます。

ニューキノロン系抗菌薬[1-71~81]はまだヒトでの使用経験が少ないことから、通常妊娠中の使用は禁忌とされています。しかし、妊娠に気が付かずにニューキノロン系抗菌薬を使用した症例の報告からは、安全性に大きな問題はないと考えられます。アミノグリコシド系抗菌薬[1-46~53]はストレプトマイシン[1-46]で第Ⅷ脳神経（聴覚神経）障害による先天性難聴との関連があり、腎機能障害も知られています。ゲンタマイシン（ゲンタシン®）[1-48]使用による先天性難聴の報告はなく、胎児への影響は少ないと考えられます。疫学調査が少なく、腎臓形成への影響は完全には否定されていません。プロバイオティクスは妊娠中も問題ありません。

授乳婦への注意

　上記の腸疾患治療薬、抗菌薬、プロバイオティクスで授乳禁忌なものはありません。

これだけは絶対おさえる!!

- 妊娠中は易感染性のため、腸炎にもなりやすい。
- 感染予防が大切であり、予防が最重要であることを強調する。加熱不十分な肉や生ハム、非加熱食材(ナチュラルチーズ、サラミなど)を摂取しないよう指導する。
- 妊娠中のカンピロバクター、リステリア感染は、流産や死産、新生児髄膜炎の原因となる可能性がある。
- 妊娠・授乳中の細菌性腸炎の場合、必要時は速やかに抗菌薬投与を開始する。

使用可能な薬	妊ホスホマイシン、ペニシリン系抗菌薬、マクロライド系抗菌薬、プロバイオティクス　授一般的治療薬
推奨しない薬	妊ニューキノロン系抗菌薬、アミノグリコシド系抗菌薬　授特に禁忌薬なし

[文献]

1) 和泉元喜：下痢患者の重症度判定，急性期の治療，止瀉薬などの使い方のコツと治療法. 診断と治療 101(2)：262-266，2013

2) 河合泰宏：リステリア感染症. 小児科診療 81（suppl）：133-135，2018.

3) 薮田結子：妊娠とリステリア感染症. 産科と婦人科 78(4)：447-454，2011

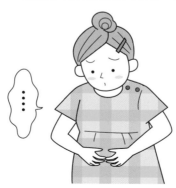

3 悪心・嘔吐、胃痛

 病態と症状

悪心・嘔吐、胃痛は、その原因が消化管に由来するとは限らず、さまざまな原因で引き起こされます。薬物中毒や神経性、脳出血や尿毒症など嘔吐中枢が直接刺激されて起こる中枢性嘔吐と、乗り物酔い、腸閉塞や感染症など末梢の刺激が反射的に嘔吐中枢を興奮させて生じる反射性嘔吐に大別されます[1]。頻度が高いものは急性胃腸炎、虫垂炎、腸閉塞などの消化器疾患ですが、他に胆嚢炎、膵炎、消化器以外では心筋梗塞、頭蓋内出血、髄膜炎、副腎不全、緑内障や糖尿病性ケトアシドーシスが原因のこともあります。

妊娠していたらどうなるの？

● 妊娠悪阻の場合

妊娠中は腹部圧迫や妊娠悪阻による悪心・嘔吐が認められます。短期間の悪心・嘔吐が妊娠に与える影響はほとんど考えられませんが、妊娠中の脱水傾向は静脈血栓塞栓症のリスク因子です。重症妊娠悪阻などで長期的に経口摂取ができない状態が続くと、ビタミン B_1 欠乏から母体がウェルニッケ脳症（ビタミン B_1 欠乏から生じる急性脳障害。治療が遅れると重篤な神経学的後遺症を残す）を生じる可能性があります。

妊娠悪阻は個人差が大きく、原因もいまだすべて解明されてはいません。妊娠によるヒト絨毛ゴナドトロピンやエストロゲンの急激な増加が原因の1つと考えられています。重症の場合、分娩まで症状が持続することもありますが、分娩後速やかに症状は消失します[2,3]。

● その他の悪心・嘔吐、胃痛

妊娠中は易感染性であることから、通常よりウイルス性胃腸炎（ノロウイルス、ロタウイルスなど）や細菌性胃腸炎（食中毒）に罹患しやすく、重症化する可能性があります（「下痢」p.135 参照）。また、妊娠高血圧症候群（HDP）関連疾患（p.124 参照）や常位胎盤早期剥離の初発症状が、悪心や胃痛で表出されることもあります。

疾患が児に与える影響

　低栄養、電解質異常が補正されていれば、児への影響は否定的です。

　感染性胃腸炎の1つであるリステリア感染は、母体の症状は軽い感冒様のみでも、流・早産、胎児髄膜炎などの原因となることがあり、注意が必要です。

基本的な治療法

　悪心・嘔吐、胃痛の原疾患を検索し、その治療を行うことが第一になります。

❤ 非薬物療法

　激しい嘔吐が持続すると脱水、電解質異常が生じるため、経口補水液や点滴による補正を行います。

　経口摂取が不可能な場合は、点滴で水分、糖質、電解質の補正、ビタミンCおよびB群の補充を行います。

❤ 薬物療法

　緊急性の高い疾患が除外された後も症状が持続するときには、症状緩和のために制吐薬・鎮痙薬を用います。ただし、嘔吐には好ましくないものを排出する生体防御反応としての働きもあるため、原因によっては嘔吐のすべてを抑制しない注意も必要です。

妊婦・授乳婦への処方上の注意

妊婦への注意

❤ 非薬物療法

　経口摂取が不良な場合、妊娠中は早期から点滴で水分、糖質、電解質の補正、ビタミンBおよびC群の補充を行います。特にウェルニッケ脳症予防のため、ビタミン B_1 を十分に補充することが推奨されています。ビタミンCには抗菌化作用があるため、補充が推奨されます。

　妊娠悪阻では、ビタミン B_6 や生姜の補充が症状軽減に効果的な場合もあります。

🌀 制吐薬

● ドパミン受容体拮抗薬

メトクロプラミド(33-1)(プリンペラン®)は妊娠中の使用によってリスク発生率は増加しなかったとの報告が多数あり、妊娠への影響は少ないと考えられます。ドンペリドン(33-2)(ナウゼリン®)はヒトでの使用経験が少なく、動物大量使用で骨格系催奇形の報告がありますが、他のドパミン受容体拮抗薬と同様にリスクは低いと推定されています。

● 中枢性制吐薬(抗ヒスタミン薬)

ジメンヒドリナート(42-1)(ドラマミン®)、ジフェンヒドラミン・ジプロフィリン配合(42-2)(トラベルミン®)はいずれも抗ヒスタミン薬に分類されますが、抗ヒスタミン薬が流産率を上昇させるといった報告はなく、奇形発生率の増加も認めていません。妊娠中も安全に使用できる薬剤と考えられます。

● 漢方薬

悪阻に対して、半夏厚朴湯(57-1)(ハンゲコウボクトウ)や小半夏加茯苓湯(57-2)(ショウハンゲカブクリョウトウ)が用いられています。

● 5-HT$_3$受容体拮抗薬

グラニセトロン(42-3)(カイトリル®)、オンダンセトロン(42-4)など、抗癌剤の制吐薬はいずれも保険適用外ですが、海外を中心に重症妊娠悪阻に使用されています。妊娠中の使用で明らかな催奇形性や胎児毒性のリスクの報告はありません[3]。

🌀 抗コリン薬

妊娠中の胃腸の痙攣性疼痛に対して鎮痙薬が必要な場合、アトロピン(33-33)(アトロピン®)よりブチルスコポラミン(33-15)(ブスコパン®)のほうが母児の頻脈を起こしにくいと考えられるため使用しやすいと考えられます[3]。ブチルスコポラミン(ブスコパン®)は動物実験でも催奇形性は示されていません。ただし妊娠後期の使用では児の傾眠傾向の報告があるため、注意が必要です[4]。

● その他

アトロピン(33-33)は胃腸の痙攣性の疼痛改善に用いられます。動物実験でも催奇形性の上昇は否定的であり、妊娠中の使用でリスクが上昇するとは考えにくい薬剤です。

抗菌薬

細菌性胃腸炎（食中毒）→「下痢」p.135 参照

授乳婦への注意

 制吐薬

制吐薬はドンペリドン（ナウゼリン®）のほうが**メトクロプラミド（プリンペラン®）** 〔33-1〕より母乳移行が少なく、より安全と考えられます。〔33-2〕

 抗コリン薬

抗コリン薬のアトロピン〔33-33〕、ブチルスコポラミン（ブスコパン®）〔33-15〕は、母乳に分泌される量が少なく安全と考えられています。いずれも長期使用は母乳分泌を低下させる可能性が報告されており注意が必要です。

> **これだけは絶対おさえる!!**
>
> ● 妊娠による悪心・嘔吐の治療は補液、消化管の安静による対症療法が基本。
> ● 食事摂取が不十分な場合、ビタミン B_1 補充が重要。
> ● 妊娠中の制吐薬はメトクロプラミド（プリンペラン®）が用いられる。
> ● 授乳中の制吐薬はドンペリドン（ナウゼリン®）が用いられる。

使用可能な薬	妊 メトクロプラミド、ジメンヒドリナート、ジフェンヒドラミン・ジプロフィリン、半夏厚朴湯、小半夏加茯苓湯、ブチルスコポラミン、アトロピン、グラニセトロン（自費）、オンダンセトロン（自費） 授 ドンペリドン、アトロピン、ブチルスコポラミン
推奨しない薬	妊 授 特に禁忌薬なし

【文献】

1） 早川和雄：特集 (5)5 症状・疾患編 (5)悪心・嘔吐 ニュートリションケア 2 (3)：284-285, 2009
2） 和栗雅子：妊娠中に罹患する頻度の高い疾患. 月刊薬事 53(8)：1091-1096, 2011
3） 日本産科婦人科学会／日本産科婦人科医会編産婦人科診療ガイドライン産科編 2020. 日本産科婦人科学会, 2020
4） 伊藤真也, 他：薬物治療コンサルテーション 妊娠と授乳 改訂 2 版. 南山堂, 2014

4

消化器疾患

3 **悪心・嘔吐、胃痛**

4 胃食道逆流症、胃・十二指腸潰瘍

病態と症状

● 胃食道逆流症（gastroesophageal reflux diseases：GERD）

胃の内容物が食道へ逆流して起こる病気の総称で、内視鏡所見から非びらん性胃食道逆流症、軽症逆流性食道炎、重症逆流性食道炎に分類されます。さまざまな理由で胃内容物の食道への逆流が頻繁に起こるようになると、胃酸によって胸やけや呑酸（どんさん）が出現します。その他、狭心症のような胸痛やのどの違和感、嗄声、咳、喘息様症状、睡眠障害、中耳炎などが出現する場合もあります。食道粘膜の炎症（食道炎）が強いと、びらんや潰瘍を生じますが、内視鏡所見と自覚症状は一致しないことも少なくありません。

逆流の原因として、食べすぎ、早食い、高脂肪食、アルコール、喫煙、食事直後の臥床、肥満などがあげられます[1]。

● 胃・十二指腸潰瘍

胃・十二指腸の消化性潰瘍は、胃酸やペプシンなどの攻撃因子と、粘膜の防御因子のバランスの乱れによって発生します。粘膜に損傷が生じると、そこから潰瘍が生じ、潰瘍の深さによって胃部の痛みや不快感、腹痛、吐血・下血、穿孔、腹膜炎などが起こります。確定診断は上部消化管造影法や上部消化管内視鏡所見で行われます。二大原因はヘリコバクター・ピロリ（*Helicobacter pylori*）菌と非ステロイド性抗炎症薬（NSAIDs）です。その他、ストレスやさまざまな要因が指摘されています[2]。

妊娠していたらどうなるの？

● 胃食道逆流症

妊娠中はホルモンの関係から食道括約筋の圧が低下し、子宮の増大で胃が圧迫されるため、胃食道逆流症を起こしやすいといわれています[3]。妊娠経過、胎児への影響は否定的です。

● 胃・十二指腸潰瘍

一般に胃・十二指腸潰瘍は、非妊娠時に比べ妊娠中の発生頻度は減少する

といわれています。要因として、胎盤のヒスタミン分解酵素合成作用、妊娠中の性ホルモンの胃酸分泌抑制・胃粘膜合成作用、さらに妊娠中は飲酒・喫煙・NSAIDs 使用などの危険因子から遠ざかることが考えられています。疾患自体の妊娠経過への影響は否定的です。

疾患が児に与える影響

胃食道逆流症、胃・十二指腸潰瘍の胎児への影響は否定的です。

胃食道逆流症の基本的な治療法

治療の目標は症状の消失です。治療法は生活習慣の改善と内服薬です。

♡ 非薬物療法

● 生活習慣の改善

症状が起こりやすい原因を避けることが中心です。

- 原則禁酒・禁煙とし、高脂肪食、大食い、早食いを控える。食べてみて、その後胸やけ・呑酸などの症状が誘発された食品は避ける。
- 腹圧をかけることが逆流の原因となるため、前屈みの姿勢をとらない、腹部を締めつけない、食べてすぐ横にならない、夜間就寝時には上半身を少し高くして休む等を心がける。

薬物療法

生活習慣の改善で効果が不十分な場合は、薬物療法を行います。

● 胃酸分泌抑制薬

H_2 受容体拮抗薬（H_2 ブロッカー）とプロトンポンプ阻害薬（PPI）がありますが、逆流性食道炎には PPI が最も効果的です。従来の PPI 治療抵抗例には、より酸分泌抑制効果が高い新しい PPI として、P-CAB（potassium competitive acid blocker）であるボノプラザン（タケキャブ®）の使用が2015 年より可能となっています。

● 制酸剤・アルギン酸ナトリウム

胃酸を中和して酸による刺激を弱め、逆流を起こりにくくし、症状を緩和するために胃酸分泌抑制薬と併用します。

制酸剤には水酸化アルミニウムゲル、水酸化マグネシウム（ミルマグ®）が、粘膜保護薬としてアルギン酸ナトリウム（アルロイドG®）があります。
● 消化管運動改善薬〔5-HT$_4$受容体刺激薬モサプリド（ガスモチン®）〕、漢方（六君子湯）
PPI単独で効果が不十分なときに併用します。

胃・十二指腸潰瘍の基本的な治療法

治療の目標は、自覚症状の消失と潰瘍の治癒、再発防止です。

非薬物療法
生活習慣の改善
● 生活習慣の改善として、原則禁酒・禁煙とし、消化のよい食事、規則正しい生活で十分な休養をとることも重要です。
内視鏡検査
● 急性期で出血を認める場合には緊急内視鏡検査による止血処置を行います。

H.pylori 菌の除菌
　H.pylori 菌の感染は、胃粘膜の炎症を惹起します。これが防御機能の低下や胃酸分泌の亢進をきたし、胃・十二指腸潰瘍の原因となります。H.pylori 菌の除菌は、胃粘膜の炎症を改善することにより、潰瘍の再発を著しく抑制します。また、除菌後は胃癌の発生率が低下することが報告されています。除菌方法は、プロトンポンプ阻害薬（PPI）と抗菌薬2剤による3剤併用治療です。第一選択はPPI＋マクロライド系のクラリスロマイシン（クラリシッド®）＋ペニシリン系のアモキシシリン（サワシリン®）です。

除菌以外の薬物療法
　PPIを第一選択薬とします。PPIを使用できない場合にはH$_2$受容体拮抗薬の選択的ムスカリン受容体拮抗薬〔ピレンゼピン（ガストロゼピン®）〕もしくは一部の防御因子増強薬〔スクラルファート（アルサルミン®）〕、プロスタグランジン製剤〔ミソプロストール（サイトテック®）〕のいずれかを投与します。その際はH$_2$受容体拮抗薬を優先することが望ましいとされ

ています。

 その他の対応

　NSAIDs が原因の消化性潰瘍では、まず原因薬剤である NSAIDs を中止します。中止が不可能な場合には、PPI、プロスタグランジン製剤〔ミソプロストール（サイトテック®）〕による治療を開始します。

妊婦・授乳婦への処方上の注意

妊婦への注意

非薬物療法

● 生活習慣の改善

　食事療法や生活習慣の改善は、非妊娠時と同様に行えます。

● 内視鏡検査

　妊娠中の内視鏡検査が早産の原因になるという証拠はありません。侵襲的な検査ですが、薬物療法でも改善しない場合や出血性潰瘍など強い適応がある場合には禁忌ではありません。経鼻内視鏡など侵襲の低い検査が選択できるとよいでしょう。

薬物療法

● 防御因子増強薬

　テプレノン[33-19]（セルベックス®）、レバミピド[33-20]（ムコスタ®）などは妊娠初期の疫学的研究はありませんが、有害事象の報告もなく、日本でも妊娠中によく使用されており、特に心配はないと考えられます。

● 制酸剤・アルギン酸ナトリウム

　水酸化アルミニウムゲル、水酸化アルミニウムゲルと水酸化マグネシウムの配合薬[33-27]（マーロックス®）、スクラルファート[33-18]（アルサルミン®）、トロキシピド[33-21]（アプレース®）は、胃粘膜局所に作用しほとんど血中に吸収されないため、胎児に影響はないとされています[4]。

● 胃酸分泌抑制薬

● プロトンポンプ阻害薬（PPI）

　PPI 投与による流産率上昇の報告はありません。オメプラゾール[33-4]（オメプ

ラール®）が疫学研究されていて、催奇形性のリスクは低いと考えられます。ラベプラゾール（パリエット®）、ランソプラゾール（タケプロン®）、エソメプラゾール（ネキシウム®）も検討されており、妊娠初期に投与したとしてもオメプラゾールと同様に一般的なリスクを大きく上回ることはないと考えられます。P-CAB は新薬のためまだヒトでの使用経験が少なく、今後の報告が待たれます。

● H$_2$ 受容体拮抗薬

H$_2$ 受容体拮抗薬の投与による流産率上昇の報告はありません。比較的疫学研究が多くなされているのはシメチジン（タガメット®）とラニチジン（ザンタック®）、ファモチジン（ガスター®）で、奇形発生率の上昇は認めていません。他の H$_2$ 受容体拮抗薬でも同様の報告が多くなっています。

● *H.pylori* 除菌のための薬剤

除菌に用いられる薬剤は、胎児・乳児に悪影響を及ぼす可能性は少ないと考えられますが、除菌自体が悪阻を増悪させる可能性があります。妊娠中・授乳中は急性期の治療にとどめ、授乳が落ち着いてから除菌を行います。

● プロスタグランジン製剤

ミソプロストール（サイトテック®）をはじめとするプロスタグランジンE$_1$ 誘導体は、強力な子宮収縮作用を有しており、妊娠中のすべての時期で禁忌です。海外では妊娠中絶を目的としてメトトレキサート（リウマトレックス®）と組み合わせて使用されたり、分娩時の子宮頸管熟化目的に使用されたりします[4]。

授乳婦への注意

- スクラルファート、水酸化アルミニウムゲル製剤などの非吸収性薬剤は、母乳への移行はほとんどありません。テプレノン、レバミピドも妊娠中同様に使用可能と考えられます。
- H$_2$ 受容体拮抗薬はいずれも授乳に問題ない薬剤と考えられます。ファモチジン（ガスター®）、ラニチジン（ザンタック®）の乳汁移行量はシメチジン（タガメット®）より少なく、より安全と考えられます。
- PPI〔オメプラゾール（オメプラール®）〕、プロスタグランジン製剤の乳汁移行量は極めて少なく、分娩後の投与は全く問題ないと考えられます。

これだけは絶対おさえる!!

胃食道逆流症
- 典型的な症状は胸やけと呑酸。妊娠が原因となることもある。
- 生活習慣の改善（小食、食後すぐには横にならないなど）を心がける。

胃・十二指腸潰瘍
- *H.pylori* 除菌に用いられる薬剤は、胎児・乳児に悪影響を及ぼす可能性は少ないと考えられるが、除菌が悪阻を増悪させる可能性がある。妊娠中・授乳中は急性期の治療にとどめ、授乳が落ち着いてから除菌をすればよい。
- 妊娠前に *H.pylori* 菌の感染が見つかった場合には、妊娠前に除菌することを検討する[4]。
- プロスタグランジン製剤は、強力な子宮収縮作用を有しており、妊娠中のすべての時期で使用禁忌。
- 妊娠中の内視鏡検査が早産の原因になるという証拠はない。侵襲的な検査であるが、薬物療法でも改善しない場合や出血性潰瘍などの強い適応がある場合には施行される[4]。

使用可能な薬	妊 スクラルファート、トロキシピド、水酸化アルミニウムゲル、テプレノン、レバミピド、シメチジン、ラニチジン、ファモチジン、オメプラゾール 授 スクラルファート、水酸化アルミニウムゲル、ファモチジン、ラニチジン、オメプラゾール、プロスタグランジン製剤
推奨しない薬	妊 プロスタグランジン製剤　授 特に禁忌薬なし

［文献］
1）日本消化器病学会：胃食道逆流症（GERD）診療ガイドライン第2版．南江堂，2015
2）日本消化器病学会：消化性潰瘍診療ガイドライン2015，改訂第2版．南江堂，2015
3）和栗雅子：妊娠中に罹患する頻度の高い疾患．月刊薬事 53（8）：1091-1096，2011
4）伊藤真也，他：薬物治療コンサルテーション 妊娠と授乳 改訂2版．南山堂，2014

5 急性腹症

病態と症状

　急性腹症とは急激に発症した激しい腹痛を主訴とし、その原因が腹部臓器・組織の病的変化によるものと推定され、緊急手術が必要かどうかの判断が必要とされる状態（確定診断前）の総称です。原因は消化管破裂・穿孔、腹部大動脈瘤破裂、腸閉塞などの外科疾患から、内科疾患（急性心筋梗塞、帯状疱疹など）、泌尿器科疾患（尿路結石など）、婦人科疾患（異所性妊娠破裂など）とさまざまです。時間経過とともに病態が重篤化する可能性が高く、①緊急手術が必要か、②保存的治療を行いながら経過観察・判断することが可能か、③手術治療は不要（禁忌）であるか、について、正確かつ迅速に鑑別判断する必要があります。

妊娠していたらどうなるの？

　急性腹症の原疾患には、妊娠によるもの（流・早産、常位胎盤早期剝離、HELLP症候群など）と、妊娠以外のものがあります。妊娠に偶発するものとしては、婦人科疾患として子宮筋腫、卵巣囊腫など、消化器疾患として急性虫垂炎、急性胆囊炎、胆石症、イレウス・腸閉塞、急性膵炎など、泌尿器系疾患では尿路結石（p.172）や急性腎盂腎炎（p.164）などがあります[1]。

● 子宮筋腫変性

　妊娠中に筋腫核が増大し、血液還流が障害されて変性を起こすと、自発痛、圧痛、発熱などの症状を呈することがあります。妊娠中期以降が多いとされます。

● 卵巣囊腫茎捻転

　卵巣囊腫合併妊娠では、大部分は無症状ですが、妊娠中に突然、捻転・破裂が生じ、急激な下腹部痛を呈することがあります。妊娠早期での発症が多いですが、中期以降でも起こります。腫瘍性の場合と、妊娠黄体、卵巣過剰刺激症候群などの非腫瘍性病変でも起こります。

● 急性虫垂炎

　婦人科疾患以外の原因で最も多いのは、急性虫垂炎です。1,000 ～ 2,000分娩に１例と報告され、妊娠のいずれの時期でも発症します。妊娠中は腹膜刺激症状や筋性防御などの理学的所見が乏しいこと、子宮の増大に伴い虫垂の位置が移動し同定が困難なことから、診断が困難です。虫垂炎穿孔例では流・早産、周産期死亡の発生率が増加します[2]。

● 急性胆嚢炎

　妊娠中は子宮の増大による機械的圧迫によって胆汁うっ帯をきたし、胆嚢炎を発症することがあります。急性胆嚢炎の約 50％に胆石の既往があると報告されています。心窩部から右季肋部にかけての疝痛発作が典型的な症状で、この痛みと発熱、黄疸を Charcot の３徴と呼びます。

● 胆石症

　妊娠時にはエストロゲンの増加に伴い、コレステロールの分泌が増加し、結石を形成しやすくなります。また、プロゲステロンの増加による胆汁の排泄率や排泄量が低下することや、妊娠子宮による物理的な圧迫があることなども、結石を形成しやすい原因となります。妊婦の 5 ～ 12％が無症状の胆石を有し、このうち疼痛発作や胆嚢炎からの発熱など有症状の胆石は 0.1 ～ 0.3％です。胆石は妊娠女性の消化器系急性腹症の原因のうち、虫垂炎に次いで多くみられます[2,3]。

● イレウス・腸閉塞

　既往の腹部手術による癒着や、まれに悪性疾患が原因となります。特に腸閉塞は突然の激しい痙攣性の腹痛、悪心・嘔吐、排便および排ガスの停止、腹部膨満を伴います。妊娠中は急激な全身状態悪化からショックに至るため、速やかな対処が必要です。

● 急性膵炎

　上腹部の持続性の激痛で、背肩部への放散痛、悪心・嘔吐、腹部膨満を伴います。妊娠中の頻度は 0.03 ～ 0.1 ％とまれですが、重症化した場合には全身状態の悪化、播種性血管内凝固症候群（DIC）を引き起こします。妊娠中の膵炎の原因として、脂質異常症（高脂血症）の増悪、胆石症、胆嚢炎などが報告されています。生命予後不良な疾患の１つで、母体死亡率は 10 ～ 31 ％と高率です[3]。

4
消化器疾患

⑤
急性腹症

　腹痛の持続や発熱は子宮収縮を引き起こし、切迫流・早産となり、緊急帝王切開を要したりする可能性があるため、早産新生児の対応が可能な高次施設への搬送を考慮します。

　子宮筋腫変性、卵巣嚢腫茎捻転が流・早産に至ることはまれです。急性虫垂炎の穿孔例は流・早産、周産期死亡の発生率が増加します[1]。急性膵炎は妊娠中のまれな合併症ですが、消化器系急性腹症のなかで極めて母児ともに生命予後不良な疾患の1つで、胎児死亡率は20 〜 36.7 %と高率です[3]。

基本的な治療法

　急性腹症の原疾患を速やかに診断し、必要な治療を行うことが重要です。

妊娠中の治療

　妊娠中に発症する急性腹症は、母児双方の危険を伴う可能性があることから、原因の早期診断が重要です。妊娠中は腹膜刺激症状や筋性防御などの理学的所見が乏しいため、異常所見を見逃さないような注意が必要です。緊急帝王切開や早産となる可能性もあり、早産新生児の対応が可能な高次施設への搬送も考慮します。

● 子宮筋腫変性
　随伴症状として子宮収縮が起こることが多いため、子宮収縮のコントロールも必要時には行います。鎮痛薬〔アセトアミノフェン（カロナール®）〕を用いて保存的に経過をみます。

● 卵巣嚢腫茎捻転
　激しい下腹部痛を認める場合には、開腹による緊急手術を行います。

● 急性虫垂炎
　疑わしい場合も含め、開腹による緊急手術が基本です。

● 急性胆嚢炎
　絶飲食とし、補液、鎮痛薬および抗菌薬の投与による保存療法が基本です。保存療法で改善しない場合には、早期に総胆管ドレナージ術、胆嚢摘出術を行います。

● 胆石症

　無症状の胆石は治療の必要はありません。

　症状がある場合は、保存療法（安静、低脂肪食、鎮痙薬・鎮痛薬・抗菌薬の投与）と手術療法を考慮します。保存療法に反応しない難治例や重度の急性胆嚢炎、総胆管結石、胆石による急性膵炎および閉塞性黄疸などでは手術が行われます。胆道閉塞は抗菌薬の移行性が著しく阻害されるため、緊急ドレナージも合わせて行う必要があるからです。

　術式は開腹または腹腔鏡下胆嚢摘出術、十二指腸乳頭括約筋切除術および結石除去術などがあります。症候性の胆石を有する女性は、妊娠を計画する際に予め胆嚢摘出術などを検討することも必要です。

● イレウス・腸閉塞

　保存療法（絶飲食、補液、抗菌薬の投与）で改善しない場合には、速やかに手術を行います。腸閉塞では緊急手術が必要です。

● 急性膵炎

　絶食による膵臓の安静（膵外分泌刺激の回避）、十分な初期輸液、十分な除痛などの保存療法が基本となります。重症度に応じて抗菌薬・蛋白分解酵素阻害薬の投与を検討します。保存療法に反応しない場合には手術が必要です。

　胆石による急性膵炎は、特に保存療法での胎児死亡率が高いため、早期の手術介入を要します。膵炎の重症度によっては妊娠の中断（中絶や帝王切開）が必要です[4,5]。

妊婦・授乳婦への処方上の注意

妊婦への注意

♡ 非薬物療法

　絶飲食、補液、安静、低脂肪食は妊娠・授乳中も特に問題ありません〔手術療法について（p.246）参照〕。

⊘ 鎮痛薬

　妊娠中の NSAIDs（9-3～24）使用は禁忌のためアセトアミノフェン（9-1）（カロナール®）が第一選択薬です。疼痛が著しい場合には入院管理下にペンタゾシン（47-6）（ペンタジン®）などが用いられます。

鎮痙薬

抗コリン薬〔アトロピン（アトロピン®）〕、副交感神経抑制・遮断薬〔ブチルスコポラミン（ブスコパン®）〕の催奇形性リスク上昇は否定的です。ブスコパン®は妊娠後期に大量に用いると新生児に傾眠傾向を認めることがあるため、注意が必要です。

抗菌薬

妊娠時**ニューキノロン系抗菌薬**は添付文書上禁忌となるため、これまでの使用経験から安全性が高いと考えられているペニシリン系、セフェム系、マクロライド系抗菌薬から選択します。妊娠中のホスホマイシン（ホスミシン®）も使用可能な薬剤と考えられます。**サルファ薬（ST合剤：バクタ®）**はビリルビンとアルブミンとの結合に拮抗するため、新生児高ビリルビン血症や核黄疸を起こすことがあり、妊娠後期での使用は控えます。

急性膵炎には、組織への移行性が良好な広域スペクトラムなカルバペネム系抗菌薬（チエナム®、メロペン®など）が選択されます。動物実験の結果からは妊娠中の使用でのリスクは低いと考えられますが、妊娠中の使用例の報告がまだ少ない薬剤です。

蛋白分解酵素阻害薬

基本的に妊娠中に脂質異常症治療薬を使用することは推奨されません。

授乳婦への注意

授乳は母体の全身状態を判断のうえ、行います。前述の薬物で特に授乳禁忌なものはありません。

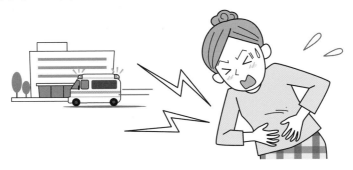

4 消化器疾患

⑤ 急性腹症

これだけは絶対おさえる!!

● 妊娠中の急性腹症は、時に母児の生命予後に関与することがあるため、迅速かつ慎重な対応が必要。手術療法には、児娩出の可否も並行して考える[4]。

● 帝王切開や早産に至る可能性があり、母体だけでなく早産新生児の管理が可能な高次医療施設に早く搬送する。

● 胆石による急性膵炎、急性虫垂炎、絞扼性イレウスは緊急手術を、胆石症や急性胆嚢炎で、保存治療での反応が乏しい場合は早期ドレナージ手術を行う。

使用可能な薬	妊アセトアミノフェン、アトロピン、ペニシリン系抗菌薬、セフェム系抗菌薬、マクロライド系抗菌薬、ホスホマイシン　授一般的治療薬
推奨しない薬	妊NSAIDs、ニューキノロン系抗菌薬、サルファ薬　授特に禁忌薬なし

【文献】

1） Up To Date　Approach to abdominal pain and the acute abdomen in pregnant and postpartum women
2） 前野知子：妊娠17週に発症した腸回転異常を伴う穿孔性虫垂炎の一例．Modern Physician 32（3）：391-394，2012
3） 大屋敏秀：妊娠と胆膵疾患．胆と膵 39（6）：553-557，2018
4） 荒木裕之：Theme 60 胆石合併妊娠．ペリネイタルケア 31（5）：434-437，2012
5） 急性膵炎診療ガイドライン 2015 改訂出版委員会：急性膵炎診療ガイドライン 2015．金原出版，2015
6） 伊藤真也，他：薬物治療コンサルテーション 妊娠と授乳 改訂2版．南山堂，2014

6 炎症性腸疾患（潰瘍性大腸炎、クローン病）

潰瘍性大腸炎（ulcerative colitis：UC）とクローン病（Crohn's disease：CD）は、主に 10 ～ 20 歳代に発症し、再燃と寛解を繰り返す原因不明の炎症性腸疾患（inflammatory bowel disease：IBD）です。日本の有病率は増加傾向で、2014 年度 UC が約 17 万人、CD は約 4 万人登録されています。IBD は適切な治療で妊娠出産が可能な疾患であり、IBD 患者の妊娠、出産の機会は増加しています。

病態と症状

● 潰瘍性大腸炎（UC）

下痢、血便、粘血便、排便回数増加、腹痛、発熱を主症状とし、再燃と寛解を繰り返します。腸管粘膜の炎症は直腸から口側に連続して認められ、粘膜から粘膜下層にとどまり、大腸以外に炎症病変が存在することはほとんどありません。背景粘膜の持続する炎症によって発癌することが広く認識されています。異形成または癌が検出されれば、多発、深部浸潤、悪性度が高い傾向もあるため、手術（大腸全摘）の適応になります[1]。

● クローン病（CD）

腹痛、下痢（水様、または泥状）、体重減少、発熱が主症状で、口腔から肛門に至るすべての消化管に病変が発生する可能性があります。消化管の狭窄や瘻孔形成、出血などから、頻回の開腹手術を必要とする症例もあります。他に血便、貧血、全身倦怠感、肛門病変（難治性痔瘻、肛門周囲膿瘍など）、直腸-腟瘻、直腸-膀胱瘻、関節痛、皮膚・口腔内病変、虹彩炎など、さまざまな症状を認めます。長期経過により大腸癌、小腸癌も報告されています[1]。

妊娠していたらどうなるの？

● 妊娠が炎症性腸疾患に与える影響

CD の活動性は非妊娠時と比べ特に変わりなく、再燃率も通常と同等と報

告されています。妊娠を契機に悪化する患者が 1/3 程度いるとの報告もあります。UC は妊娠中の再燃が非妊娠時より多く、特に妊娠第 1 三半期に多く認めます。産後も CD は非妊娠時の悪化率と同じ 1/3 の症例が悪化します。UC は非妊娠時より産後の再燃は 6.2 倍と高率です [2]。

● 炎症性腸疾患が妊娠に与える影響

寛解期の場合、妊娠や出産の転帰は特に変わりはありません。IBD が活動期で悪化している症例では、低出生体重児、早産、死産、妊娠高血圧症候群や妊娠糖尿病などの増加を認めますが、先天異常増加の報告はありません。寛解導入後の、計画的な妊娠が最もリスクが低いと考えられます。妊娠を機に突然薬剤を中止することは、IBD 再燃につながり、妊娠経過と母児の予後を悪化させます。

疾患が児に与える影響

炎症性腸疾患（IBD）は原因不明の疾患ですが、両親のどちらかが IBD である場合、児の IBD 発症リスクは 2 〜 13 倍に上昇すると報告されています。IBD の発症には、遺伝性素因のほかに、環境要因、人種差などがあることが知られています [2]。

基本的な治療法

IBD を完治させる治療法はありません。内科治療の目標は「活動性病変に対する速やかな寛解導入」と「長期にわたる寛解維持」になります。

病変範囲、臨床的重症度、QOL（生活の質）の状態を考慮して治療を行います。内視鏡的活動度を確認したうえで、適切な寛解導入療法と寛解維持療法を選択します。

潰瘍性大腸炎（UC）の基本的な治療法

病変範囲、臨床的重症度、内視鏡的活動度を確認したうえで、適切な寛解導入療法と寛解維持療法を選択します。

♥ 非薬物療法

● 食事療法

　潰瘍性大腸炎の場合、食事療法の意義はさほど高くないと考えられています。ただし、刺激物やファストフードのような高脂肪食、飲酒、喫煙などは一般的にも健康によくないため、注意が必要です。

● 血球成分（顆粒球）除去療法

　中等症以上の重症度、副腎皮質ステロイド薬抵抗例・難治例に行われます。

● 手術療法

　大腸穿孔、大量出血、内科治療に反応しない重症例や、大腸癌合併例は手術適応です。重症例でなくても薬物治療不応例等も手術適応となり得ます。多くの場合、大腸全摘／肛門温存手術が可能であり、術後の QOL も良好です。

◎ 薬物療法

● 軽症から中等度の薬物療法は、炎症性腸疾患治療薬の 5-ASA 製剤〔メサラジン（ペンタサ®、アサコール®、リアルダ®）、サラゾスルファピリジン（サラゾピリン®）〕投与を行います。症状改善が乏しい場合には副腎皮質ステロイド薬〔プレドニゾロン（プレドニン®）〕の追加投与を検討します。5-ASA 製剤と副腎皮質ステロイド薬には、局所療法（坐剤、注腸液）と内服・ステロイド静注による全身投与があります。寛解導入後はステロイドを漸次減量し、5-ASA 製剤を中心にした寛解維持療法を行います。

● 副腎皮質ステロイド依存例（副腎皮質ステロイド漸減中の再燃）の寛解導入には、免疫抑制薬〔アザチオプリン（イムラン®）、6-メルカプトプリン（ロイケリン®）（保険適用外）〕、副腎皮質ステロイド抵抗例では免疫抑制薬〔タクロリムス（プログラフ®）、シクロスポリン（サンディミュン®）（保険適用外）〕を併用します。寛解後も原則として免疫抑制薬併用による寛解維持療法を行います。アザチオプリンとメルカプトプリンには寛解維持効果が認められています[1]。

● 中等・重症〜激症、難治（副腎皮質ステロイド抵抗）例では寛解導入に免疫抑制薬〔タクロリムス（プログラフ®）経口投与、シクロスポリン（サンディミュン®）持続静注療法（保険適用外）〕、生物学的製剤である抗

TNF-α抗体製剤〔インフリキシマブ（レミケード®）点滴静注、アダリムマブ（ヒュミラ®）皮下注射、ゴリムマブ（シンポニー®）皮下注射〕、トファシチニブ（ゼルヤンツ®）経口投与、ベドリズマブ（エンタイビオ®）点滴静注が選択可能です。寛解維持療法には、それぞれ導入時と同じ免疫抑制薬を用います[1]。

外科療法

症状の改善しない重症例では、外科手術を検討します。

クローン病（CD）の基本的な治療法

栄養療法と薬物療法があります。

非薬物療法

● 栄養療法

低脂肪、低残渣で消化のよいものを摂取することは、腸管安静と食事抗原を回避する目的で行われ、重篤な副作用がなく安全な治療法です。高度な炎症や合併症を有する場合には、完全静脈栄養療法を検討します。

● 禁煙

喫煙は病気の発病、進展、再発に関連していることが知られているため、禁煙が必須です。

● 血球成分（顆粒球）除去療法

クローン病は大腸病変のみに適応があります。

● 手術療法

高度の狭窄や穿孔、膿瘍などの合併症に対して外科治療が行われます。腸管をできるだけ温存するよう、小範囲の切除や狭窄形成術等が行われます。

薬物療法

軽症から中等症の寛解導入には、ブデソニド（ゼンタコート®）または5-ASA 製剤〔メサラジン（ペンタサ®）、大腸型ではサラゾスルファピリジン（サラゾピリン®）〕が第一選択薬となります。効果が不十分な中等症・重症例では、経口副腎皮質ステロイド薬（プレドニン®）、ニューキノロン系抗菌薬〔シプロフロキサシン（シプロキサン®）など〕、抗原虫薬〔メト

ロニダゾール（フラジール®）〕を試みる方法もあります。ブデソニドを含むステロイドの減量・離脱が困難な場合は、免疫抑制薬〔アザチオプリン（イムラン®）、6-メルカプトプリン（ロイケリン®）〕の併用を行うことも可能です。重症・治療無効例には、上記の免疫抑制薬や、抗TNF-α抗体製剤〔インフリキシマブ（レミケード®）、アダリムマブ（ヒュミラ®）〕、抗IL-2/23抗体製剤〔ウステキヌマブ（ステラーラ®）〕、ベドリズマブ（エンタイビオ®）〕などが治療選択肢となります。

　寛解維持には在宅経腸栄養療法と薬物療法（5-ASA製剤、アザチオプリンなど）が用いられます。抗TNF-α抗体製剤により寛解導入された場合は、寛解後も定期投与することが寛解維持に有効です。

妊婦・授乳婦への処方上の注意

妊婦への注意

🫀 非薬物療法

非薬物療法への注意は特にありません。

💊 炎症性腸疾患治療薬

　5-ASA製剤〔メサラジン（ペンタサ®）〕¹⁰⁻⁵、サラゾスルファピリジン（サラゾピリン®）¹⁰⁻⁴は腸管からの吸収は少なく、胎盤を介する胎児への移行もわずかです。ヒトでのデータは少ないですが、現在までに催奇形性を示唆する報告はありません。サラゾピリン®¹⁰⁻⁴は葉酸拮抗作用があるため、葉酸の補充（5 mg/日）を推奨します。

💊 副腎皮質ステロイド薬

　妊娠前に病態が安定し、副腎皮質ステロイド薬の投与量が少なくとも維持量（プレドニゾロン換算10〜20 mg/日以下）に減量していることが推奨されます。

　妊娠初期における副腎皮質ステロイド薬の使用によって、口唇口蓋裂のリスクが、少ないながらも増加することが考えられます（一般頻度1/500〜700 → 3/500〜700）。胎児への影響として、中期・後期の投与では子宮内胎児発育不全が認められます。胎盤通過性は薬剤によって異なり、デキサメタ

ゾン（デカドロン®）、ベタメタゾン（リンデロン®）は通過性が良好であるため、母体の治療目的の投与は避けるべきです。プレドニゾロン（プレドニン®）は胎盤で不活化され胎児への移行はわずかであるため、妊娠中の母体治療薬として第一選択薬となります。UC に用いられるゼンタコート®は腸管で効果を発現し全身への影響が少ない薬剤であり、理論上使用可能と考えられますが、新薬であり今後の症例報告が待たれます。

免疫抑制薬

アザチオプリン（イムラン®）は早産と低出生体重児との関連が報告されていますが、催奇形性は否定的です。出生後の新生児貧血、血小板減少症、リンパ球減少症の報告があります。6-メルカプトプリン（ロイケリン®）（保険適用外）は、妊娠全期間を通じて影響は比較的少ないと考えられます。シクロスポリン、タクロムリスは移植後の免疫抑制薬として妊娠中の使用症例が多く、催奇形性の報告はありません。免疫抑制薬と早産と低出生体重児との関連が報告されていますが、IBD 自体の病態コントロールの不良な場合に使用されるため、薬剤の影響ではなく疾患そのものによるものと考えられます。

生物学的製剤

抗 TNF-α 抗体製剤：インフリキシマブ（レミケード®）、アダリムマブ（ヒュミラ®）、ゴリムマブ（シンポニー®）は催奇形性の報告はなく、インフリキシマブ、アダリムマブは妊娠中の安全性に関する報告が多数存在します。ただし、妊娠後期に胎盤を通過し胎児の血中に高濃度で認められるため、母体の病態が安定し適切と判断された場合は妊娠中 24 ～ 26 週で投与中止を検討します。生物学的製剤投与例から出生した児は免疫抑制状態であることから、生後 6 カ月以内の生ワクチンや BCG 投与を控える必要があります[2,3]。トファシチニブ、ベドリズマブ、抗 IL-2/23 抗体製剤はまだ症例数が少なく、今後も検討が必要な薬剤です。

抗菌薬

メトロニダゾールは催奇形性の報告はありません。シプロフロキサシンはキノロン系のため添付文章上禁忌ですが、催奇形性のリスクは低いと考えられます。

授乳婦への注意

炎症性腸疾患治療薬
　サラゾスルファピリジン（サラゾピリン®）、メサラジン（ペンタサ®）は
添付文書上は禁忌ですが、母乳移行は少なく、乳児への影響は少ないとは考
えられます。しかし、まれにサラゾピリン®服用例から、児の出血性下痢な
どが報告されているため、乳児の下痢に対しての注意が求められます。

副腎皮質ステロイド薬
　乳汁から児が吸収するプレドニゾロン（プレドニン®）の量はごくわずか
であり、極めて大量のステロイドが投与されるパルス療法期間中以外、授乳
は可能と考えられます。

免疫抑制薬
　アザチオプリン（イムラン®）と 6-メルカプトプリン（ロイケリン®）は、
添付文書上禁忌ですが、母乳への移行量は極めてわずかであり、授乳は可能
と考えられます。授乳中は慎重な観察を行い、必要に応じて児の白血球数な
どの検査を行います。

生物学的製剤
　インフリキシマブ（レミケード®）は添付文書上は授乳中使用禁忌です
が、分子量が大きく母乳移行が少ないので授乳は問題ない薬剤と考えられま
す[3]。

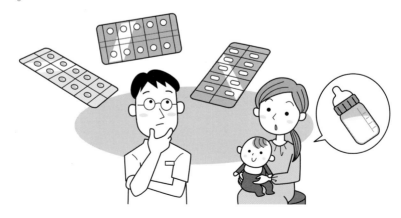

162

これだけは絶対おさえる!!

- 炎症性腸疾患（IBD）は若年発症の慢性疾患であり、根本的な治療法のない難治性疾患である。
- 妊娠合併例は今後も増えることが予想される。
- 妊娠前からの病状のコントロールが第一であり、妊娠中も必要な薬剤を正しく継続することが妊娠経過を良好に保つことになる。

使用可能な薬	妊 5-ASA 製剤、サラゾスルファピリジン、プレドニゾロン、アザチオプリン、シクロスポリン（保険適用外）、タクロリムス　授 サラゾスルファピリジン、5-ASA 製剤、プレドニゾロン、アザチオプリン、6-メルカプトプリン、インフリキシマブ
推奨しない薬	妊 デキサメタゾン、ベタメタゾン、トファシチニブ、ベドリズマブ、抗 IL- 2/23 抗体製剤　授 トファシチニブ、ベドリズマブ、抗 IL- 2/23 抗体製剤

4

消化器疾患

6 炎症性腸疾患（潰瘍性大腸炎、クローン病）

[文献]

1）厚生労働科学研究費補助金 難治性疾患等政策研究事業「難治性炎症性腸管障害に関する調査研究」（鈴木班）：潰瘍性大腸炎・クローン病 診断基準・治療指針 令和元年度改訂版 令和元年度分担研究報告書，2020
2）川口晴菜：炎症性腸疾患と妊娠・出産．周産期医学 47（12）：1573-1578，2017
3）村島温子，他：薬物治療コンサルテーション，妊娠と授乳，南山堂，250-259，2014

1 腎疾患

病態と症状

　腎臓病の主な症状は蛋白尿、血尿、浮腫、高血圧、尿量の変化などです。軽症では顕著な症状はなく、慢性の場合も自覚症状に乏しいために発見が遅れ、診断時には腎不全が進行していることも多々あります。腎臓病は病状の発生と進展の速さによって急性と慢性に大別されます。急性腎炎（急性糸球体腎炎）は急速に悪化しますがほとんどが完全に治癒します。慢性に経過するすべての腎疾患の総称が慢性腎臓病（chronic kidney disease：CKD）です。CKD の原因はさまざまですが、糖尿病、高血圧などの生活習慣病、慢性腎炎などが代表的です。日本の CKD は増加傾向にあり、患者数は約 1,330 万人、成人の 8 人に 1 人と報告されています。CKD 早期発見のためには定期的な腎機能の検査（糸球体濾過量：GFR）が有効です。

　CKD の定義は、❶尿異常、画像診断、血液、病理で腎障害の存在が明らか、特に 0.15 g/gCr 以上の蛋白尿（30 mg/gCr 以上のアルブミン尿）の存在が重要、❷糸球体濾過量が 60 mL/ 分 /1.73 m^2 未満（❶❷いずれか、または両方が 3 カ月以上持続すること）です[1,2]。

　CKD 重症度は、原因（Cause：C）、腎機能（GFR：G）、蛋白尿（アルブミン尿：A）により CGA 分類で表記し、リスク評価します（**表 1**）。蛋白尿と血尿両方を認める場合には、IgA 腎症やループス腎炎など腎臓専門医による治療を必要とする腎疾患が含まれるため、黄グループ以上は腎臓専門医または地域の専門医療機関と連携してフォローする必要があります。

妊娠していたらどうなるの？

　正常妊娠の 1 日尿蛋白排泄量は非妊時と比べて多いとされ、尿中蛋白排泄量 300 mg/ 日あるいは 0.27 g/gCr 以上を病的蛋白尿と診断します。試験紙法の尿検査は妊娠中の腎の状態を判断する方法として重要です。試験紙法で 1＋の場合は複数回の新鮮尿検体での確認を行います。2＋以上は病的蛋白尿と考え、精査が必要です。

■ 表 1　CGA 分類（CKD 重症度分類）

原疾患		蛋白尿区分		A1	A2	A3
糖尿病		尿アルブミン定量（mg/ 日） 尿アルブミン /Cr 比（g/gCr）		正常	微量アルブミン尿	顕性アルブミン尿
				30 未満	30 〜 299	300 以上
高血圧 腎炎 多発性囊胞腎 移植腎 不明 その他		尿蛋白定量（mg/ 日） 尿蛋白 /Cr 比（g/gCr）		正常	軽度 蛋白尿	高度 蛋白尿
				0.15 未満	0.15 〜 0.49	0.5 以上
GFR 区分 （mL/ 分 /1.73m^2）	G1	正常または高値	≧ 90	緑	黄	オレンジ
	G2	正常または軽度低下	60 〜 89	緑	黄	オレンジ
	G3a	軽度〜中等度低下	45 〜 59	黄	オレンジ	赤
	G3b	中等度〜高度低下	30 〜 44	オレンジ	赤	赤
	G4	高度低下	15 〜 29	赤	赤	赤
	G5	末期腎不全（ESKD）	＜ 15	赤	赤	赤

重症度は原疾患、GFR 区分、尿蛋白区分を合わせたステージにより評価する。
CKD の重症度は死亡、末期腎不全、心血管死亡発症のリスクを緑のステージを基準に、黄、オレンジ、赤の順にステージが上昇するほどリスクは上昇する。

（日本腎臓学会編：CKD 診療ガイド 2012．東京医学社，2012 より引用）

5
腎・泌尿器疾患
① 腎疾患

　妊娠によって循環血液量が増加し、腎臓への負荷が増大します。妊娠前と同様、CKD 重症度に応じてリスクを考慮します[2]。腎疾患を妊娠前から合併していることは極めてまれで、0.03％（0.02 〜 0.12％）といわれています[3]。妊娠可能な若年女性で合併しうる腎疾患としては、血尿や蛋白尿を認めるが確定診断されていない状態（無症候性蛋白尿・血尿症候群など）、急性腎炎症候群・急性進行性腎炎症候群、慢性腎炎症候群（IgA 腎症など）、ネフローゼ症候群、ループス腎炎などの膠原病合併腎症、糖尿病性腎症、多発性囊胞腎などがあげられます（表 2）。

● 疾患が妊娠に与える影響

　腎機能障害が軽度であっても、妊娠中の高血圧症は約 56％、妊娠高血圧腎症は 20 〜 40％と高率に合併します。中程度から重度障害では高血圧、加重型妊娠高血圧腎症、貧血、胎児発育遅延の合併がさらに増加し、高率に早

無症候性蛋白尿・血尿症候群	• 血尿単独で腎機能が正常である場合、CKD重症度分類のGFR区分G1の場合が多いが、妊娠合併症のリスクは高い。分娩後の腎機能の悪化とは関連が低い • 尿蛋白陽性で変形赤血球を認める場合、尿蛋白0.5g/日以上の場合は、慢性腎炎などの可能性があり、精査が必要である • 蛋白尿（3.5g/日以下）が持続している患者の妊娠は母体合併症のリスクが高く、分娩後の腎機能低下に蛋白尿が関連している
急性腎炎症候群・急性進行性腎炎症候群	• 蛋白尿、血圧上昇、浮腫などを認める急性期、または寛解後1年以内は、妊娠しないことが勧められる
慢性腎炎症候群（IgA腎症など）	• IgA腎症は尿蛋白が少なく、腎機能が保たれていれば妊娠予後は良好である • CKD重症度分類のGFR区分でG1、G2と軽度であっても、妊娠合併症のリスクは高い。G3、G4、G5と腎機能障害が重症になるほど妊娠合併症のリスクは高く、腎機能の悪化、透析導入の可能性があり、十分な説明が必要である
ネフローゼ症候群	• ネフローゼ症候群（蛋白尿3.5g/日以上）を呈している患者は妊娠経過中に蛋白尿増加、腎機能悪化、早産、低出生体重児となるケースが多く、ハイリスクである
ループス腎炎〔全身性エリテマトーデス（SLE）の腎症〕	• SLEの疾患活動性およびループス腎炎の状態が寛解維持されている状態では合併症のリスクは高くない。寛解維持されていないと、合併症のリスクは高い • ループスアンチコアグラント陽性、抗カルジオリピン抗体陽性、抗β2GPI陽性、抗リン脂質抗体複数陽性、あるいはaPTT延長例は妊娠予後不良の予測因子である
糖尿病性腎症（糖尿病p178参照）	• 糖尿病性腎症合併妊娠は、妊娠高血圧腎症や周産期合併症のリスクが高い • 糖尿病で妊娠高血圧症候群（特に妊娠高血圧腎症）を発症した女性は、将来的に腎症や網膜症の増悪リスクが高い。分娩後も慎重なフォローアップが必要である • 糖尿病性腎症第3期（尿アルブミン排泄量300mg/gCr以上または持続性蛋白尿0.5g/gCr）以上、または腎機能低下症例は妊娠で腎機能が増悪し、透析導入の可能性がある。妊娠を希望する場合は十分に説明する必要がある
多発性嚢胞腎	• 常染色体優性遺伝または常染色体劣性遺伝形式をとる。成人に認めるのは常染色体優性多発性嚢胞腎（ADPKD）である • ADPKD患者の妊娠は高血圧や妊娠高血圧腎症のハイリスクである。妊娠自体は多発性嚢胞腎の増悪と関与しない

（文献1），2），3）より著者作成）

産となります[3]。

　妊娠前からの高血圧（140/90 mmHg）は、腎機能障害や病型にかかわらず、母児の予後を悪化させます。妊娠中の母体の腎機能悪化や加重型妊娠高血圧腎症併発は、長期入院（妊娠および分娩後）や早産のリスクがあることから、腎疾患合併妊婦の妊娠分娩管理は、母体の重症高血圧＋腎不全および早産に十分対応できる施設が望ましいと考えられます[3]。

● 妊娠が疾患に与える影響

　妊娠は腎臓に大きな負担となるため、腎疾患のない場合でも妊娠高血圧症候群（「高血圧」p.122 参照）や蛋白尿、浮腫を認めることがあり、妊娠前から腎臓が悪い場合は、妊娠が引き金となって病状が悪化することもあります。腎機能障害が中等度以上の場合は、妊娠後の機能増悪例が増加します。

> ・妊娠中に Cr ＞ 1.4 mg/dL、尿蛋白＞ 2 g/ 日以上になった場合は、妊娠中から問題が生じ、分娩後に腎機能が悪化する症例が報告されています。
> ・妊娠中に Cr ＞ 2.0 mg/dL になった場合は、1/3 が産後 1 年以内に透析に移行する可能性があります[3]。

罹患が児に与える影響

　腎機能障害、先行する高血圧を合併する症例、重症高血圧やネフローゼ症候群（尿蛋白＞ 3.5 g/ 日）の合併では、胎児死亡、子宮内胎児発育不全、早産の頻度、周産期死亡の増加（30％）が報告されています[3]。

基本的な治療法

　日本腎臓学会より「エビデンスに基づく CKD 診療ガイドライン 2018」[1]が作成され、それぞれの腎疾患に対して指針が示されています。

非薬物療法

　慢性腎炎症候群の治療の基本は生活習慣の改善（禁煙、肥満の改善など）と食事療法になります。十分なエネルギーを摂取しつつ、過剰な蛋白質摂取は控え、塩分も控えること（6 g/ 日以下）が推奨されます。

薬物療法

● **降圧薬**

　高血圧は腎疾患の悪化要因であるため、血圧の管理目標は 130/80 mmHg 未満であり、緩徐に降圧することを原則とします。

　アンジオテンシン変換酵素阻害薬（ACE 阻害薬）：カプトプリル（カプトリル®）、エナラプリル（レニベース®）、アンジオテンシンⅡ受容体拮抗薬（ARB）：ロサルタン（ニューロタン®）、カンデサルタンシレキセチル（ブロプレス®）は腎臓を保護し、尿蛋白を減らす働きがあるため、慢性腎炎、ネフローゼ症候群の第一選択薬です。必要に応じて Ca 拮抗薬、サイアザイド系利尿剤など他の降圧薬を併用します。

● **副腎皮質ステロイド薬**

　腎疾患の発症進行は体内の免疫機構の異常が関与しています。免疫機構を抑制する目的で、腎炎、ネフローゼ症候群では副腎皮質ステロイド薬の全身投与が第一に選択されます。

● **免疫抑制薬**

　シクロホスファミド（エンドキサン®）、シクロスポリン（サンディミュン®）、ミゾリビン（ブレディニン®）は、副腎皮質ステロイド薬の単剤使用で効果不十分（再発例、ステロイド薬抵抗例）の CKD に併用されます。また臓器移植後の拒絶反応管理に広く用いられています。

● **抗凝固薬・抗血小板薬**

　抗凝固薬（ワルファリン）、抗血小板薬〔ジピリダモール（ペルサンチン®）、ジラゼプ（コメリアン®）〕は、ネフローゼ症候群の血栓症予防、腎糸球体の血小板凝集抑制、蛋白尿減少目的などに用いられます。

 妊婦・授乳婦への処方上の注意

妊婦への注意

　腎疾患合併妊娠の治療指針として、「腎疾患患者の妊娠：診療ガイドライン」（日本腎臓学会 2017 年）が発行されています[2]。

 非薬物療法

非妊娠時と同様で、特に注意はありません。

降圧薬

　腎疾患合併の場合には拡張期血圧を 90 mmHg かそれ未満に維持するよう、妊娠早期から厳格な降圧療法を行います。妊娠中の血圧コントロールの目標は 140 ～ 159/90 ～ 109 mmHg とし、過度の降圧は避けます。

　アンジオテンシン変換酵素阻害薬（ACE 阻害薬）、アンジオテンシンⅡ受容体拮抗薬（ARB）は妊娠中の使用は禁忌であり、使用していた場合はすぐに中止し、メチルドパ（アルドメット®）、ヒドララジン（アプレゾリン®）、ラベタロール（トランデート®）、Ca 拮抗薬（ニフェジピン）を積極的に用います（「高血圧」p.122 参照）。

副腎皮質ステロイド薬

　妊娠前に病態が安定し、副腎皮質ステロイド薬の投与量が少なくとも維持量（プレドニゾロン換算 10 ～ 20 mg/ 日以下）に減量していることが推奨されます。

　妊娠初期における副腎皮質ステロイド薬の使用によって、口唇口蓋裂のリスクが、少ないながらも増加することが考えられます（一般頻度 1/500 ～ 700 → 3/500 ～ 700）。

　胎児への影響として、妊娠中期・後期の投与では子宮内胎児発育不全が認められます。胎盤通過性は薬剤によって異なり、デキサメタゾン（デカドロン®）、ベタメタゾン（リンデロン®）は通過性が良好であるため、母体の治療目的の投与は避けるべきです。プレドニゾロン（プレドニン®）は胎盤で不活化され胎児への移行はわずかであるため、妊娠中の母体治療薬として第一選択薬となります。

免疫抑制薬

　シクロスポリン（サンディミュン®、ネオーラル®）、タクロリムス（プログラフ®）は妊娠可能な女性に使用可能な薬剤であり、妊孕性への影響もないと考えられます。また、催奇形性についても高くないと考えられており、病状維持に必要な場合妊娠後も継続して使用可能です。ミゾリビン（ブレディニン®）は動物実験で催奇形性を認めたこと、奇形の症例報告を認めることから、奇形のリスクがあると考えられるため妊娠中の投与は禁忌です。ミコフェノール酸モフェチル〔MMF（セルセプト®）〕は胎児奇形の危険性

5

腎・泌尿器疾患

[1] 腎疾患

が多く報告されており、妊娠中の使用は禁忌です。シクロホスファミド（エ⁽⁷⁻¹⁾ンドキサン®）は催奇形性が認められること、妊孕性へ影響することから、妊娠可能な女性への使用は控えます。アザチオプリン（イムラン®）は妊娠⁽¹⁰⁻¹⁴⁾中も使用可能な免疫抑制薬と考えられていますが、出生児の発達との関連の可能性が報告されており、今後の情報が待たれます[2]。

🔘 抗凝固薬・抗血小板薬

ワルファリン（ワーファリン®）は妊娠中禁忌であるため使用していた場⁽²⁴⁻²⁰⁾合はすぐに中止します。必要時はヘパリン（ヘパリンCa）に切り替えます。⁽²⁴⁻¹⁾ジピリダモール（ペルサンチン®）の催奇形性のリスクの報告はありません。⁽²⁶⁻⁶⁾

授乳婦への注意

分娩後は、母体の腎機能保護の治療が最優先となります。

🔘 降圧薬→「高血圧」p.122 参照

🔘 副腎皮質ステロイド薬

超大量のステロイドパルス療法による治療中以外は、副腎皮質ステロイド薬服用中も授乳可能と考えられます。⁽⁸⁾

🔘 免疫抑制薬

免疫抑制薬は母乳を介して児に骨髄抑制などの副作用を起こすリスクがあ^(10-13~24)ることから、添付文書上は母乳栄養不可となっています。シクロスポリン、アザチオプリン、タクロムリスなど、母乳移行が少ない薬剤で、母乳育児のメリットが勝る状況においては授乳も可能と考えられます。児の様子の注意深い観察、必要に応じて血中濃度のモニタリングが必須です[2,4]。

🔘 抗凝固薬

ワルファリン、ヘパリンは特に授乳を制限する必要はありません。⁽²⁴⁻²⁰⁾⁽²⁴⁻¹⁾

これだけは絶対おさえる!!

- 妊娠は腎臓への負荷が大きくなるため、妊娠を機に血圧上昇や腎機能悪化の可能性がある。
- 腎疾患合併妊婦の妊娠・分娩管理は、母体の重症高血圧、腎不全および早産に十分に対応できる施設で、腎臓内科医と産婦人科医の密接な連携のもとで行う。
- 血圧上昇は軽度であっても、腎疾患合併の場合は妊娠前から早期に降圧療法を開始（目標：拡張期血圧 90 mmHg 以下）する。
- ACE 阻害薬、ARB、ワルファリンは妊娠が判明した時点で中止する。いずれも妊娠初期の短期間の使用では、胎児の奇形率の上昇の報告はないが、可能であれば、妊娠前から薬剤の変更を検討する。
- 腎機能が早期のステージ（G1、G2）であっても妊娠合併症のリスクは高く妊娠中厳重な管理が必要である。分娩後腎機能予後については、腎機能が正常〜軽度低下（Cr < 1.4 mg/dL、CKDG 3a より軽度）で安定し、高血圧を伴わない（< 140/90 mmHg）場合は分娩後腎機能予後は比較的良好な症例が多い。
- 腎機能障害（Cr > 1.4 mg/dL、CKDG 3bA3 以上）、妊娠高血圧症候群、やネフローゼ症候群（尿蛋白 > 3.5 g/ 日）の合併は、胎児死亡、子宮内胎児発育不全、早産の頻度、周産期死亡が増加し、分娩後の腎予後は不良で透析導入の可能性が高い。

使用可能な薬	妊 メチルドパ、ヒドララジン、Ca 拮抗薬、プレドニゾロン、アザチオプリン、シクロスポリン、タクロリムス、ニフェジピン、ラベタロール、ニカルジピン（長時間作用型）授 副腎皮質ステロイド薬、ワルファリン、ヘパリン、メチルドパ、ヒドララジン、ラベタロール、ニフェジピン、カプトプリル、エナラプリル
推奨しない薬	妊 ACE 阻害薬、ARB、デキサメタゾン、ベタメタゾン、シクロホスファミド、ミコフェノール酸モフェチル（MMF）、ミゾリビン、β 遮断薬、利尿薬、ワルファリン 授 免疫抑制薬

[文献]
1) 日本腎臓学会編：エビデンスに基づく CKD 診療ガイドライン 2018．東京医学社，2018．https://cdn.jsn.or.jp/data/CKD2018.pdf#search=%27ckd ガイドライン %27
2) 日本腎臓学会学術委員会 腎疾患患者の妊娠：診療の手引き改訂委員会編．腎疾患患者の妊娠：診療ガイドライン 2017，診断と治療社，2017．https://cdn.jsn.or.jp/data/jsn-pregnancy.pdf#search=%27 腎疾患患者の妊娠 %27
3) 日本妊娠高血圧学会：妊娠高血圧症候群の診療指針 2015．メジカルビュー社，2015
4) 村島温子，他：薬物治療コンサルテーション　妊娠と授乳．南山堂，2010

5. 腎・泌尿器疾患

2 尿路結石

　　尿路結石症は、シュウ酸、カルシウム、リン、尿酸などの結石が尿管に形成された状態をいいます。結石の場所で上部尿路結石（腎・尿管）、下部尿路結石（膀胱・尿道）に分類され、上部尿路結石が 96% を占めます。

　　生涯罹患率は男性 15.1%（7 人に 1 人）、女性 6.8%（15 人に 1 人）と、近年増加しています。その背景には生活習慣の欧米化、高年齢化、検診での CT や超音波検査による偶発的な結石の診断などが関与していると考えられます。好発年齢は男性では 40 〜 50 歳代、女性では閉経後の 50 〜 60 歳代であり、男女比は 2.4：1 で男性に多く認められます[1]。

病態と症状

　　典型的な症状は急激な疼痛と血尿です。結石が移動したときに突然発症する片側性の側腹部・腰背部・下腹部の激痛（腎疝痛）は、鼠径部や外陰部に放散痛を伴うこともあります。血尿の程度は、肉眼的血尿から顕微鏡的血尿までさまざまです。他にも、悪心・嘔吐、腹部膨満や冷汗など自律神経症状を併発することもあります。

　　尿路結石は多因子疾患です。成因はまだ完全には解明されていませんが、肥満、食事の内容や食習慣との関連が指摘されており、生活習慣病、メタボリックシンドロームの 1 つの症状であると考えられます。尿路結石は再発率が高く、約半数が 5 年以内に再発しています。再発を繰り返すことは腎機能の低下につながり、再発予防は重要な課題です。結石を多数認める場合、家

族歴がある場合、活動性の結石（頻回の再発、増大する結石）の場合、尿砂を頻回に排出する場合などは、原発性副甲状腺機能亢進症など代謝性疾患の可能性を考える必要があります[1]。

　診断は臨床症状から疑い、尿検査、超音波検査を行います。尿検査は血尿の有無がポイントとなります。超音波検査では、音響陰影を伴う結石を確認し、その上部に拡張した腎盂・尿管を確認することで診断できますが、妊娠中は生理的水腎症（後述）があるため鑑別が困難です。確定診断が困難な場合、単純 CT 検査、X 線単純撮影、静脈性尿路造影検査を行うことも選択肢にあがりますが、妊娠中は X 線被曝を避けるため MRI 検査が用いられます[1]。

妊娠していたらどうなるの？

● 妊娠中の尿路の変化：生理的水腎症

❶増大した子宮や卵巣静脈による尿管への機械的圧迫

❷妊娠中増加するホルモン（プロゲステロン、絨毛性ゴナドトロピン）の影響による尿管の緊張性低下、蠕動運動低下

❸循環血流量増加に伴う、腎血漿流量、糸球体濾過値の増加（妊娠前より 25 〜 50 ％増）

などから、生理的水腎症と呼ばれる腎盂尿管の拡張を認めます。妊娠 6 週くらいから始まり、出産後数日から数週間持続することもあります。妊娠子宮は右側に旋回・傾斜しながら大きくなり、血流増加によって怒張した右卵巣静脈が交差して尿管を圧迫するため、妊娠時尿管の拡張は右側に強く認められます。尿管拡張が著しい場合には痛みを伴うことがあります。右側を上にした側臥位で圧迫が軽減し、痛みが和らぎます。保存的な加療で症状が軽快しない場合は、尿管へのステント挿入が必要なこともあります。

● 妊娠中の尿路結石

　尿路結石は妊娠中のどの時期にも発生し、特に妊娠中期・末期に症状を認めることが多いと報告されています。しかし、妊娠と症候性尿路結石の合併頻度は 250 〜 2,000 例に 1 例とされ、非妊娠時に比較すると少ないとされています[1]。その理由として、妊娠中は上部尿管が拡張すること、カルシウム、リンの血中変動が少ないことが考えられます。尿路結石自体が妊娠経過、母児に影響を及ぼすことはありませんが、感染を合併し腎盂腎炎を発症

した場合は早産のリスクとなります[2]。

尿路結石自体が児に影響を及ぼすという報告はありません。

 基本的な治療法

強い疼痛を認める場合、まず疼痛管理が第一の目標となります。疼痛コントロールが可能で、5 mm 以下の結石は自然排石が期待できるため、鎮痛薬投与、水分補給の保存的療法で排石を促します。

発熱、ショック、激しい疼痛を引き起こす閉塞性結石による水腎症・敗血症や、単腎による片側閉塞での急性腎不全などでは、専門医による緊急尿管ステント挿入や腎瘻造設等の減圧処置が必要になります。疼痛コントロールができない場合や、無症状の偶発的結石であっても 10 mm 以上（腎サンゴ状結石含め）の症例は結石除去が必要なため、速やかに泌尿器科専門医へ紹介します[2]。

1 カ月たっても排石しない場合、腎機能障害、尿路感染症予防のため積極的な治療法〔体外衝撃波結石破砕術（ESWL）、経尿道的結石破砕術（TUL）、経皮的結石破砕術（PNL）、外科手術など〕が必要になります[1]。

非薬物療法

十分な水分摂取と生活習慣の改善は、再発予防にもつながります。

水分の大量摂取

尿が濃縮すると結石ができやすいため、1 日尿量を 2,000 mL 以上とすることを目標に、こまめに水や、シュウ酸含有量の少ない麦茶、ほうじ茶を摂取します。清涼飲料水や甘味飲料水、コーヒー、紅茶やアルコールは、結石の原因となるカルシウムや尿酸の尿への排泄を増加させるため、過剰摂取は避けます。

生活の改善と肥満の防止

適度な運動、3 食バランスのよい食事を摂ること、過剰な動物性脂肪、動物性蛋白、塩分、砂糖、プリン体を避けること、食物繊維、野菜、カルシウムやクエン酸を十分にとること、夕食後寝るまでおよそ 4 時間程度空けるこ

となどが推奨されます[3]。尿路結石症はメタボリックシンドロームの一疾患と考えられ、結石を予防する意識を持つことは他の生活習慣病の予防につながります[1]。

薬物療法

● 鎮痛薬

疼痛コントロールは、NSAIDs の坐薬が第一選択薬となります。次いでモルヒネ製剤、ペンタゾシン（ソセゴン®）などが使用されます。NSAIDs は尿管平滑筋の緊張を軽減する作用があり、悪心・嘔吐の副作用も麻薬に比べて少ないため有利であるという報告もある一方、急性閉塞・腎不全における腎臓の自動制御を損なう可能性もあり注意を要します。

● MET

海外では Medical expulsive therapy（MET）として排石疼痛軽減に効果のある α 遮断薬、カルシウム拮抗薬も用いられますが保険適用外です。妊娠中は使用しません[1]。

● 抗菌薬→「尿路感染症」p.44 参照

● 再発予防薬

結石再発予防目的に高カルシウム尿症に対してサイアザイド系利尿薬（フルイトラン®）、低クエン酸尿症に対しクエン酸製剤（ウラリット®）（保険適用外）、高尿酸血症に対してアロプリノール（ザイロリック®）が用いられることがあります。

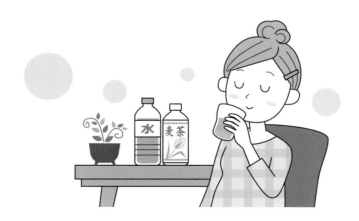

妊婦・授乳婦への処方上の注意

妊婦への注意

非薬物療法

水分摂取と生活習慣の改善は妊娠・授乳中も有効です。ステント、PNL、TUL は妊娠中も適応があります。ESWL 治療は妊娠中絶対禁忌です [1]。

鎮痛薬

妊娠中の NSAIDs（9-3~24）使用は禁忌のためアセトアミノフェン（9-1）（カロナール®）が第一選択薬です。疼痛が著しい場合には入院管理としてベンゾモルファン系オピオイド（非麻薬）のペンタゾシン（47-6）（ソセゴン®）や、麻薬（塩酸モルヒネ、コデイン、オキシコドン）などが用いられます。持続硬膜外麻酔は疼痛コントロールに加え、排石促進効果が期待されます。

抗菌薬

結石による上部尿路感染症は流・早産のリスクとなるため、感染の合併が疑われる場合には抗菌薬投与を含めた積極的な加療を行います（「尿路感染症」p.44 参照）。

再発予防

妊娠中は非薬物療法のみとし、予防薬は使用しません。

授乳婦への注意

授乳期の NSAIDs（9-3~24）は特に問題ありません。モルヒネ製剤（モルヒネ）（47-1）は乳汁中に分泌され嗜眠傾向、呼吸抑制などの重大な影響を及ぼす可能性があるため注意が必要です。アスピリン（9-3）は、児の出血傾向の懸念があるため、使用は控えます。

これだけは絶対おさえる!!

● 妊娠中は、結石がなくても右側に有意な生理的尿路拡張がある。

● 尿所見や超音波所見のみで確定診断が困難な場合、妊娠中は MRI 検査が有効である。

● 尿路感染を認める場合には、積極的な抗菌薬の投与を行う（「尿路感染症」p.44 参照）。

● 保存的治療で改善がみられない尿路結石は、泌尿器科との連携を行い、尿管ステントなどによる治療を検討する。

● 結石は再発が多く、生活習慣病でもあるため、規則正しくバランスのよい食生活、十分な水分摂取を行うことが重要である。

使用可能な薬	妊 アセトアミノフェン、ベンゾモルファン系、モルヒネ製剤 授 NSAIDs
推奨しない薬	妊 NSAIDs　授 アスピリン、モルヒネ製剤

5

腎・泌尿器疾患

[2]

尿路結石

[文献]

1) 日本泌尿器科学会 / 日本泌尿器内視鏡学会 / 日本尿路結石症学会編：尿路結石症診療ガイドライン　第2版．金原出版，2013
2) 河野通晴，他：Theme(51) 尿路結石と妊娠．ペリネイタルケア 30(8)：676-679，2011
3) 伊藤恭典：尿路結石症．泌尿器ケア 16(4)：344-345，2011

1 糖代謝異常

病態と症状

　糖代謝異常は近年著しい増加傾向を認めており、糖尿病と糖尿病予備群を含めた患者数は男女各々1,000万人（2016年国民健康・栄養調査結果より）と報告されています。このうち女性患者の1/4は20〜40歳の生殖可能年齢です。日本人の糖尿病患者の約90%はインスリン分泌の低下とインスリン感受性の低下が主体となった2型糖尿病です。

　糖尿病治療の目標は、健常人と変わらない日常生活の質（QOL）の維持と寿命の確保であり、そのためには大血管・細小血管障害などの合併症の発症・進展を抑制することが重要です。合併症の原因は慢性的な高血糖です。合併症予防のために、必要で十分な血糖コントロールが求められます。一方で、患者それぞれで年齢、罹病期間、臓器障害、低血糖の危険性、サポート体制などの背景が異なるため、治療目標は個々の背景を考慮して個別に設定する必要があります。

妊娠したらどうなるの？

　糖代謝異常がコントロールされないまま妊娠した場合、母児に与える影響は大きく、血糖の正常化でリスクが下げられることから、現在妊婦全例に、初期と中期で糖代謝異常スクリーニングが行われています（**表1、2**）[1,2]。

　妊娠に合併する糖代謝異常としては、「妊娠糖尿病（gestational diabetes

■ 表1　妊婦への糖代謝異常スクリーニング

妊娠初期	・全例を対象（妊娠前からの糖尿病合併例を除く） ・妊娠初期に随時血糖測定（カットオフ値は100 mg/dL か95 mg/dL のいずれか）。随時血糖値≧200 mg/dL 時には、75 gOGTT は行わず、妊娠時に診断された明らかな糖尿病の診断基準を確認する
妊娠中期 （24〜28週）	・糖尿病合併またはすでに GDM と診断された例を除いた例を対象 ・50 gGCT（≧140 mg/dL を陽性）、あるいは随時血糖測定（≧100 mg/dL を陽性）

スクリーニング陽性妊婦には診断検査（75 gOGTT）を行う

■ 表2　妊娠中の糖代謝異常と診断基準

妊娠糖尿病 (GDM)	75 gOGTT にて次の基準の1点以上満たした場合に診断。 ①空腹時血糖値 ≧ 92 mg/dL ②1時間値 ≧ 180 mg/dL ③2時間値 ≧ 153 mg/dL
妊娠中の明らかな糖尿病	以下のいずれかを満たした場合に診断。 ①空腹時血糖 ≧ 126 mg/dL ② HbA1c ≧ 6.5%〔HbA1c（JDS値）≧ 6.1%〕 ＊随時血糖 ≧ 200 mg/dL、あるいは 75gOGTT で2時間値 ≧ 200 mg/dL の場合は、妊娠中の明らかな糖尿病を念頭に置き、①または②の基準を満たすかどうか確認する
糖尿病合併妊娠	①妊娠前にすでに診断されている糖尿病 ②確実な糖尿病性網膜症があるもの

（日本糖尿病学会編著：糖尿病治療ガイド 2020-2021，文光堂，2020 より一部改変）

mellitus：GDM）」と、「妊娠中の明らかな糖尿病（overt diabetes in pregnancy）」と、「糖尿病合併妊娠」があります。

● 妊娠糖尿病（GDM）

　GDM は妊娠中に初めて発見、または発症した糖代謝異常です。しかし、妊娠中の明らかな糖尿病（overt diabetes in pregnancy）は GDM に含まれません。

　GDM は糖尿病に至っていない比較的軽度の糖代謝異常で、妊娠中のみ糖代謝異常があり、分娩後は速やかに正常化します。多くの場合、妊娠中の HbA1c は正常範囲を推移しますが、妊娠初期に高血糖であれば、糖尿病合併妊娠と同様に、先天奇形の発生率が上昇することが報告されています[1~3]。血糖コントロールが不良の場合は、巨大児分娩が多くなり周産期合併症が増加しますが、積極的な介入を行うことでリスクを下げることができます。分娩後に血糖値が正常化しても、将来的に糖尿病を発症するリスクが高く、長期的なフォローが求められます。

● 妊娠中の明らかな糖尿病

　妊娠中の明らかな糖尿病には、①妊娠前に見逃されていた糖尿病と、②妊娠中の糖代謝の変化の影響を受けた糖代謝異常、③妊娠を機に発症した1型糖尿病が含まれます。妊娠中（特に後期）は生理的なインスリン抵抗性の増大を反映して糖負荷後血糖値は非妊時より高値を示します。よって、随時血糖値や 75gOGTT 負荷後血糖値は非妊時の診断基準をそのままあてはめるこ

6

代謝・内分泌疾患

①

糖代謝異常

とはできません。いずれも、分娩後に診断の再確認が必要です。

● 糖尿病合併妊娠

　妊娠に合併する糖尿病には、①妊娠前にすでに診断のついている糖尿病と、②今まで放置されていて妊娠して初めて診断された糖尿病（前述の妊娠中の明らかな糖尿病も含める）があります。日本では若年者でも2型糖尿病が多いため、②は決して少なくありません。2型糖尿病は自覚症状に乏しく長期間放置されていることもあって、診断時すでに網膜症や腎症を合併している例もあります。糖尿病合併妊娠はGDMとは異なり、妊娠初期の血糖やHbA1cが高値で先天奇形の発生率も高いため、母児ともに妊娠中および分娩後の合併症に注意が必要です[2,3]。

妊娠していたらどうなるの？

● 妊娠が糖代謝異常に与える影響

　妊娠中はヒト胎盤性ラクトーゲンなどさまざまなホルモンの影響で母体のインスリン抵抗性が強まり、食後高血糖をきたしやすくなります。また胎児が優先的に糖を利用するため、妊婦の空腹時血糖は低下傾向を示し、母体ケトン体産生の亢進からケトーシスをきたしやすいため、非妊娠時に比べ血糖日内変動は非常に大きく、不安定になります[1,2]。妊娠中、周産期、授乳期とインスリンの需要量が大きく変化するため、定期的な検査で血糖の調節が必要です。インスリン需要量は妊娠初期に減少し、妊娠中期・後期には1.5～2倍に増加し、分娩後は速やかに減少します。

　妊娠時の高血糖によって糖尿病性腎症と糖尿病性網膜症の悪化が認められます。妊娠自体が糖尿病性網膜症の増悪因子の1つであり、特に妊娠初期に、網膜症を未治療のまま急速に血糖補正を行うと、網膜症が悪化します。網膜症がある場合には、妊娠の継続が失明に至りかねないリスクを伴います。

● 糖代謝異常が妊娠に与える影響

　母体の高血糖によって、母児ともに合併症が増加します。特に、妊娠初期の血糖が妊娠高血圧性腎症の発症を左右するといわれています（**表3**）。

■ 表3　高血糖によって母児に発生する合併症

産科合併症	流・早産、妊娠高血圧症候群、羊水過多症、感染症の併発率の上昇
胎児合併症	先天奇形、子宮内胎児発育不全、巨大児、胎児機能不全、妊娠後期子宮内胎児死亡
新生児合併症	肩甲難産、腕神経叢麻痺、低血糖、高ビリルビン血症、呼吸窮迫症候群、低カルシウム血症、多血症、肥厚性心筋炎

疾患が児に与える影響

　母体の高血糖によって、児の合併症も増加します。機序として母体から多量に運ばれたブドウ糖に対して胎児の膵臓からインスリンが大量に分泌され、高インスリン血症状態になることが原因と考えられています。

　妊娠初期の高血糖と胎児奇形の関連が指摘されています。胎児の奇形発生には器官形成期にあたる妊娠7週くらいまでの母体血糖値が大きく関与するため、妊娠判明後に血糖管理を始めても遅いと言われています。妊娠前から血糖コントロールをし、初期血糖値が正常化している場合には、奇形発生率は非糖尿病群と同じ頻度に低下します。糖尿病合併妊娠の場合、HbA1c（NGSP 値）6.5% 未満到達後の妊娠が勧められます（**表4**）。ただし、初期の HbA1c が高値でも、先天奇形が発生するとは限らないため、即座に妊娠中絶を勧めるべきではありません[1〜3]。

　妊娠中期から後期の血糖コントロールが不十分だと、胎児過剰発育や新生児低血糖、黄疸などのリスクが高まります。

■ 表4　妊娠前および妊娠中の血糖コントロール目標値

血糖値	空腹時 70 〜 100 mg/dL 食後 1 時間値 < 140 mg/dL または 食後 2 時間値 < 120 mg/dL
HbA1c（NGSP 値）	妊娠前< 6.5% 妊娠中 6.0 〜 6.5% 未満
グリコアルブミン（GA）	妊娠中< 15.8%

6

代謝・内分泌疾患

1 糖代謝異常

基本的な治療法

　1型糖尿病の治療はインスリンが必須ですが、2型糖尿病は食事療法と運動療法による生活習慣の改善が基本です。血糖コントロールが目標に達しないときに、薬物療法が導入されます。

非薬物療法
● 食事療法
　適正なエネルギー量で、栄養バランスがよく、規則正しい食事を実践し、糖尿病合併症の発症または進展の抑制を図ります。
● 運動療法
　適度な運動はインスリン分泌を抑制し、内臓脂肪の減少、筋肉量の増加からインスリン抵抗性が低下します。よって、血糖コントロールの維持、基礎代謝の向上、動脈硬化の予防などが期待できます。

薬物療法
　インスリン療法、経口血糖降下薬、注射剤の血糖降下薬（インクレチン関連薬）を用います。

● **インスリン製剤**

　作用発現時間、持続時間によって、超速効型、速効型、中間型、持効型溶解があります。

> ● **超速効型インスリン**：インスリンアスパルト（ノボラピッド®）、インスリンリスプロ（ヒューマログ®）
> ● **速効型インスリン**：ヒトインスリン（ヒューマリンR®）
> ● **中間型インスリン**：ヒトイソフェンインスリン（ノボリンN®、ヒューマリンN®）
> ● **持効型溶解インスリン**：インスリングラルギン（ランタス®）、インスリンデテミル（レベミル®）

● **経口血糖降下薬**

> ● **スルホニル尿素薬**：グリクラジド（グリミクロン®）、グリメピリド（アマリール®）、グリベンクラミド（オイグルコン®）
> ● **速効型インスリン分泌促進薬**：ナテグリニド（スターシス®、ファスティック®）、ミチグリニド（グルファスト®）
> ● **ビグアナイド薬**：メトホルミン（グリコラン®）、ブホルミン（ジベトス®）
> ● **αグルコシダーゼ阻害薬**：ボグリボース（ベイスン®）、アカルボース（グルコバイ®）、ミグリトール（セイブル®）
> ● **チアゾリジン誘導体**：ピオグリタゾン（アクトス®）
> ● **DPP-4阻害薬**：シタグリプチン（ジャヌビア®）、ビルダグリプチン（エクア®）
> ● **SGLT2阻害薬**：イプラグリフロジン（スーグラ®）、ダパグリフロジン（フォシーガ®）
> ● **GLP-1受容体作動薬**：セマグルチド（リベルサス®）

● **注射剤の血糖降下薬**

> ● **GLP-1受容体作動薬**：リラグルチド（ビクトーザ皮下注®）、エキセナチド（バイエッタ皮下注®）

妊婦・授乳婦への処方上の注意

妊婦への注意

　妊娠糖尿病（GDM）の多くは食事療法で血糖正常化が守れますが、妊娠中にGDMから真の糖尿病に進行する例もあるため注意が必要です。血糖コントロール不良の場合にはインスリン治療を導入します。母児への合併症を最小限にするため、妊娠全期間を通じて厳密な血糖コントロールが必要です（**表4**）。

♥ 食事療法

　母体の肥満や妊娠中の体重増加は巨大児の原因となります。そのため、妊娠中の食事は適切なエネルギー摂取と栄養バランスの配慮が必要です。

　さらに、高血糖を予防し血糖の変動を少なくするため食後血糖が高くなる場合は、3回食を4〜6分食にします。3回の食事をほぼ半分に分け、血糖の状態で分割比を変更して調節します[2]。

> **糖尿病妊婦の摂取エネルギー目安の例**
>
> 摂取エネルギーの目安：標準体重をBMI標準値22を用いて計算します。
>
> 　普通体格の妊婦（非妊娠時BMI < 25）：標準体重×30 ＋ 200 kcal
>
> 　肥満妊婦（非妊娠時BMI ≧ 25）：標準体重×30 kcal

♥ 運動療法

　食後の血糖上昇予防のため、毎食後30分くらいの散歩などを勧めます。

◎ 薬物療法

　妊娠中の薬物療法は、インスリン製剤（超速効型、速効型、中間型）を用います。ヒトインスリン（ヒューマリンR®、ノボリンR®）は生体内のホルモンと同一であり、胎盤を通過せず、安全性が確立しています。超速効型のインスリンリスプロ（ヒューマログ®）、インスリンアスパルト（ノボラピッド®）は、いずれもインスリンアナログ製剤ですが、低血糖の副作用が少なく、胎児に対しても免疫的にも問題ないため有効な薬剤と考えられます。持効型溶解インスリンのレベミル®、ランタス®は妊娠中の使用が可能です。

　経口血糖降下薬は、胎盤通過の可能性が指摘されていることや妊娠中の使

用の安全性がまだ明確でないため、妊娠中は使用しません。ただし、妊娠判明期にインスリン以外の薬剤を使用していたとしても、中絶を勧める根拠にはなりません。メトホルミンについて、有効性を示す報告もあり、催奇形の報告はないことから、妊娠初期の内服を拙速に中止する必要はないとされています[1,2]。リラグルチド（ビクトーザ®）、シタグリプチン（ジャヌビア®）、イプラグリフロジン（スーグラ®）、セマグルチド（リベルサス®）などの新薬はデータ不足のため、現時点では勧められません。

授乳婦への注意

　授乳中の第一選択薬もインスリン（超速効型、速効型、中間型、持効型溶解）です。ヒトインスリンは母乳へ少量移行しますが、児の腸管で消化され吸収はされないため問題ないと考えられています。

　グリベンクラミド、ビグアナイド類、ミグリトール以外のαグルコシダーゼ阻害薬の母乳移行はわずかと考えられるため、内服しながらの授乳は可能と考えられます。他の経口血糖降下薬は基本的に授乳中は使用しません。リラグルチド（ビクトーザ®）、シタグリプチン、イプラグリフロチン、セマグルチドなどの新薬は、妊娠中と同様に授乳期に関するデータも不足していて推奨できません。

これだけは絶対おさえる!!

- 高血糖は母児合併症を増加させるが、厳密な血糖管理を行うことでリスクを下げることができる。
- 糖尿病の女性には、妊娠前からの血糖管理と計画妊娠の重要性を教育することが大切である。
- 妊娠中、授乳中はインスリンが第一選択薬である。
- 妊娠糖尿病（GDM）は分娩後耐糖能が正常化しても将来の糖尿病のハイリスク群であり、長期のフォローアップが必要である。

使用可能な薬	妊 ヒトインスリン、インスリンリスプロ、インスリンアスパルト、持効型溶解インスリン 授 ヒトインスリン、グリベンクラミド、ビグアナイド類、αグルコシダーゼ阻害薬（グルコバイ®、ベイスン®）

6
代謝・内分泌疾患　① 糖代謝異常

| 推奨しない薬 | 妊 経口血糖降下薬、リラグルチド等の新薬 |
| | 授 使用可能な薬の表にない経口血糖降下薬、リラグルチド等の新薬 |

[文献]
1）日本糖尿病学会編著，：糖尿病治療ガイド 2020-2021．文光堂，2020
2）日本糖尿病学会編著：糖尿病診療ガイドライン 2019．南江堂，2020
3）日本産科婦人科学会／日本産婦人科医会：産婦人科診療ガイドライン—産科編 2020

6. 代謝・内分泌疾患

2 甲状腺機能異常

　甲状腺機能異常は女性に多い疾患です。甲状腺機能低下症の頻度は 100 人に 1 人、甲状腺機能亢進症の頻度は 300 人に 1 人程度です。

 病態と症状

　甲状腺機能亢進の症状として、頻脈、体重減少、手指振戦、発汗、神経過敏、息切れ、易疲労感などが、機能低下症の症状として無気力、易疲労感、眼瞼浮腫、寒がり、体重増加、動作緩慢、便秘、嗄声などがあげられます。診断のために、血中甲状腺刺激ホルモン（TSH）、血中遊離サイロキシン（FreeT$_4$：FT$_4$）、遊離トリヨードサイロニン（FreeT$_3$：FT$_3$）を測定し甲状腺機能の評価を行います。TSH 低値で FT$_3$、FT$_4$ 高値の場合は甲状腺機能亢進症が、TSH 高値で FT$_3$、FT$_4$ 低値の場合は甲状腺機能低下症と考えられます。甲状腺機能亢進を認めた場合は、抗 TSH 受容体抗体〔（TRAb）：TSH 結合阻害抗体（TBⅡ）と同義〕と TSH 結合刺激抗体（TSAb）の測定を行います。

妊娠したらどうなるの？

　甲状腺疾患は妊娠可能年齢の女性に好発し、未治療やコントロール不良な甲状腺機能異常は妊娠成立、妊娠維持、妊娠中の母体や児に悪影響を及ぼします（**表5、6**）。また甲状腺ホルモンの過不足は糖代謝にも影響を及ぼします[1]。甲状腺機能検査で異常を認めた場合には、甲状腺専門医に早急に相談し、定期的な検査と、専門的な加療を開始します。

● **妊娠に伴う甲状腺機能の生理的変化**

　妊娠中分泌される hCG（ヒト絨毛性ゴナドトロピン）の甲状腺機能刺激作用から、妊娠初期には生理的甲状腺機能亢進が認められます。この状態を、妊娠時一過性甲状腺機能亢進症と称します。好発時期は妊娠8 ～ 13週で、妊娠悪阻や多胎妊娠に多く認められます。

　妊娠16週頃からFT_3、FT_4は生理的低下を認め、その後出産までやや低値が持続します。

■ 表5　甲状腺機能亢進症と妊娠、授乳

妊娠が甲状腺機能亢進症に与える影響	・甲状腺機能亢進症の多くは妊娠によって軽快し、薬の減量や中止が可能となる場合が多く、分娩後に増悪することが多いと報告されている。
甲状腺機能亢進症が妊娠に与える影響	・甲状腺機能亢進症では、コントロール不良の場合に流・早産、死産、低出生体重児、妊娠高血圧症候群、心不全などの発症リスクが高まる。 ・甲状腺機能を正常化することで、これらのリスクを回避することができる。 ・妊娠中期以降も甲状腺機能が正常化しない場合には、薬剤変更も含め積極的な治療を行う[1,2]。
児に与える影響	・抗甲状腺薬の服用で胎児の甲状腺機能は母体よりやや抑制される。 ・TRAb、TSAbは妊娠中胎盤を通過するため、妊娠後期のTRAb、TSAb高値は、新生児・胎児甲状腺機能亢進症の原因となる。 ・分娩後には、母体に投与されている抗甲状腺薬の供給も途絶え、1～5％の頻度で新生児甲状腺機能亢進症が発症することがある。 ・胎児のTSH高値が持続すると、胎児甲状腺腫を生じ、気管の走行に影響することがあるため、妊娠中に、超音波検査で確認することが勧められる。

妊娠が甲状腺機能低下症に与える影響	• 無排卵の原因になるため、不妊の原因となる。 • 妊娠によって甲状腺ホルモンの必要量が初期（4～6週頃）から増大する。
甲状腺機能低下症が妊娠に与える影響	• 甲状腺ホルモン不足のまま妊娠すると、初期流産率が上昇する。 • 著しい甲状腺ホルモンの不足によって、妊娠高血圧症候群、胎盤早期剥離、早産、低出生体重、児の精神発達遅滞、分娩後出血などのリスクが増加する[3]。
児に与える影響	• 脳神経発達に甲状腺ホルモンは不可欠。 • 妊娠中母児ともに甲状腺ホルモン産生が低下していると、生後にT_4を補充しても不可逆的な障害を残すことが報告されている。 • 妊娠初期のごく軽いT_4不足が児の精神発達遅滞と関連したという報告があるが、妊娠後期に母体の甲状腺ホルモン産生の低下が回復していれば精神発達遅滞はなかったという報告もあり、直接的な関連性はまだ証明されていない。

● 産後甲状腺機能異常症

　潜在的に存在する自己免疫性甲状腺炎が出産後増悪し、産後甲状腺機能異常が発生するといわれています。分娩後5～10％の頻度で出現し、妊娠初期に甲状腺自己抗体陽性であった女性の60％が発症すると報告されています[1]。

 基本的な治療法

● 非薬物療法
● 手術療法（甲状腺亜全摘術）、アイソトープ治療（放射性ヨード）

　甲状腺を除去ないし破壊する、不可逆的な治療法です。抗甲状腺薬が無効か、重篤な副作用（無顆粒球症や肝機能障害など）のため抗甲状腺薬を継続できない場合などに限定されて行われることが多く、治療後甲状腺機能は低下に傾きます。

薬物療法

● **甲状腺機能亢進症**

●抗甲状腺薬チアマゾール（MMI）、プロピルチオウラシル（PTU）：甲状腺濾胞内でヨウ素の有機化を阻害し、甲状腺ホルモンの産生を抑制する作用と、甲状腺内のリンパ球と免疫系に作用し、甲状腺機能を正常化し、TSH レセプター抗体値を下げる作用をもちます。副作用は発疹と蕁麻疹<small>じんましん</small>で、5 〜 20% にみられ、内服開始後 3 週間から 3 カ月以内に多く認められます。重篤な副作用として無顆粒球症が約 500 人に 1 〜 2 人の割合で起こり、投薬開始 3 カ月以内に発症します。投薬開始（再開含む）または薬剤変更を行った後は、2 週間ごとに最低 2 カ月は白血球数、白血球分画、肝機能等を確認します。内服開始後 38℃ を超えるような発熱を認めた場合には、無顆粒球症を疑い、すぐ医師に連絡するように説明しておきます。

●ヨウ素（ヨウ化カリウム）：1 日 10 〜 50 mg のヨウ素（ヨウ化カリウム）単独投与は即効性があり、副作用もまれです。しかし効果が持続しない、不十分なことが多いという欠点もあり、妊娠中の使用は限られます。即効性があり、催奇形性や副作用はありません。

● **甲状腺機能低下症**

●甲状腺ホルモン製剤：合成 T_4 製剤レボチロキシン（チラーヂン $S^{®}$）は、甲状腺で作られているホルモンと同じです。補充は子どもにとってよい影響のみです。TSH 低下症例は、他の下垂体ホルモン低下を認める場合があるため、甲状腺ホルモン製剤投与開始前に、必ず下垂体機能評価を行う必要があります。

妊婦・授乳婦への処方上の注意

妊婦への注意（表 7、8）

◯ **非薬物療法**

● **手術療法（甲状腺亜全摘術）、アイソトープ治療（放射性ヨード）**

　抗甲状腺薬で重篤な副作用が出現したり、高用量でもコントロール不良の場合には妊娠中であっても手術療法を考慮します。手術は妊娠中期が望ましいとされています。

放射性ヨード〔17-6〕（ヨウ化ナトリウム）は胎児に移行し胎児の甲状腺に影響を与えるため、妊娠・授乳中のアイソトープ治療は禁忌です。

抗甲状腺薬

チアマゾール（MMI）

チアマゾール〔17-4〕（メルカゾール®）の子宮内曝露症例に、後鼻孔閉鎖・気管食道瘻、頭皮欠損、臍帯ヘルニア、臍腸管異常、顔貌異常、精神発達遅滞などを呈するチアマゾール奇形症候群の報告があるため、妊娠前から妊娠16週までの使用は可能な限り避けるべきとされています。「バセドウ病治療ガイドライン2019」では、妊娠5週0日から9週6日まではチアマゾールを避けるべきであり、チアマゾールの内服中に妊娠が判明した場合は、妊娠9週6日までであれば速やかにMMIを中止し、患者の状態に合わせて休薬、PTUや無機ヨウ素に変更することを強く推奨しています。妊娠中に抗甲状腺薬を開始する場合には、妊娠初期にはPTUを第一選択薬としますが、妊娠中期（16週以降）であれば副作用や効果の観点からMMIを第一選択薬とします[2~4]。

他の一般的な奇形発生頻度と、MMIの子宮内曝露症例の奇形発生頻度に差は認められていません。妊娠前からの啓発が重要です[2~4]。

■ 表7　甲状腺機能亢進症妊婦の治療法

- 妊娠前から抗甲状腺薬やその他の方法で甲状腺機能のコントロールを十分に行うことが重要。
- 初期のMMI内服を避けるため、妊娠は計画的なことが望ましく、MMI内服を継続しながら妊娠する場合には、妊娠の早期確認を指導し、妊娠が判明した時点でMMIを中止し、すぐ病院を受診するよう指導。
- 可能な限りMMIは中止し、必要であればPTUまたはヨウ素に変更。
- 初期にMMIを服用している場合でも奇形を合併しないことのほうが多いため、安易な妊娠中絶を勧めるのではなく、妊娠と薬専門外来への紹介が推奨される。
- 副作用などでPTUを使用できない場合、抗甲状腺薬で正常化できない場合には、妊娠前に手術やアイソトープ治療で甲状腺機能を正常化させてから妊娠する方法も考慮される。
- 妊娠中に抗甲状腺薬を開始する場合には、妊娠初期にはPTUを第一選択薬とするが、妊娠中期（16週以降）であれば副作用や効果の観点からMMIを第一選択薬とする[3,4]。
- 抗甲状腺薬の服用の影響を最小限にするため、母体のTSHが高値にならないよう注意しながら、FT_4を非妊娠時の正常値の上限か、やや上に保つことによって、ほとんどの胎児の甲状腺機能は正常機能を維持する。

● プロピルチオウラシル（PTU）
₍₁₇₋₃₎

　プロピルチオウラシル（チウラジール®、プロパジール®）では、特有な奇形発生の報告が MMI よりも少ないため、妊娠中の器官形成期には PTU が第一選択薬となります。合併症として 16 週以降では、MMI と比べて抗好中球細胞質抗体関連血管炎症候群の頻度が明らかに高く、重症肝炎の頻度も高い（1/1,000 程度）ことが報告されています。

● ヨウ素（ヨウ化カリウム）
₍₁₇₋₅₎

　ヨウ素（ヨウ化カリウム）による治療は、催奇形性がない治療法ですが、やや効果が不確実です。単独のヨウ素治療は、器官形成期の MMI 回避のための代替としての短期使用や、軽症例、外科治療やアイソトープ治療後の甲状腺機能亢進時症例などに限られます。

● 甲状腺ホルモン製剤
₍₁₇₋₁₎

　レボチロキシン（チラーヂン S®）は、甲状腺でつくられているホルモンと同じです。妊娠すると甲状腺ホルモンの必要量は約 1.5 倍に増えます。十分に補充されることで初期流産、妊娠高血圧症候群の合併などを防ぐことができます。胎盤通過性がほとんどないため児への悪影響はありません。

■ 表8　甲状腺機能低下症妊婦の治療法

• 甲状腺ホルモン（レボチロキシン）が十分補充されることで、初期流産、妊娠高血圧症候群の合併などを防ぐことができる。
• 妊娠前の TSH を 2.5 μU/mL 以下に維持することが望まれ、FT_4 は正常に保たれていても治療対象となる。
• 甲状腺ホルモン製剤の児への悪影響はない。

授乳婦への注意

● 甲状腺機能亢進症
₍₁₇₋₃₎

　プロピルチオウラシル（チウラジール®、プロパジール®）の母乳移行は血清の 1/10、チアマゾール（メルカゾール®）の母乳移行は血清とほぼ同等です。日本産科婦人科学会ガイドライン[3]では、「450 mg/日以下のプロピルチオウラシル、20 mg/日以下のチアマゾールであれば授乳を行っても安全であるが、放射性ヨードは授乳中止、無機ヨウ素は慎重投与とする」、と

代謝・内分泌疾患　6

[2] 甲状腺機能異常

の見解を述べています。

● 甲状腺機能低下症

　合成 T_4 製剤レボチロキシン（チラーヂン $S^®$）内服中の授乳はまったく問題ありません [2,4]。

これだけは絶対おさえる!!

● 甲状腺機能異常は母児健康に多大な影響を与えるため、疑わしい症状や既往歴を有する妊婦に対しては、甲状腺機能検査（TSH、FT_4、FT_3 など）を行う。

● 異常を認めた場合は速やかに専門医に相談し、甲状腺機能正常化を図る。

● 甲状腺機能障害をもつ女性には、妊娠前からのコントロールと啓発が重要である。

● 甲状腺機能亢進症

・MMI は特殊な先天奇形症候群との関連が指摘されているため、妊娠前から妊娠 16 週までの使用は可能な限り避けるべきである。妊娠前からの啓発が重要である。

・放射性ヨード、アイソトープ治療は妊娠・授乳中は禁忌である。

・ヨウ素は授乳中は慎重投与である。

・児への影響を最小限にするため、母体の TSH が高値にならないよう注意しながら、FT_4 を非妊娠時の基準値の上限か、やや上で保つ。

● 甲状腺機能低下症

・FT_4 の低値は、児の脳神経発達障害の原因となる。

・妊娠可能年齢の女性は妊娠前から TSH を 2.5 μU/mL 以下に保ち、FT_4 は正常の上限か、やや上を保つ。

使用可能な薬	妊 MMI（16 週以降）、PTU（妊娠初期）、ヨウ素、レボチロキシン　授 MMI（20 mg/日以下）、PTU（450 mg/日以下）、レボチロキシン
推奨しない薬	妊 MMI（妊娠初期）、放射性ヨード　授 ヨウ素、放射性ヨード

【文献】
1) 荒田尚子：バセドウ病の妊娠中の管理―薬物療法を中心に．日本内分泌学会雑誌 89(1)：184-184, 2013
2) 日本甲状腺学会：バセドウ病治療ガイドライン 2019．南江堂, 2019
3) 日本産科婦人科学会 / 日本産婦人科医会：産婦人科診療ガイドライン―産科編 2020, p29-32, 2020
4) 川口晴菜, 他：【合併症妊娠】甲状腺疾患：甲状腺機能亢進症, 甲状腺機能低下症．周産期医学 50 (8)：1444-1446, 2020

6

代謝・内分泌疾患

2 甲状腺機能異常

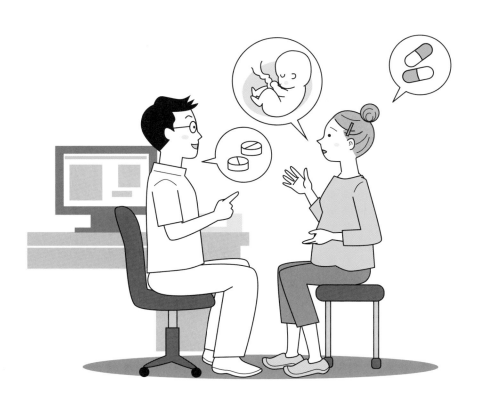

1 うつ病

病態と症状

　うつ病とは、抑うつと不安を主な症状とする気分障害です。日本の患者数は2017年には通院患者数として約140万人と推定され、年々増加傾向です。患者の6割は女性です。うつ患者の受診率は約30％という報告から、実際の患者数はもっと多いと考えられます。症状は抑うつ気分（憂うつ、気分が重い）、何をしても楽しくない、疲れているのに眠れない、自分に価値がないと感じる、この世から消えてしまいたいと思う（自殺念慮）ことなどがあります。また随伴する身体症状として不眠、食欲不振、全身倦怠感、めまい、下痢、便秘などを伴うこともあります。原因は外因性〔アルツハイマー型認知症や甲状腺機能低下症などの疾患や、ステロイド、インターフェロン、ジスルフィラム（降圧剤）など薬物が原因で起こる〕、心因性（性格や環境が強く関連している場合）、内因性（体質や遺伝的な原因による、いわゆる典型的なうつ病）が考えられます。

妊娠していたらどうなるの？

　妊娠・出産は、生活スタイル、人間関係、心身のバランスに大きな変化をもたらすことから、心の不調をきたしやすい時期の1つです。うつ病は、妊娠中に認める心の不調のなかで最も多く認められます。経産婦よりも初産婦に多く、産後を含め周産期全体でうつ病の発症、再発が生じやすいとされています。産後うつ病を含めたわが国の周産期のうつ病有病率は15％、6人に1人は罹患すると報告されています[1,2]。うつ病患者の妊娠、出産、育児にあたっては、母体の精神状態の悪化や身体的な急変、あるいは児に生じる不測の事態に備え、本人・家族と医療スタッフ（精神科、産婦人科、小児科、地域の保健師、ソーシャルワーカー）が連携体制を構築しておくことが必要です。

● うつ病が妊娠に与える影響

　適切な治療が行われなかったうつ病患者において、不安定な精神状態下で

の妊娠・出産育児は、さまざまな産科的合併症（早産・死産、胎盤系の異常、子癇、低出生体重児など）、自傷、自殺、養育能力の低下、児童虐待が増えることが報告されています[2]。

● **妊娠がうつ病に与える影響**

周産期のうつ病は、非妊娠時と比べて重症化しやすいといわれています。特に産後うつ病は母親の自殺も招きかねず、早期発見・早期対応が重要です。

妊娠は、うつ病再発のリスクを高めることが報告されています[1,2]。妊娠中に抗うつ薬を中断すると、約半数が再発したとする報告もあり、服薬のコンプライアンスを高くすることが重要です[1,2]。

> **疾患が児に与える影響**

母体の不安定な精神状態は、初期の母児相互関係、子どもの情緒および行動発達に負の影響を与える（乳幼児期の知的発達の障害や問題行動の出現、睡眠障害など）ことが報告されています[2]。

妊娠初期の抗うつ薬、抗不安薬、抗精神病薬使用と先天異常のリスク上昇の関連は現在ほぼ否定的です。ほとんどの薬物治療による催奇形性のリスク上昇は否定的ですが、妊娠後期・新生児期の影響として下記があります。

● **新生児薬物離脱症候群、新生児不適応症候群**

オピオイド（麻薬）系薬物依存の母体から出生した新生児に用いられてきた病名ですが、現在では抗精神病薬、抗うつ薬、催眠鎮静薬、抗不安薬や抗てんかん薬などの非オピオイド系薬物依存の母体から出生した新生児にも広く用いられています。非オピオイド系薬物における発生頻度は、出生児の約20～30％と考えられます。症状は非特異的で、嗜眠、筋緊張低下、振戦、易刺激性などを呈します。通常出生後48時間以内に認め、経時的に変化し、ほとんどの症候は軽く一過性であり、1～2週間以内に消失します。出生時まれに無呼吸発作やけいれんなどの重篤な症状が出現することがあるため、分娩には新生児蘇生が可能なスタッフの立会が望ましく、事前に小児科の医師との相談が大切です。本疾患罹患後の児の長期的影響（神経行動発達障害との関連など）の詳細はまだ明らかではありません。現在、限られた情報ではありますが、非オピオイド系薬物の直接的な後障害はない、と考えられています[3]。

7

脳・神経・精神疾患

[1] うつ病

● 新生児遷延性肺高血圧症（PPHN）

新生児遷延性肺高血圧症は出産後数時間以内に頻呼吸・陥没呼吸を認め、酸素投与に反応しないチアノーゼを呈するまれな疾患です。児の死亡に至ることもある重篤な疾患です。母体の薬物使用と新生児遷延性肺高血圧症のリスク増加との関連の報告がありますが、その後否定的な報告もあり、現時点では一定の結論が得られていません[2]。

基本的な治療法

治療法には休養、心理療法、薬物療法などがあります。

非薬物療法

● 休養

うつ病は心身ともに疲弊している状態であることから、さまざまなストレスから離れ、十分な休養をとることが大切です。

● 心理療法

心理療法には認知行動療法、支持的精神療法（支持-表出的な集団精神療法含む）、問題解決療法、対人関係療法など、さまざまな方法があります。軽症から中等症のうつ病に関して、心理療法は薬物療法と同等の効果があるとされています。

● 運動療法

健常者のうつ病予防、うつ病発症後の治療についても、運動療法が有効である可能性があると考えられています。

● 無痙攣性電撃療法

薬物だけで効果が不十分な難治性うつ病や、抗うつ薬の副作用の出やすい高齢者に対して行われます。静脈麻酔薬と筋弛緩薬を用いて、麻酔管理下に額に電流を通電する治療です。

薬物療法

抗うつ薬は基本的に単剤で開始します。抗うつ薬は効果が現れるまで1〜2週間（SSRIなどは6〜8週間）かかるという特徴があるため、速効性のある睡眠薬（「不眠」p.208参照）、抗不安薬、抗精神病薬を必要時併用します。

● 抗うつ薬

● 三環系抗うつ薬（TCA）：アミトリプチリン（トリプタノール®）、アモキサピン（アモキサン®）、イミプラミン（トフラニール®）、クロミプラミン（アナフラニール®）

● 四環系抗うつ薬：マプロチリン（ルジオミール®）、セチプチリン（テシプール®）、ミアンセリン（テトラシド®）

● 選択的セロトニン再取込み阻害薬（SSRI）：エスシタロプラム（レクサプロ®）、パロキセチン（パキシル®）、セルトラリン（ジェイゾロフト®）、フルボキサミン（デプロメール®、ルボックス®）

● セロトニン・ノルアドレナリン再取込み阻害薬（SNRI）：ミルナシプラン（トレドミン®）、デュロキセチン（サインバルタ®）

● ノルアドレナリン作動性・特異的セロトニン作動性抗うつ薬（NaSSA）：ミルタザピン（レメロン®、リフレックス®）

● その他の抗うつ薬：トラゾドン（デジレル®、レスリン®）

● 抗不安薬

● ベンゾジアゼピン系抗不安薬：エチゾラム（デパス®）、クロチアゼパム（リーゼ®）、アルプラゾラム（ソラナックス®）、ロフラゼプ（メイラックス®）

● 抗精神病薬

● フェノチアジン系抗精神病薬：クロルプロマジン（ウインタミン®、コントミン®）

● ベンザミド系抗精神病薬：スルピリド（ドグマチール®）

● その他：プロメタジン（ピレチア®、ヒベルナ®）、バルプロ酸（デパケン®）

 妊婦・授乳婦への処方上の注意

妊婦への注意

　妊婦の心身の健康状態の安定化を最優先にすることが、胎児、新生児・乳児の健康状態を安定させることにつながります。精神科以外の医療者らは、精神医学的な診断よりも、「普段と様子が異なり生活に支障のある状態」を察知し、精神科受診、支援につなげることが大切です。

　可能であれば妊娠前から精神科、産婦人科、小児科、地域のソーシャル

7

脳・神経・精神疾患

[1] うつ病

ワーカー、保健師を含めた保健行政と本人、家族が連携し、集学的に周産期管理を行うことが期待されます。出産後の育児サポート体制を整えておくことが大切です。

非薬物療法

十分な休養と支援によるストレスの軽減、精神療法、運動療法は妊娠中も有用です。無痙攣性電撃療法には、精神科、麻酔科、産科、新生児科が連携し、緊急対応できる体制が必要です。

薬物療法

妊娠後期のうつ病に対する薬物療法は新生児薬物離脱症候群の原因となり得ます。妊娠後期にこれら薬物の服用歴のある妊婦の分娩は、新生児科の医師の立会が望ましいため、周産期センターでの妊娠・分娩管理を勧めます。

● 抗うつ薬
● 三環系抗うつ薬、四環系抗うつ薬

三環系抗うつ薬、四環系抗うつ薬は、近年の研究で、先天性心疾患、早産、低出生体重児との関連が指摘されていますが、現時点でほとんどは通常用量において胎児、乳児に影響しないと考えられます。妊娠中の使用は、症例ごとに必要最低限の量で使用することが推奨されます[4]。

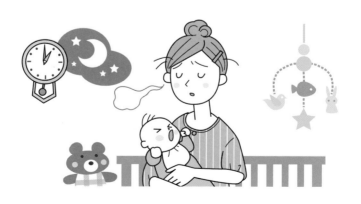

●SSRI、SNRI、NaSSA、トラゾドン

SSRI のⒼⒻパロキセチン（パキシル®）で心奇形（特に心室中隔欠損、心房中隔欠損）のリスクが、一般の頻度より 1 ～ 2% 増加する可能性が報告されましたが、否定的な報告もあります。他剤は通常用量において胎児、乳児に影響しないと考えられています。

● 抗不安薬、抗精神病薬

妊娠初期の抗精神病薬〔クロルプロマジン（ウインタミン®）、スルピリド（ドグマチール®）〕、抗不安薬〔エチゾラム（デパス®）、クロチアゼパム（リーゼ®）、アルプラゾラム（ソラナックス®）〕使用と先天異常のリスク上昇の関連は、現在ほぼ否定的です。例外として、抗てんかん薬に分類されるバルプロ酸は催奇形性の可能性が懸念されます。

授乳婦への注意

産後うつ病は自殺や母子心中、乳児虐待、愛着障害などの母子関係に重大な影響を及ぼすリスクがあり、早期発見と早期介入が必要です。最優先は母体の安定化です。妊娠中から産後、育児中とコメディカル・福祉行政といった多職種による、切れ目のない支援とつなげることが最重要です[2]。

薬物療法

抗うつ薬（三環系、四環系、SSRI、SNRI、NaSSA、トラゾドン）、抗不安薬、抗精神病薬服用時の授乳は、乳汁中への分泌は少なく、新生児・乳児に合併症が実証されている薬剤はほとんどありません。大きな問題が起こりにくいと考えられています。しかし、産褥期は体力的、精神的な負担で神経症症状が悪化する可能性が高いため、母体の負担軽減への配慮（家族による人工栄養を併用した混合栄養など）の検討が必要です。服薬中の場合も安易に母乳を中止せず、肯定的に支援しながら、十分な検討のうえ患者自ら選択する方向が求められます[2,4]。

この際、夜間授乳による睡眠剥奪の有害度と、母乳育児の効用とのバランスも考慮する必要があります（特に重症のうつ病の場合、睡眠不足が症状を増悪するため）。

7

脳・神経・精神疾患

[1] うつ病

これだけは絶対おさえる!!

- 妊娠はうつ病発症・再発のリスクとなる。
- 妊娠中に抗うつ薬を中止した場合の再発率は約50％と高率である。
- 非妊娠時と比べて重症化しやすく、妊娠うつ病は、早期発見・早期対応が重要である。
- 母体のうつ病がコントロール不良の場合、早産、低出生体重児、出産後の児のメンタルヘルスに悪影響を与える。
- 最優先は母体の安定化であり、必要な薬剤を中断なく使用すること、多職種による妊娠中から子育てまで切れ目なく継続される支援を提供することが大切である。
- 妊娠初期の抗うつ薬使用による催奇形性はほぼ否定的である。
- 妊娠後期の抗うつ薬・抗不安薬・抗精神病薬の使用は新生児離脱症候群の原因となるため、新生児科の医師の立会が可能な周産期センターでの分娩を勧める。

使用可能な薬	妊パロキセチン以外の抗うつ薬、抗不安薬、バルプロ酸以外の抗精神病薬 授抗うつ薬、抗不安薬、抗精神病薬
推奨しない薬	妊パロキセチン、バルプロ酸 授特に禁忌薬なし

[文献]

1) 日本精神神経学会・日本産科婦人科学会：精神疾患を合併した，或いは合併の可能性のある妊産婦の診療ガイド：総論編. https://www.jspn.or.jp/uploads/uploads/files/activity/Clinical_guide_for_women_with_mental_health_problems_during_perinatal_period_ver1.2.pdf
2) 日本精神神経学会・日本産科婦人科学会：精神疾患を合併した，或いは合併の可能性のある妊産婦の診療ガイド：各論編. https://www.jspn.or.jp/uploads/uploads/files/activity/Clinical_guide_for_women_with_mental_health_problems_during_perinatal_period_details_ver1.1.pdf
3) 伊藤直樹：向精神薬服用による出生後の疾患と発達の予後. 薬局 64(5)：1677-1683, 2013
4) 村島温子, 他：薬物治療コンサルテーション 妊娠と授乳. 第2版, 南山堂, p.401-458, 545-552, 2014

2　不安症・強迫症

病態と症状

　不安症、強迫症は主に精神的な原因（心因）によって起こる心身の不調です。不安症は、ある特定の対象や状況に対する強い恐怖心や不安感が高じて、パニック発作や回避行動がみられ、著しい苦痛や生活機能障害をきたす疾患です。強迫症は反復的持続的な思考やイメージ、衝動にとらわれる強迫観念と、手洗い、確認等を繰り返す強迫行動がみられます。不安症の生涯有病率は 24.2 ％、強迫症は 1 ～ 2 ％程度とされています[1,2]。

妊娠していたらどうなるの？

　不安症、強迫症は妊産婦の約 20 ％と最も高率にみられます。また、産後うつ病の 2/3 に不安症が合併しているとの報告もあり、うつ病との合併率が高い精神疾患です。一般的な妊産婦にみられる不安、恐怖と、精神科治療の対象となる不安症、強迫症の症状は連続性を有するため見過ごされやすく、注意が必要です。

● **不安症、強迫症が妊娠に与える影響**

　妊婦に高度の不安がみられると産科合併症のリスクが高まり、児の副交感神経系、免疫系、精神発達機能に影響を及ぼす可能性が指摘されています[2]。

● **妊娠が不安症、強迫症に与える影響**

　以前から罹患している不安症は、妊娠中は横ばいですが、分娩後に悪化する傾向があります。強迫症は妊娠・出産との関連が強く、産褥期に発症する、悪化しやすい、との報告もあります[2]。

疾患が児に与える影響

　疾患自体の催奇形性は否定的です。しかし、分娩後に不安症や強迫症が悪化し、母親が育児を回避するようになってしまうと、母児の相互作用や児の心身発達に深刻な影響を与えてしまう可能性があります[1,2]。

治療薬は抗うつ薬、抗不安薬が用いられます。妊娠初期の抗うつ薬、抗不安薬使用と先天異常のリスク上昇の関連は現在ほぼ否定的ですが、妊娠後期・新生児期の影響として、新生児薬物離脱症候群（p.195 参照）、新生児遷延性肺高血圧症（p.196 参照）があります[2]。

基本的な治療法

　治療は精神療法（認知行動療法）、薬物療法になります。

● 非薬物療法
● 認知行動療法
　日常的に行っている振る舞い（行動）や考え方（認知）の"くせ"に気づき、そこからどのような問題が生じているかを理解し、問題解決に向けた新しい習慣を身につける心理療法です。

● 薬物療法
　不安障害の第一選択薬は抗うつ薬である SSRI です。最初の投与で無効の場合、他の SSRI、SNRI、NaSSA、三環系抗うつ薬、スルピリド、等の抗精神病薬が推奨されます。SSRI、SNRI は効果発現に時間がかかるため、治療初期にはベンゾジアゼピン（BZD）系抗不安薬と併用し、安定してから SSRI、SNRI を中心にする治療が行われています。

● 抗うつ薬（うつ病参照）
- 選択的セロトニン再取込み阻害薬（SSRI）：エスシタロプラム（レクサプロ®）、セルトラリン（ジェイゾロフト®）、フルボキサミン（デプロメール®）、パロキセチン（パキシル®）
- セロトニン・ノルアドレナリン再取込み阻害薬（SNRI）：ミルナシプラン（トレドミン®）、デュロキセチン（サインバルタ®）
- ノルアドレナリン作動性・特異的セロトニン作動性抗うつ薬（NaSSA）：ミルタザピン（レメロン®、リフレックス®）
- 三環系抗うつ薬（TCA）：クロミプラミン（アナフラニール®）、イミプラ

ミン（トフラニール®）

● 抗不安薬

● ベンゾジアゼピン系（BZD）抗不安薬：クロチアゼパム（リーゼ®）、アルプラゾラム（ソラナックス®、コンスタン®）、クロナゼパム（リボトリール®）、ロフラゼプ（メイラックス®）

● セロトニン作動性抗不安薬：タンドスピロン（セディール®）

 ## 妊婦・授乳婦への処方上の注意

妊婦への注意

　妊娠中は認知行動療法を優先し、薬物療法は基本臨時的に使用します。

　不安症、強迫症に罹患していた場合、症状が改善し薬物治療を中止した後計画的に妊娠するのが理想的ですが、実際には薬物療法中に妊娠が発覚することが少なくありません。この場合、症状が軽快していれば胎児・新生児への影響の大きい妊娠第1三半期と第3三半期の薬物療法の漸減・中止が可能なこともあります。反対に、妊娠中の発症や症状増悪で、日常生活や妊娠継続、分娩後の育児に支障をきたし得る場合には、妊娠中であっても薬物療法の開始・増量が必須です。減量、中止によって症状の再発や悪化があり得るため、慎重な経過観察が必要です。

♥ 非薬物療法

　不安・恐怖をもつ妊婦に対して、子どもの安全や健康を望むことは親として当然の心情であると寄り添い、訴えを傾聴、受容、共感することは、妊産婦の孤独感を和らげ、安心感、肯定感をもたらし、症状を軽減させると考えられます。十分な休養と支援によるストレスの軽減、精神療法は妊娠中も有効です。

薬物療法

　妊娠後期の抗うつ薬・抗不安薬・睡眠薬の投与は新生児薬物離脱症候群の原因となります。妊娠後期にこれらの服用歴のある妊婦の分娩は、新生児科の医師の立会が望ましいため、周産期センターでの妊娠・分娩管理を勧めます。

7

脳・神経・精神疾患

2 不安症・強迫症

● 抗うつ薬

→「うつ病」p.198 参照

授乳婦への注意

→「うつ病」p.199 参照

これだけは絶対おさえる!!

- 不安症、強迫症は心理的負担によるものが多く、妊娠中・産後は特に周囲の協力による環境整備が大切である。
- 抗不安薬の減量・中止によって症状の再発や悪化があり得るため、慎重な経過観察が必要。
- 妊娠後期の抗うつ薬・抗不安薬・抗精神病薬の使用は新生児離脱症候群の原因となるため、新生児科の医師の立会が可能な周産期センターでの分娩を勧める。

使用可能な薬	妊 パロキセチン以外の抗うつ薬、抗不安薬、バルプロ酸以外の抗精神病薬 授 抗うつ薬、抗不安薬、抗精神病薬
推奨しない薬	妊 パロキセチン、バルプロ酸 授 特に禁忌薬なし

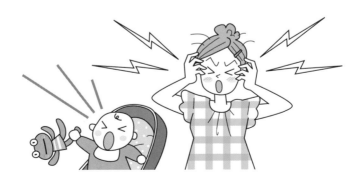

［文献］
1) 日本精神神経学会・日本産科婦人科学会：精神疾患を合併した，或いは合併の可能性のある妊産婦の診療ガイド：総論編．https://www.jspn.or.jp/uploads/uploads/files/activity/Clinical_guide_for_women_with_mental_health_problems_during_perinatal_period_ver1.2.pdf
2) 日本精神神経学会・日本産科婦人科学会：精神疾患を合併した，或いは合併の可能性のある妊産婦の診療ガイド：各論編．https://www.jspn.or.jp/uploads/uploads/files/activity/Clinical_guide_for_women_with_mental_health_problems_during_perinatal_period_details_ver1.1.pdf

7. 脳・神経・精神疾患

3 不眠

病態と症状

　不眠症は非常に頻度の高い病気です。日本人の5人に1人は自分の睡眠に問題を感じているといわれます。実際、睡眠不足は身体愁訴、不安、抑うつ、被害妄想が発生・増悪し、感情調節や建設的思考力、記憶能力などの心の健康を保つ上で重要な認知機能の低下が生じます。不眠症とは睡眠時間の長短ではなく、「眠れなくて、日中に不調が出現して困っている」との自覚症状で診断されます。不眠症は症状から「入眠障害」「中途覚醒」「早朝覚醒」「熟眠障害」に分けられ、作用時間の異なる薬が用いられています。

　不眠の原因は、ストレス、高血圧、アレルギーなど身体疾患、うつ病などの精神疾患、降圧薬・抗癌剤など薬物治療の副作用や、生活リズムの乱れや適切でない睡眠環境などがあります。なかでも、睡眠時無呼吸症候群、レストレスレッグス症候群（むずむず脚症候群）、周期性四肢運動障害、うつ病などの精神疾患に伴う不眠は、通常の睡眠薬では治療できず、専門施設での検査と診断が必要です。

妊娠していたらどうなるの？

　妊娠に伴った睡眠障害は、妊娠初期は睡眠時間が延長し、眠気や倦怠感、日中の居眠りなど過眠を示し、妊娠後半には不眠を生じることが多いと報告されています。特に妊娠7カ月以降の妊娠後半は、頻尿、不規則な子宮収

縮、背部痛、下肢のこむら返りやむずむず脚症候群などが増加して安眠がとれず、夜間の中途覚醒が生じます[1]。

　多くの妊婦で、妊娠に伴う身体的、精神的変化がストレスとなり、不眠の原因となっています。しかし、不眠を主訴とする患者のなかには、うつ病発症やドメスティックバイオレンス（DV）の被害者である場合もあるため、常に不眠以外の症状も確認することが重要です[1]。妊婦の心身の健康状態安定を最優先にすることが、胎児、新生児・乳児の健康状態を安定させることにつながります。

● **不眠が妊娠に与える影響**

　不眠は妊娠中の血圧上昇（妊娠高血圧症候群）との関連が考えられています[1]。

　妊娠中の不眠は心理的不安定さを増強させ症状を悪化させます。また、妊娠末期や産褥期の重篤な不眠は、マタニティブルー、産褥うつ病や産褥精神病との関連が高いと報告されています[1]。

● **妊娠が不眠に与える影響**

　妊娠は不眠の原因となります。妊娠中、特に後期は8割の妊婦に不眠症状を認めるといわれます[1]。すべての妊娠期間を通じて徐波睡眠が有意に減少し、深い睡眠が十分に得られないことがわかっていますが、その機序の詳細はまだわかっていません。

疾患が児に与える影響

　不眠自体の児の催奇形性への影響は否定的ですが、重篤な不眠で母体が体調を崩すことは、母児両者に影響を及ぼす可能性があります。

　妊娠中の睡眠薬使用の情報は限られていますが、現在のところ催奇形性は否定的です。妊娠後期・新生児期の睡眠薬使用の影響として下記があります。

● **新生児薬物離脱症候群（うつ病参照）**

　オピオイド（麻薬）系薬物の他、抗精神病薬、抗うつ薬、催眠鎮静薬、抗不安薬や抗てんかん薬などの非オピオイド系薬物依存の母体から出生した新生児に用いられてきた病名です。また、出産に近い時期の睡眠薬使用妊婦から出生した新生児にも症状の出現が報告されています。

　バルビツール酸系睡眠薬ペントバルビタール（ラボナ®）、ベンゾジアゼピン（BZD）系睡眠薬のフルニトラゼパム（サイレース®、ロヒプノール®）、

ニトラゼパム（ベンザリン®）などで報告がありますが、他剤でも同様の症状が出現する可能性があります（p.195 参照）。

● **新生児出血傾向**

バルビツール酸系睡眠薬：抗てんかん薬〔フェノバルビタール（フェノバール®）〕を使用していた場合、新生児の出血傾向が問題となることがあります。ベンゾジアゼピン系など他の睡眠薬では生じません。

基本的な治療法

不眠の原因を診断し、取り除くことが第一になります。生活環境改善指導（睡眠衛生指導）を行い、効果のみられない場合には認知行動療法、副作用の少ない適切な睡眠薬を単剤、短期間投与から開始します[2,3]。

♥ 非薬物療法

● **生活環境改善指導**

睡眠に対する正しい知識と理解を深めることで症状の軽減が期待できます。

> ● 眠れないことにこだわらず、日中は活動的に過ごす。時に 30 分以内の短時間の昼寝などを取り込む。
>
> ● 就寝・起床時間を一定にし、早朝に日光を浴びるなど、体内時計を調整して睡眠覚醒のリズムを整えるようにする。
>
> ● 就寝時は静かで快適な環境を整え、クッションなどで安楽な姿勢が取れるようにする。
>
> ● 適度な運動を日常生活に取り入れ、リラックスを促すような呼吸法、マッサージ、足浴やストレッチも行う。就寝前にぬるめのお風呂に入る。
>
> ● 就寝前のカフェイン摂取、刺激の強いテレビや本、スマートフォンやパソコン等の使用、利尿作用のある食べ物や飲み物は避ける。

具体的には厚生労働省健康局の「健康づくりのための睡眠指針 2014」[2]が参考になります。

● **認知行動療法**

日常的に行っている振る舞い（行動）や考え方（認知）の"くせ"に気づ

き、そこからどのような問題が生じているかを理解し、問題解決に向けた新しい習慣を身につける心理療法です。不眠症へ効果があることが実証されており、薬物療法との併用療法としても有効ですが、現在不眠症に対する認知行動療法は保険適用外です[2,3]。

薬物療法

「睡眠薬の適正な使用と休薬のための診療ガイドライン」（2013年6月策定）に準じて使用します[3]。現在、ベンゾジアゼピン系、非ベンゾジアゼピン系、メラトニン受容体作動薬と、オレキシン受容体拮抗薬が広く用いられています。

● 睡眠薬

● ベンゾジアゼピン（BZD）系睡眠薬

トリアゾラム（ハルシオン®）、ブロチゾラム（レンドルミン®）はバルビツール酸系睡眠薬に比べて薬物依存性や呼吸抑制が弱く、現在広く使用されている睡眠薬です。BZD系薬剤は筋弛緩・抗不安と催眠の両方の作用があります。抗不安作用のより強いものが抗不安薬、催眠効果のより強いものが睡眠薬と呼ばれています。休薬中に薬物離脱の不眠症状の悪化（反跳性不眠）がみられる危険性があり、注意が必要です。

● 非ベンゾジアゼピン系睡眠薬

ゾルピデム（マイスリー®）、ゾピクロン（アモバン®）はBZD系に比べて筋弛緩作用が弱いため脱力やふらつきが起こりにくく、反跳性不眠や退薬症候などの副作用も呈しにくい薬剤です。マイスリー®は頓用も可です。抗不安作用も少ないため、不安や緊張、肩こりなどの強い患者ではBZD系のほうが有効な場合もあります。

● メラトニン受容体作動系睡眠薬

ラメルテオン（ロゼレム®）は反跳性不眠が生じないなど、他の睡眠薬のもつ副作用の問題がないため、高齢者などにも使いやすいという利点があります。睡眠時間帯のずれたリズム異常を有する不眠の第一選択薬になります。

● オレキシン受容体拮抗薬

スボレキサント（ベルソムラ®）、レンボレキサント（デエビゴ®）は中途覚醒を伴う不眠に効果的です。今まで不眠症に対し薬物治療を受けたことが

ない方に特に有効です。

● バルビツール酸系睡眠薬

　ペントバルビタール（ラボナ®）、抗てんかん薬〔フェノバルビタール（フェノバール®）〕は睡眠薬として認可されていますが、耐性や依存性を生じやすく、離脱症状も強いため、現在は検査時や麻酔前投薬などに限定して使用されています。

● その他の睡眠薬

　ブロモバレリル尿素（ブロバリン®）、トリクロホス（トリクロリール®）、抱水クロラール（エスクレ®）は睡眠薬として認可されていますが、耐性や依存性を生じやすく、離脱症状も強いため、現在は検査時や麻酔前投薬などに限定して使用されています。

● 睡眠薬以外（不眠改善薬）

● 抗ヒスタミン薬：ヒドロキシジン（アタラックス®）

● 抗精神病薬：レボメプロマジン（レボトミン®）、クロルプロマジン（コントミン®）

● 抗うつ薬：トラゾドン（デジレル®）

　などが、睡眠の改善を目的として使用されることがあります。

妊婦・授乳婦への処方上の注意

妊婦への注意

　非薬物療法を優先します。効果のみられない場合に副作用の少ない適切な睡眠薬を短期間投与し、同時に注意深く観察することが勧められます[1]。

非薬物療法
　生活環境改善指導、認知行動療法への注意は、特にありません。

薬物療法
　睡眠障害に用いられる睡眠薬、抗不安薬のほとんどは、通常用量において胎児、乳児に影響しません。小児科を含めた他職種との情報共有は必須です。

● ベンゾジアゼピン（BZD）系睡眠薬
　トリアゾラム（ハルシオン®）、ブロチゾラム（レンドルミン®）などベンゾ

ジアゼピン系睡眠薬は妊娠中の睡眠薬としても多く使用されています。現時点で、妊娠中の使用でのリスクは通常の先天異常発生率を上回るものではない、と考えられます。

● 非ベンゾジアゼピン系睡眠薬

ゾルピデム（マイスリー®）、ゾピクロン（アモバン®）などの非ベンゾジアゼピン系睡眠薬は、現時点で妊娠中の使用でのリスクは通常の先天異常発生率を上回るものではない、と考えられます。

● メラトニン受容体作動系睡眠薬

ラメルテオン（ロゼレム®）は、適応用量において胎児・乳児に影響しません。

● オレキシン受容体拮抗薬

スボレキサント（ベルソムラ®）は適応用量であれば胎児、乳児に影響しません。レンボレキサント（デエビゴ®）も胎児に影響しません。

● バルビツール酸系睡眠薬

現在では非妊娠時においてもあまり使われていません。妊娠中のペントバルビタール（ラボナ®）の使用によって先天異常が増加するという報告はありません。フェノバルビタール（フェノバール®）の妊娠中の使用と催奇形性についてはいまだ結論がでていません。

● その他の睡眠薬

ブロモバレリル尿素、トリクロホス、抱水クロラールは主に小児期の術前、検査前投与などで使用されており、妊娠期の使用は極めて少なく原則控えることが望ましい薬剤です。ブロモバレリル尿素（ブロバリン®）の妊娠期の使用に対する情報はありませんが、古くから市販の感冒薬にも配合されており、大きな催奇形性はないと考えられます[1]。

● 不眠改善薬

不眠改善薬のほとんどは胎児・乳児に影響しません。

授乳婦への注意

睡眠薬服用中でも授乳は可能です。母体のコントロールを第一に考え、負担にならない母乳育児が推奨されます。乳児への蓄積の可能性はあるため、留意は必要です。ベンゾジアゼピン系睡眠薬を授乳中に使用する場合には、短時間作用型のもの〔トリアゾラム（ハルシオン®）、ブロチゾラム（レン

ドルミン®）など〕を選択し、短期間、断続的、低用量、生後1週間以降の使用であれば安全とされています。

　非ベンゾジアゼピン系睡眠薬のゾルピデム（マイスリー®）は、母乳への移行が少量であり、半減期も短く蓄積も起こらないこと、頓用使用も可能なことから、乳児への影響はほとんどないと考えられます[1]。

　メラトニン受容体作動薬、不眠改善薬も乳児への影響はほとんどないと考えられます。

これだけは絶対おさえる!!

- 不眠は心理的不安定さを増悪させ、重篤な産褥期の不眠は産褥うつ病、産後精神病発症との関連がある。
- 不眠の訴えがうつ病、不安障害など他疾患の初発症状である場合もあり、他の症状にも注意が必要である。
- 治療はまず生活環境改善指導、認知行動療法を行い、さらに必要時は適切な睡眠薬を少量投与から開始する。
- 最優先は母体の安定化であり、必要な薬剤を中断することなく使用することが大切である。
- 妊娠中の睡眠薬使用による催奇形性はほぼ否定的である。
- 出産に近い時期の睡眠薬使用は新生児薬物離脱症候群の原因となるため、新生児科の医師の立会が可能な周産期センターでの分娩を勧める。
- 睡眠薬の使用中であっても授乳は可能。母体の負担にならない母乳育児を推奨する。

推奨する薬	妊トリアゾラム、ブロチゾラム、ゾルピデム、ゾピクロン、ラメルテオン、スボレキサント、レンボレキサント　授トリアゾラム、ブロチゾラム、ゾルピデム、ラメルテオン、スボレキサント
推奨しない薬	妊フェノバルビタール 授特に禁忌薬なし

[文献]
1) 日本精神神経学会・日本産科婦人科学会：精神疾患を合併した，或いは合併の可能性のある妊産婦の診療ガイド：各論編．https://www.jspn.or.jp/uploads/uploads/files/activity/Clinical_guide_for_women_with_mental_health_problems_during_perinatal_period_details_ver1.1.pdf
2) 厚生労働省健康局：健康づくりのための睡眠指針2014．https://www.mhlw.go.jp/file/06-Seisakujouhou-10900000-Kenkoukyoku/0000047221.pdf
3) 厚生労働科学研究・障害者対策総合研究事業「睡眠薬の適正使用及び減量・中止のための診療ガイドラインに関する研究班」および日本睡眠学会・睡眠薬使用ガイドライン作成ワーキンググループ編：睡眠薬の適正な使用と休薬のための診療ガイドライン．http://jssr.jp/files/guideline/suiminyaku-guideline.pdf

7. 脳・神経・精神疾患

4 てんかん

病態と症状

　てんかんとは慢性の脳疾患です。大脳神経細胞（ニューロン）の電気活動リズムの乱れから異常放電が生じ、てんかん発作が起こります。てんかん発作は繰り返し起こることが特徴であり、1回だけの発作ではてんかんという診断はつけられません。

　発症率は100人に1人とされ、3歳以下の発症が最も多く、全体の80%は18歳以前に発症します。およそ妊娠女性の200人に1人はてんかんを合併していると考えられます。

　適切な薬物治療で8割は発作をコントロールでき、多くの人が普通に社会

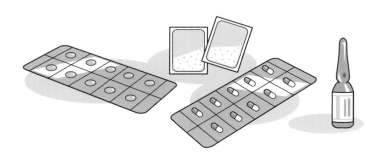

生活を営んでいます。しかし2割の人は治療を行っても発作をコントロールできず、「難治性てんかん」と呼ばれます。

　てんかんの原因はさまざまですが、大きくは脳の障害、傷によって生じる症候性てんかん（生まれたときの仮死状態や低酸素、脳炎、髄膜炎、脳出血、脳梗塞、脳外傷などが原因）と、原因不明の特発性てんかんに分けられます。

　てんかん発作は突然起こりますが、一瞬から数分で必ず自然におさまり、致死的な状況になることは極めてまれです。発作時は意識障害や痙攣、不随意運動が生じます。発作には下記のような種類があります[1,2]。

	原因と特徴	種類
全般発作	脳全般で過剰発射が起こり、意識が最初から失われる特徴がある	強直間代発作、脱力発作、複雑失神発作、ミオクロニー発作、てんかん重積状態
部分発作（焦点）	脳の一部分から始まる発作、最初は意識がある	単純部分発作、複雑部分発作、二次性全般化発作

妊娠していたらどうなるの？

● 妊娠がてんかんに与える影響

　妊娠中のてんかん発作の頻度は、妊娠中も継続して厳密に抗てんかん薬を服用している場合60〜80％が不変、10〜20％が増加、約5〜10％が減少といわれます[2,3]。

　妊娠前の発作頻度が多いと増加しやすく、妊娠前から発作のない状態だと妊娠中も発作がない可能性が高いとされます。発作が増加する原因は、内服不良や嘔吐に伴う薬物血中濃度の低下、電解質ナトリウムやマグネシウムなどの低下に伴うてんかん発作の閾値（いきち）低下などが指摘されています。また、妊娠に伴う身体的および精神的ストレスの影響も考えられます。分娩後発作頻度は元に戻りますが、育児で睡眠不足、疲労、ストレスを蓄積しやすいため、特に産後3カ月までは引き続き注意が必要です[1,2]。

● てんかんが妊娠に与える影響

　てんかん患者の妊娠出産では、自然流産、妊娠高血圧症候群、早産、子宮内胎児発育不全、低出生体重児等のリスクがやや高く、抗てんかん薬服用例ではその傾向が少し強まりますが著しいリスク上昇ではありません。

　軽いてんかん発作（意識が保たれる発作）は妊娠への悪影響はありません。中程度のてんかん発作（数分以上意識を失う発作）の場合、妊娠自体への悪

影響はほとんどありませんが、発作が強く転倒すると事故や母体のけが、切迫流産、常位胎盤早期剥離、胎児の低酸素状態、胎児胎盤機能不全のリスクが生じます。妊娠中に全身痙攣を伴う最も強い発作（強直間代発作）を起こすと、転倒と全身痙攣による腹圧の上昇が高いリスクを生じ、胎児低酸素状態、胎児心拍数低下、常位胎盤早期剥離、切迫流・早産などの原因になり得ます。

　基本的に普通分娩が可能です。分娩前後は、服薬が不規則になったり、寝不足になったりなどから、痙攣発作の頻発や重積状態にならないよう注意が必要です。

疾患が児に与える影響

　てんかんを有する女性から出生する児の奇形出現率は、一般の2～3倍と報告されています[1,2]。

	奇形出現率
母親がてんかん（服薬群）	約6%
母親がてんかん（非服薬群）	約3%
非てんかん群	約2%

　高頻度で認められる奇形は一般集団とほぼ同様（心血管奇形、口唇口蓋裂、骨格奇形）です。抗てんかん薬のうち、バルプロ酸（VPA）、カルバマゼピン（CBZ）で特にみられやすい奇形として、神経管閉鎖不全があります。神経管閉鎖不全の発生頻度は、一般集団で0.06%、バルプロ酸服用者で1～2%、カルバマゼピン服用者で0.5～1%と報告されています。バルプロ酸、カルバマゼピンは血中葉酸濃度を低下させるため、妊娠前からの葉酸補充が推奨されます[1~3]。

● 児の認知機能発達への影響

　抗てんかん薬服薬中の母親から生まれた児の研究で、バルプロ酸を服薬していた群にのみ、児の平均IQに有意な低下を認めました。さらにバルプロ酸群は用量依存性〔高用量（1,000 mg以上）服用群〕にIQの有意な低下が認められた、と報告されています[1~3]。

基本的な治療法

　基本は薬物療法です。外科手術で発作消失の期待できるてんかんや難治性の場合に対して、手術療法が行われます。

🫀 非薬物療法
● 手術療法

　開頭焦点部切除術、脳梁離断術、電気刺激療法（左頸部迷走神経に電極を設置し、24 時間電気刺激を行う）。

　高度に専門的な治療法であり、専門施設で行われます。手術によって発作消失が期待される内側側頭葉てんかんでは、開頭焦点部切除術が推奨されます。薬剤抵抗性てんかんの約半数で、手術療法によって発作症状や頻度の緩和を期待できることが明らかになっています [4]。

💊 薬物療法

　全般てんかんの発作の治療はバルプロ酸が第一選択薬です。第二選択薬としてラモトリギン、レベチラセタム、トピラマート、ゾニグラド、クロバザム、フェノバルビタール、フェニトイン、ペランパネルが選択されます。妊娠可能年齢女性ではバルプロ酸以外の薬物療法を優先します。部分てんかん発作の治療は、カルバマゼピン、ラモトリギン、レベチラセタム、ゾニサミド、トピラマートが第一選択薬です。第二選択薬としてフェニトイン、バルプロ酸、クロバザム、クロナゼパム、フェノバルビタール、ガバペンチン、ラコサミド、ペランパネルですが、前述のように妊娠可能年齢女性ではバルプロ酸以外を優先します。

● 抗てんかん薬
①バルプロ酸（VPA）：デパケン®
②カルバマゼピン（CBZ）：テグレトール®
③フェニトイン（PHT）：アレビアチン®、ヒダントール®
④フェノバルビタール（PB）：フェノバール®
⑤プリミドン（PRM）：プリミドン®
⑥アセタゾラミド（AZA）：ダイアモックス®
⑦トリメタジオン（TMO）：ミノアレ散®

7

脳・神経・精神疾患

[4] てんかん

⑧クロナゼパム（CZP）：リボトリール®、ランドセン®

⑨ジアゼパム（DZP）：ダイアップ®

⑩ゾニサミド（ZNS）：エクセグラン®

⑪ガバペンチン（GBP）：ガバペン®

⑫トピラマート（TPM）：トピナ®

⑬ラモトリギン（LTG）：ラミクタール®

⑭レベチラセタム（LEV）：イーケプラ®

⑮クロバザム：マイスタン®

⑯ラコサミド：ビムパット®

⑰ペランパネル：フィコンパ®

⑱エトスクシミド：ザロンチン®

妊婦・授乳婦への処方上の注意

妊婦への注意

　妊娠中は全身性の強いてんかん発作を抑え、転倒、外傷を防ぐことが目標です。妊娠可能年齢のてんかんを有する女性の治療は、早い段階（思春期までに）で本人・家族に正しい情報提供を行い、妊娠に最適な処方、病気のコントロールの必要性を理解し、実践していただくことです。妊娠前から発作を起こさないようコントロールし、抗てんかん薬服用による催奇形性を低下させるため、可能であればバルプロ酸をなるべく避け、より安全な内服薬への切り替え、多剤から単剤への変更、減量・中止について検討すべきです。薬剤の変更、減量には数年を要することもあり、調整開始は早い方がよいため、思春期以降は将来の妊娠を常に考慮しておく必要があります。

非薬物療法（外科療法）

　妊娠中は手術自体のリスクがあるため、第一選択とはなりません。

薬物療法

　多くの抗てんかん薬で催奇形性が報告されていますが、通常は治療が優先されます。催奇形性のリスクを下げるため、できるだけ単剤、少量投与を行います[1,2]。多剤併用は単剤よりも催奇形性を高めます（例外：バルプロ酸）。

妊娠中の第一選択薬はレベチラセタム(LEV)かラモトリギン(LGT)です。LEV の使用時は、副作用の精神症状(イライラ、抑うつ)が起こりうることを本人・家族に説明し、注意を促します。特に避けるべき組み合わせは、フェニトイン(アレビアチン®)＋フェノバルビタール(フェノバール®)、カルバマゼピン(テグレトール®)＋フェノバルビタール(フェノバール®)、バルプロ酸(デパケン®)＋カルバマゼピン(テグレトール®)、フェニトイン(アレビアチン®)＋プリミドン＋フェノバルビタール(フェノバール®)とされています[3]。

　バルプロ酸は前述のように葉酸拮抗作用があり、神経管閉鎖不全の確率が上昇します。バルプロ酸は催奇形性、児の精神神経発達の観点からも 500 〜 600 mg 以下が望ましく、単剤・多量より、2 剤併用でも VPA 少量の方がリスクが低くなります。また、血中濃度の上昇を防ぐため徐放剤、分割投与を行います[1~3]。

● 妊娠前からの母体葉酸補充

　フェニトイン、フェノバルビタール、カルバマゼピンなどの抗てんかん薬は葉酸の濃度を低下させます。抗てんかん薬服薬中の葉酸投与量は、海外では 4 〜 5 mg/日と示されています[1,3]。日本てんかん学会のガイドラインでは 0.4 〜 0.6 mg/日と示されています[2]。また、葉酸の投与は抗てんかん薬投与による IQ 低下を阻止するために有効であると考えられます[1,2]。特に健常の女性に対して妊娠前からの葉酸補充は奇形発生のリスク低下に寄与することが明らかになっています。

授乳婦への注意

　出産後も発作を予防するために育児・授乳による疲労、睡眠不足を避け、場合により人工栄養の併用や家族の協力を得ることも大切です。抗てんかん薬の投与は、現在、適切な投与量であれば授乳を是とする見解が主流となっています。新生児期の最初の 1 週間は児の薬物排泄能が低いため、母親がエトスクシミド(ザロンチン®)、ゾニサミド(エクセグラン®)、フェノバルビタール(フェノバール®)など、母乳移行性が高く半減期の長い薬剤を高用量に服用していた場合には、児に傾眠傾向や低緊張、哺乳力低下がないか注意する必要がありますが、臨床的に問題が生じることはかなりまれなため、初乳を最初から中止する必要性はない、とされています[1~3]。

母親の発作コントロールあるいは育児能力が十分でない場合には、妊娠前、遅くとも児の出生までに養育環境・育児支援態勢を整え、出生後も支援を継続することが大切です。脳の可塑性の大きい小児では、出生後の適切な発達刺激が精神運動発達に大きく影響するからです（うつ病の項参照）。

これだけは絶対おさえる!!

- 妊娠中は全身痙攣（全身性強直性間代性発作）を抑え、転倒、外傷を防ぐことが目標。
- 抗てんかん薬は少量・単剤、より安全な薬剤を投与する。
- 多剤併用で避けるべき組み合わせは、PHT ＋ PB、CBZ ＋ PB、VPA ＋ CBZ、PHT ＋ PRM ＋ PB。
- VPA は高用量の服用で児の認知機能発達への影響が懸念されるため、500 ～ 600 mg 以下とし、徐放剤や分割投与、必要時は 2 剤併用を行って血中濃度が高くならないようにする。
- 葉酸を妊娠前から補充する。葉酸拮抗薬である PHT、PB、CBZ を服用中は、葉酸を 5 mg/日を投与する。他剤の場合も、妊娠前から 400 µg/日の葉酸補充を推奨する。

使用できる薬	妊 LEV、LGT、葉酸　授 一般的治療薬
推奨しない薬	妊 単剤でも避けるべき：PRM、VPA、PHT、PB　避けるべき組み合わせ：PHT ＋ PB、CBZ ＋ PB、VPA ＋ CBZ、PHT ＋ PRM ＋ PB　授 なし

［文献］
1) 日本精神神経学会・日本産科婦人科学会：精神疾患を合併した、或いは合併の可能性のある妊産婦の診療ガイド：各論編． https://www.jspn.or.jp/uploads/uploads/files/activity/Clinical_guide_for_women_with_mental_health_problems_during_perinatal_period_details_ver1.1.pdf
2) 日本神経学会監修：てんかん治療ガイドライン 2018．日本神経学会．http://www.neurology-jp.org/guidelinem/tenkan_2018.html
3) 村島温子、他：妊娠と授乳．第 2 版、南山堂、p459-474、558-570、2014
4) 川合謙介：てんかんの外科治療における最新知見．日本臨牀 72(5)：881-886、2014

1 腰痛

 病態と症状

腰痛とは単一の疾患ではなく、症状の名称です。一般的に触知可能な最下端の肋骨と臀部の間の領域に位置する疼痛で、有症期間別に急性腰痛（4週間未満）、亜急性腰痛（4週間から3カ月）、慢性腰痛（3カ月以上）と定義されます。

日本整形外科学会／日本腰痛学会監修「腰痛診療ガイドライン2019」[1]によれば、腰痛は原因別に脊椎由来、神経由来、内臓由来、血管由来、心因性の5つに大別されます。

腰痛の診断で最も重要な点に、❶危険信号〔腫瘍（原発性、転移性脊椎・脊髄腫瘍など）、感染（化膿性脊椎炎、脊椎カリエスなど）、骨折（外傷、椎体骨折など）〕の合併が疑われる腰痛なのか、❷神経症状を伴う腰痛（腰椎椎間板ヘルニア、腰部脊柱管狭窄症、脊椎すべり症など）なのかの鑑別があげられます。❶❷が否定され、特定の認識された原因が明らかでないものを、非特異的腰痛と分類しますが、今後病態解明が期待されます。

従来整形外科で頻用されてきた筋・筋膜性腰痛（腰椎を支える靱帯・傍脊柱筋群の過度の緊張に由来する痛み）や椎間板不安定性腰痛なども非特異性腰痛に分類され、腰痛全体の約80～90%を占めます。

妊娠していたらどうなるの？

妊娠中の腰痛は、妊娠中に最も多いマイナートラブルの1つであり、妊婦の約70%で認められると報告されています[2]。

● **腰痛が妊娠に与える影響**

妊娠中の腰痛は、ADLに支障をもたらします。腰背部痛は産科合併症（切迫流・早産、常位胎盤早期剥離、筋腫変性など）や、腎・尿路疾患（腎盂腎炎や尿路結石）、胆石や腫瘍などから生じる場合があり、その原因によって母児ともに重大な影響を受けることがありますので、見落とさないことが大切です[2]。

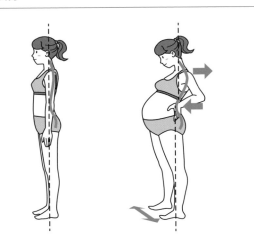

妊娠子宮の増大に伴い、重心が前方に移動します。妊婦さんは常に背を反り
返らせる姿勢となり、腰痛、下肢痛の原因となります。

● 妊娠が腰痛に与える影響

妊娠自体が腰痛の原因となります（ガイドラインの原因別分類で、妊娠は
内臓由来に分類）。妊婦の多くが腰痛を認め、妊娠中のすべての時期に発症
し、特に妊娠後期に増加・増悪します。

妊娠のごく初期から性ステロイドホルモンやリラキシンの分泌が増加する
ことで、仙腸関節や恥骨結合の骨盤靱帯が弛緩して可動域が増大し、骨盤が
不安定になります。また、妊娠に伴う体重増加による腰背筋への負荷や、増
大した子宮による重心の前方変位が姿勢に影響し、筋・筋膜性腰痛の原因と
なります（**図1**）。

妊娠中の精神的ストレスは心因性腰痛の発症、増悪の原因となります。妊
娠中の椎間板ヘルニアの発生率は 1/1,000 と報告され、妊娠中に増加するこ
とはありません。妊娠中・分娩後の妊娠・授乳関連骨粗鬆症による椎体圧迫
骨折は極めてまれですが、腰背部の激痛の原因となります[3]。

疾患が児に与える影響

重篤な産科合併症（常位胎盤早期剥離、切迫流・早産）などを伴わない非

特異的腰痛は、妊娠中の児に特に影響を与えないと考えられます。

基本的な治療法

危険信号、神経症状のいずれもない非特異的な腰痛と診断された場合、4～6週間保存的治療を行います。改善を認めない場合は危険信号、心因的要素の再評価を行い、専門医へ紹介します。

♥ 非薬物療法

急性期は短期間の安静（2日まで）が勧められ、その後疼痛緩和を行いながら通常の活動レベルにできるだけ早く戻るように指導することが重要です。保存的に骨盤支持ベルト、コルセットなど装具の装着や、理学療法や運動療法が行われます。活動性の低下が長期化すると筋萎縮や筋力低下がさらに腰痛の原因となるため、ストレッチや歩行などの軽い運動の併用をすることで症状が軽減されます。

薬物療法

急性期の疼痛には NSAIDs やアセトアミノフェンを第一に検討します。

次に中枢性筋弛緩薬〔エペリゾン（ミオナール®）など〕、ワクシニアウイルス接種家兎炎症皮膚抽出液（ノイロトロピン®）、神経障害性疼痛緩和薬〔プレガバリン（リリカ®）〕、弱オピオイド〔トラマドール（トラムセット®）、ブプレノルフィン（レペタン注®）〕などが検討されます。慢性腰痛には、急性期に使用する薬剤に加え、抗不安薬（SNRI など）、三環系抗うつ薬も使用されます。

妊婦・授乳婦への処方上の注意

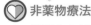 妊婦への注意

♥ 非薬物療法

妊娠中の無理のないストレッチや有酸素運動は腰痛予防のためにも推奨されます。子宮収縮を促進しないよう注意します。妊娠用の骨盤支持ベルトの使用も推奨されます。

整形外科

8

[1] 腰痛

💊 薬物療法

　妊娠中は NSAIDs〔9-3~24〕 の使用は禁忌であるため、アセトアミノフェン〔9-1〕を第一選択薬とします。外用薬は内服・坐薬に比べ血中濃度が低く保たれ（内服薬の 1/10 ～ 1/100）、一般には安全と考えられますが、同時に大量使用すると血中薬物濃度が上がる可能性があります。**NSAIDs を含む外用薬**は、特に妊娠後期の使用によって動脈管早期閉鎖を起こす危険性があるため、使用は控えます。

　処方薬では MS 冷シップ®〔9-26〕 はサリチル酸メチル含有であるため、他剤よりも妊娠中に使いやすいですが、大量に使うことについては同様に注意が必要です。市販の湿布薬にも留意します。中枢性筋弛緩薬〔エペリゾン（ミオナール®）など〕〔46-3〕、ワクシニアウイルス接種家兎炎症皮膚抽出液（ノイロトロピン®）、神経障害性疼痛緩和薬〔プレガバリン（リリカ®）〕〔9-27〕、弱オピオイド〔トラマドール（トラムセット®）〕〔47-13〕はいずれも妊娠中の使用による情報が少ない薬剤です。**ブプレノルフィン（レペタン注®）**〔47-7〕は添付文書上禁忌となっています。

授乳婦への注意

　授乳中の NSAIDs〔9-3~24〕 の使用は、内服、外用いずれも特に問題ありません。**ブプレノルフィン（レペタン注®）**〔47-7〕は添付文書上投与禁忌です。**トラマドール（トラムセット®）**〔47-13〕は乳汁への移行が報告されたことから、添付文書で投与を避けることとなっています。

これだけは絶対おさえる!!

- 妊娠によるホルモンの分泌量や姿勢の変化によって腰痛は増加・悪化する。
- 適度なストレッチ、運動は腰痛予防に必要であるが、子宮収縮を促進しない程度にする。
- 腰痛の原因として産科合併症（切迫流・早産、常位胎盤早期剥離）や尿路感染症などの可能性があることに留意する。
- 鎮痛薬はアセトアミノフェンを第一選択薬とする。
- 外用薬も経皮吸収されるため、使用量を厳守し、長期に漫然と

使用しない。外用薬は、サリチル酸メチル含有薬が使いやすい。NSAIDs含有外用薬は、特に妊娠後期には使用しない。

使用可能な薬	妊 アセトアミノフェン、MS冷シップ®　　授 NSAIDs
推奨しない薬	妊 NSAIDs、NSAIDsを含む外用薬、プレガバリン、ブプレノルフィン　　授 プレガバリン、ブプレノルフィン、トラマドール

[文献]
1）日本整形外科学会／日本腰痛学会監修：腰痛診療ガイドライン2019．南江堂，2019
2）小井土善彦：妊婦の腰痛への鍼灸治療．医道の日本 72(1)：165-174，2013
3）茶木修：妊娠後骨粗鬆症の一例．O.li.v.e.—骨代謝と生活習慣病の連関— 4（3）：185-188，2014

8. 整形外科

2　手根管症候群

病態と症状

　手関節部掌側の手根骨と屈筋支帯で囲まれたスペースを手根管と呼びます。手の屈筋腱腱鞘炎（くっきんけんけんしょうえん）や透析によるアミロイド沈着（アミロイドーシス）などによる組織の浮腫、手根骨骨折や脱臼、関節リウマチなどの機械的圧迫によって正中神経が障害され、支配領域にしびれや痛みなどの知覚障害や脱力など運動障害をきたすものを、手根管症候群と呼びます。妊娠や出産による浮腫も、手根管症候群の原因となります[1]。

　手根管症候群の症状は、末梢神経が解剖学的な狭窄部を通過する際に圧迫されたり、摩擦を受けたりして生じる絞扼性神経（こうやくせい）の障害によって生じます。手のひら側の親指から薬指が正中神経領域のため、この部分のしびれや痛み、物が握りにくいなどの症状を認めます（**図2**）。

　手のしびれは手根管以外の圧迫や外傷、頸椎症や糖尿病、脳梗塞やボツリヌス菌食中毒などでも認めるため、これらとの鑑別は常に必要です。

■ 図2　手首の断面と手根管症候群の知覚障害部位

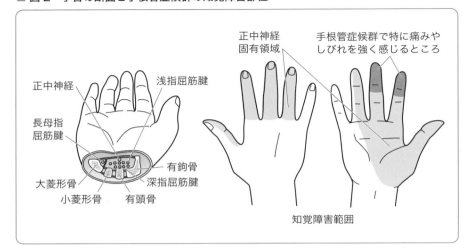

正中神経
固有領域

手根管症候群で特に痛みや
しびれを強く感じるところ

正中神経　　浅指屈筋腱

長母指
屈筋腱

大菱形骨　　　深指屈筋腱
小菱形骨　有頭骨

有鉤骨

知覚障害範囲

妊娠していたらどうなるの？

● **手根管症候群が妊娠に与える影響**

　手根管症候群の妊娠への影響は否定的です。

● **妊娠が手根管症候群に与える影響**

　妊娠や出産による浮腫も、手根幹症候群の原因となります[1]。

　妊娠による浮腫は手根管にも及ぶため、妊娠自体が発症の原因となります。多くの場合、分娩終了後に自然軽快します。

疾患が児に与える影響

　手根管症候群が妊娠中の児に与える影響は否定的です。

基本的な治療法

　安静などの保存的療法で改善が認められない場合には、薬物療法、手術療法が取り入れられます。

非薬物療法

● **保存的療法**

　手の使いすぎが発症の誘因となっていることが多いため、局所の安静は有効な治療法となります。安静を保つために生活指導、夜間を中心とした手関節装具療法（スプリント療法）、ストレッチ療法（親指と小指の開排運動）などが行われます。

● **関節内注射・手術療法**

　通常 2 ～ 4 カ月程度保存的療法を継続し、改善が認められない場合や増悪する場合には、ステロイド関節内注射〔トリアムシノロン（ケナコルト注®）〕や手術療法を検討します。手術は、手根管を切開して神経の圧迫を除去します[2]。

薬物療法

　疼痛コントロールには NSAIDs（ロキソニン®など）、アセトアミノフェン（カロナール®）を使用します。末梢神経修復作用をもつとされるビタミン B_{12} 製剤のメコバラミン（メチコバール®）、末梢神経障害性疼痛には、第一選択薬として神経性疼痛緩和薬のプレガバリン（リリカ®）、ミロガバリン（タリージェ®）が用いられます。

妊婦・授乳婦への処方上の注意

妊婦への注意

非薬物療法

　局所の安静、ストレッチや手関節装具の使用は、妊娠中も有効です。**関節内注射・手術療法**は侵襲的な治療であり、妊娠中は基本的に選択されません。

薬物療法

● **内服薬**

　ビタミン B_{12} 製剤のメコバラミン（メチコバール®）の服用は妊娠中特に問題になりません。

　妊娠中 NSAIDs の鎮痛薬使用は禁忌であるため、アセトアミノフェンを第一選択薬とします。神経性疼痛緩和薬のプレガバリン（リリカ®）はまだ

整形外科

2 手根管症候群

8

データが不十分です。

● 外用薬

　内服・坐薬に比べ血中薬物濃度が低く保たれ（内服薬の 1/10 〜 1/100）、一般的には安全と考えられますが、同時に大量使用すると血中薬物濃度が上昇する可能性があります。NSAIDs を含む外用薬は、特に妊娠後期の使用によって動脈管早期閉鎖を起こす危険性があるため、使用は控えます。処方薬では MS 冷シップ® はサリチル酸メチル含有であるため、他剤よりも妊娠中に使いやすいですが、上記のような注意は同様に必要です。市販の湿布薬にも留意します。

授乳婦への注意

💙 **非薬物療法**

　局所の安静、ストレッチや手関節装具の使用は、授乳中も有効です。

💊 **薬物療法**

　ビタミン B$_{12}$ 製剤のメコバラミン（メチコバール®）(19-13) 内服は授乳中に継続して問題ないと考えます。分娩後の NSAIDs の使用は内服、外用ともに問題ありません。(9-3〜24)

　神経性疼痛緩和薬のプレガバリン（リリカ®）(9-25) はまだデータが不十分であり、授乳中の使用も勧められません。

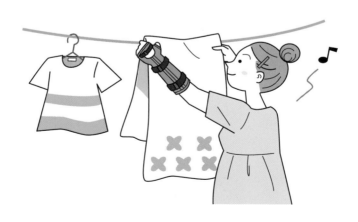

::: これだけは絶対おさえる!!

● 手根管症候群は、妊娠が原因となる。そのほとんどは分娩後自然に軽快する。

● 手のしびれは、手根管症候群のほかに頸椎症や全身疾患でも起こり得る。症状が重篤な場合や、保存的療法に反応しない場合には、他疾患の精査や手術の必要性も考慮し、早期に整形外科専門医への紹介を行う。

● メコバラミンは妊娠中、授乳中の使用はいずれも問題ない。

使用可能な薬	🚺メコバラミン、アセトアミノフェン、MS 冷シップ® 🤱メコバラミン、NSAIDs
推奨しない薬	🚺NSAIDs、NSAIDs を含む外用薬、プレガバリン 🤱プレガバリン

8

整形外科

2 手根管症候群

[文献]

1) 多田薫, 他：手根管症候群の疫学, 危険因子, 自然経過. MB Orthopaedics 33 (4)：1-6, 2020

2) 岩月克之, 他：手根管症候群. 関節外科 38 (suppl-2)：85-90, 2019

1 めまい

めまいはさまざまな原因で起こります。内耳からの（末梢性）めまい、脳からの（中枢性）めまい、血圧の変動による起立性低血圧や脱水に伴うもの、心因性めまいに大別されます。めまい発作の多くは末梢性回転性めまいで、生命予後は良好です。中枢性めまいはまれですが、急に容体が変化する場合があり、見逃さないよう注意が必要です[1,2]。

病態と症状

● 末梢性めまい

難聴、耳鳴り、耳がふさがった感じといった「耳症状（蝸牛症状）」が、めまいと同時に悪化し、軽快する特徴があります。また、回転性めまいが多く、何度も同じめまいを繰り返すことが多いとされています。耳が原因でめまいを起こす疾患として、良性発作性頭位変換性めまい、メニエール病、前庭神経炎、突発性難聴、聴神経腫瘍、薬物障害（ストレプトマイシン、カナマイシンなどの晩発障害）、前庭神経圧迫などがあります。

● 中枢性めまい

前出の「耳症状」を伴わないのが特徴です。耳から生じるめまいに比べ軽いめまい発作で、フワフワとした感じでふらついてしまう浮動性めまいが多いとされていますが、複視、顔面・手足のしびれ、脱力や手のふるえなど、第VIII神経以外の神経障害症状が現れます。脳が原因でめまいを起こす疾患として、脳卒中（脳梗塞、脳出血）、椎骨脳底動脈循環不全、てんかんなどがあります。

● 血圧の変動に関連するめまい

眼の前が真っ暗になる、失神発作を伴う、立ちくらみのような症状が特徴です。時に、体位変換で誘発されます。

● 心因性めまい

不安が原因で自己制御を失う不安神経症、パニック障害、抑うつなどで認められます。

妊娠していたらどうなるの？

● **めまいが妊娠に与える影響**

　末梢性めまいが妊娠に影響する可能性は低いと考えられます。原因が中枢性の場合、原疾患が妊娠に影響する可能性があります。

● **妊娠がめまいに与える影響**

　妊娠中は起立性低血圧を起こしやすいため、急な体位変換で立ちくらみやめまいを認めることがよくあります。

めまいが児に与える影響

　めまい発作が妊娠中の児に与える影響は否定的です。

基本的な治療法

　めまいはその原因によって緊急対応が必要です。激しい頭痛、四肢失調や呂律が回らない、しびれ、複視など第Ⅷ神経以外の神経症状を認める場合は中枢性めまいが考えられます。中枢性めまいが考えられる場合、救急対応のできる脳外科、神経内科へ早急に受診する必要があります[1~3]。

　末梢性回転性めまいで緊急治療を要する疾患に、外傷性内耳障害、迷路炎、悪性外耳炎、耳性ヘルペスがあります。外傷歴、耳痛、難聴を伴う場合は、早急に耳鼻科に紹介します[3]。

● **末梢性めまいの治療法**

　急性のめまい発作では悪心・嘔吐を伴うことが多く、内服できないため点滴治療が原則となります。補液にて循環血漿量を増加させ、制吐薬、抗ヒスタミン薬を混注し症状改善を試みます。メニエール病など、内耳性めまいの抑制薬として炭酸水素ナトリウム（メイロン®）点滴が用いられます。

● **良性発作性頭位めまい症**

　末梢性めまいで最も頻度の高い疾患です。一定の頭の位置で突然発症する特徴があります。めまい発作が強いときに頭位治療（Epley 法、Lempert 法）や投薬療法を行います。頭を急に動かさないなどの保存的療法により数週間で自然治癒します[3,4]。

● メニエール病

　回転性めまいで最も有名な疾患です。安静によるストレスの緩和、薬物療法が行われます。めまい発作時は、まず安静と悪心・嘔吐に対する対症療法を行い、抗めまい薬、鎮吐薬、鎮静薬、不安が強い場合には抗不安薬を使用します。

　抗ヒスタミン薬、鎮静薬投与は眠気をもよおし、急性期症状が軽減します。メイロン®の有用性に対するエビデンスは確立していませんが、経験論的にメニエール病を含む急性めまいに効果があると考えられており、広く治療に用いられています[2]。メニエール病で急性期の聴力低下例には、副腎皮質ステロイドが使用されます。

　メニエール病の発作予防として、過労や睡眠不足、ストレスが発症の誘因となるため、生活指導、心理的アプローチや薬物療法〔浸透圧利尿薬（イソソルビド（イソバイド®））、内耳循環改善薬（アデノシン三リン酸二ナトリウム（ATP、アデホスコーワ®））、抗不安薬、ビタミン B_{12}、漢方薬〕が用いられます。

● 耳性ヘルペス

　水痘帯状疱疹ウイルスによる耳性ヘルペスは、顔面神経（中間神経）支配領域の帯状疱疹で、Ramsay Hunt 症候群と呼ばれます。皮膚症状の発現が遅れるため、回転性めまいに外耳または耳介の痛みが先行、または随伴しているときには鑑別の必要があります（治療法は帯状疱疹に準じて、アシクロビル 5 mg/kg × 3 回 / 日を点滴静注、またはバラシクロビル 1,000 mg × 3 回 / 日を経口投与します）。

● 前庭神経炎

　ウイルス感染が原因とも考えられており、短期間の高用量メチルプレドニゾロンは発症早期、できれば発症当日からの投与が望ましいとされています[3]。

 妊婦・授乳婦への処方上の注意

妊婦への注意

 炭酸水素ナトリウム
⁴²⁻¹⁰
　炭酸水素ナトリウム（メイロン®）の妊娠中の使用は特に問題ありません。

💊 制吐薬・鎮暈薬

● 抗めまい薬・交感神経刺激薬

　抗めまい薬のベタヒスチン（メリスロン®）、ジフェニドール（セファドール®）、交感神経刺激薬のイソプレナリン（イソメニール®）など、これらの制吐薬・鎮暈薬の妊娠中の使用については、動物実験や薬理作用から、胎児のリスクを著しく上昇させる可能性は少ないと考えられます。

● 末梢性制吐薬

　メトクロプラミド（プリンペラン®）は、大規模検査で催奇形性のリスク上昇は認められず、使用可能です。

● 脳循環・代謝改善薬

　アデノシン三リン酸二ナトリウム（ATP、アデホスコーワ®、トリノシン®）は使用可能です。イフェンプロジル（セロクラール®）、イブジラスト（ケタス®）は、妊娠中の投与の安全性は確立していませんが、必要に応じて投与は可能と考えられます。

💊 抗ヒスタミン薬

　ヒドロキシジン（アタラックス®）、ジフェンヒドラミン・ジプロフィリン配合薬（トラベルミン®）、ジメンヒドリナート（ドラマミン®）など、第1世代の抗ヒスタミン薬は、一般に薬による妊娠への影響はないと考えられています。

💊 抗不安薬

　エチゾラム（デパス®）使用と先天異常のリスク上昇の関連はほぼ否定されています（「うつ病」p.199 参照）。

💊 中枢性筋弛緩薬

　エペリゾン（ミオナール®）は、現在のところ妊娠中・授乳中の使用に関する情報はありません。

💊 浸透圧利尿薬

　イソソルビド（イソバイド®）は現在のところ妊娠中・授乳中の使用に関する情報はありません。

9

耳鼻咽喉科疾患

① めまい

授乳婦への注意

授乳期のめまいは、育児の疲労や抑うつが原因・誘因となっている心因性が多いことに留意します。めまい治療のいずれの薬剤も、授乳中の使用によって乳児に有害な影響を与える可能性は少ないと考えられます[5]。

これだけは絶対おさえる!!

● めまいの原因は末梢性（内耳）、中枢性（脳）、血圧変動、心因性によるものに大別される。
● 中枢性めまいが疑われる場合、早急に脳神経外科、神経内科のある救急外来に紹介する。
● 末梢性めまいで、難聴、耳閉感、耳・耳周囲の痛みを伴う場合には、早急に耳鼻科を紹介する。
● 末梢性めまい治療薬で、妊娠中、授乳中に問題となる薬剤はほとんどない。
● 妊娠中のめまいは耳鼻科疾患以外では、起立性低血圧によるもの、悪阻の脱水や妊娠後半の体重増加に伴う背項部の過緊張から誘発されるものが大部分を占め、補液と制吐薬の投与が有効である。

使用可能な薬	妊炭酸水素ナトリウム、メトクロプラミド、アデノシン三リン酸二ナトリウム、ヒドロキシジン、ジフェンヒドラミン・ジプロフィリン配合薬、ジメンヒドリナート、エチゾラム 授一般的治療薬
推奨しない薬	妊特に禁忌薬なし 授特に禁忌薬なし

[文献]
1) 学会のあり方委員会：急性期めまいの診療フローチャート．Equilibrium Res 78（6）：607-610, 2019
2) 日本めまい平衡医学会：メニエール病・遅発性内リンパ水腫診療ガイドライン 2020 年版．金原出版，2020
3) 日本神経治療学会：日本神経治療学会ガイドライン，標準的神経治療　めまい．https://

www.jsnt.gr.jp/guideline/img/memai.pdf
4) 大塚康司：良性発作性頭位めまい症の診断と治療．日本耳鼻咽喉科学会会報 122（3）：243-245，2019
5) 村島温子，他編：薬物治療コンサルテーション 妊娠と授乳．第 2 版，南山堂，p.482-487，2014

2 突発性難聴

病態と症状

　突然発症する高度の感音性難聴で、通常片側（まれに両側）に発症します。音の聞こえにくさは耳の詰まった感じとして認識されることもあり、同時に耳鳴りやめまい、吐き気を認めることもあります。めまい発作は突発性難聴の約半数に認めますが、繰り返さないのが特徴です。また、耳以外の神経症状（四肢の麻痺や意識障害など）も認めません。発症は 1 回のみで、難聴が悪化したり改善したりする変動はみられません。適切な治療を行った場合、およそ1/3 は完治し、1/3 は回復しますが、難聴・耳鳴りなどを残し1/3 は治らずに終わります。初診時聴力レベルが悪い、来院までの日数が長い、高年齢、回転性めまいを伴う場合は予後不良です。

　突発性難聴の原因は不明です[1]。

　鑑別疾患として、聴神経腫瘍、心因性難聴があります。聴神経腫瘍の 7 ～ 20% が突発性難聴と類似した発症形式をとるといわれており、鑑別に MRI が推奨されます[2]。

妊娠していたらどうなるの？

● 妊娠と突発性難聴

　突発性難聴と妊娠の関連は不明です。妊娠中に鑑別を要する疾患として、耳管開放症があります。気圧変化時に認めるような耳の詰まった感じ、自分の声がこもって聞こえ違和感があるといった症状を認め、頭を下げたり、横になったりすると改善します。聴力低下は一般に伴いません。妊娠中はホルモンの変化によって発症すると考えられ、妊娠が終了すると自然によくなります。

児に与える影響は否定的です。

基本的な治療法

　難聴症状を認めてから治療開始までの期間が短いほど（48時間以内）効果が期待できるため、難聴を認めた場合には一刻も早く耳鼻科受診を勧めます。

　どのような治療法が最も有効であるかはまだ明らかではなく、定まった治療法はありません。一般的に副腎皮質ステロイド、循環改善薬、血管拡張薬、代謝賦活薬の使用のほか、高気圧酸素療法、星状神経節ブロック等が行われます。

♥ 非薬物療法

● 保存的療法

　突発性難聴は発症前に精神的、肉体的疲労を感じていることが多く、心身ともに安静にしてストレスを解消することが重要です。安静のみでも内耳の循環障害は改善されるため、入院、安静も治療法のひとつとなります。

● 高気圧酸素療法

　ステロイド全身投与で回復しない場合は難治性と考えられ、高気圧酸素療法が検討されます。

薬物療法

　副腎皮質ステロイドのもつ強力な抗炎症作用のほか、免疫的作用機序、循

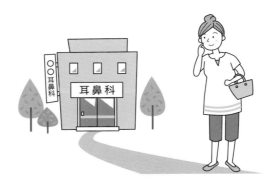

環障害で発生する活性酸素の抑制が、聴力回復に効果を表すと考えられ実質的に 90％以上用いられています。治療は発症 2 週間以内の早期に行うべきとされ、一般に点滴か内服で投与されます。米国のガイドラインでは、中耳腔へのステロイド注入が推奨されていますが、日本では保険適用外となります。

　内耳循環改善目的にビタミン B$_{12}$ 製剤、代謝改善薬、血管拡張薬などが併用されます。

処方上の注意

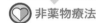

妊婦への注意

🛡 非薬物療法

　安静は妊娠中も推奨されます。高気圧酸素療法は妊娠中禁忌とされています。神経ブロックに使用される局所麻酔薬は妊娠中禁忌ではありません。

🚫 薬物療法

● 副腎皮質ステロイド

　母体の治療目的には、胎盤移行性の低いプレドニゾロン（プレドニン®）(8-3)が第一選択薬になります。移行性のよいデキサメタゾン（デカドロン®）、(8-7)ベタメタゾン（リンデロン®）(8-8)は避けるべきです。妊娠初期の投与によって、口唇口蓋裂の発生率が数倍高くなる可能性があります。

● ビタミン B$_{12}$ 製剤

　メコバラミン（メチコバール®）(19-13)の妊娠中の使用は問題ありません。

● 脳循環・代謝改善薬

　アデノシン三リン酸ニナトリウム（ATP）（アデホスコーワ®）(42-13)の妊娠中の使用は問題ありません。

● 浸透圧利尿薬

　イソソルビド（イソバイド®）(30-6)は現在のところ妊娠中・授乳中の使用に関する情報はありません。

● 血漿増量薬

　低分子デキストラン注射(20-3)は、分子量 40,000 で理論的には胎盤通過しにくいとされます。

薬物療法

　副腎皮質ステロイドは、超大量のパルス療法による治療中以外は授乳可能と考えられます。ビタミン B_{12} 製剤〔メコバラミン（メチコバール®）〕（19-13）、アデノシン三リン酸ニナトリウム（アデホスコーワ®）（42-13）、プロスタグランジン（プロスタンディン®）の授乳中の使用は、問題ありません。（29-3）

これだけは絶対おさえる!!

● 突発性難聴の原因は不明。

● 誘因として睡眠不足、精神的肉体的疲労が関連しているため、発症後は安静、休養が重要である。

● 重症の場合入院加療となる。

● 治療開始は早いほど聴力回復が期待できるため、迅速に耳鼻科に紹介する。

使用可能な薬	妊 プレドニゾロン、メコバラミン、アデノシン三リン酸ニナトリウム、低分子デキストラン注射　授 メコバラミン、アデノシン三リン酸ニナトリウム、プロスタグランジン
推奨しない薬	妊 デキサメタゾン、ベタメタゾン　授 特に禁忌薬なし

[文献]
1）日本聴覚医学会編：急性感音難聴診療の手引き 2018 年版. 金原出版, 2018
2）野口佳裕：急性感音難聴の診断と治療. 日本耳鼻咽喉科学会会報 123（1）：71-77, 2020
3）中川隆之：突発性難聴の原因究明・治療の状況は？ 日本医事新報 4912：61-62, 2018

1 う歯・歯周病

病態と症状

う歯・歯周病は、いずれも異なる細菌による口腔内感染症です。歯と歯ぐきの間にプラーク（歯垢）が付着することで罹患します。プラークとは、細菌とその産生する毒素を含む、いわゆる細菌の塊で、プラークが石灰化したものが歯石になります。

う歯は、虫歯菌（ストレプトコッカスミュータンス菌など）が産生する酸によって歯のエナメル質が侵される病気です。食べ物のカスがたまりやすい部分に起こりやすい特徴があります。

歯周病は歯周病菌が歯と歯ぐきの境い目で増殖し、歯を支えている歯周組織（歯肉、歯根膜、歯槽骨、セメント質など）が炎症によって侵される疾患です。プラークが除去されないと石灰化して歯石となり、さらに歯肉の炎症が悪化し、歯周炎、歯周病へと進行していきます。

妊娠していたらどうなるの？

● 妊娠がう歯・歯周病に与える影響

妊娠による女性ホルモンの急激な増加は、歯肉の反応性を高め、歯周病菌の増殖を引き起こします。また、唾液の分泌低下と粘着性の上昇、つわり時の口腔内ケアの困難さ、食嗜好の変化、食事回数の増加などのため、口腔内の自浄作用が低下し、プラークや歯石の付着が強まることで口腔環境が不良となりがちです。これが、う歯や歯周病のリスクを高めます。また、歯周病による口腔内 pH 低下がう歯の進行因子になることが報告されています[1,2]。

疾患が児に与える影響

歯周病が早産・低体重児出産に関与しているとの報告があります。そのメカニズムとして、妊娠中、歯周病に罹患した歯周組織で産生された炎症性物質が血行性に子宮に移動し、子宮内での濃度が上昇することによって子宮収縮が起こり、早産に至ると考えられています。また、歯周組織で増殖した歯

周病菌が血行性に子宮内へ伝播し、感染を引き起こすことで早産や低体重児出産に影響を及ぼしている可能性も考えられています。その他、歯周病が、妊娠高血圧症候群、妊娠糖尿病とも関連しているとの報告もありますが、いずれも相反する報告もあるため、一定の見解は得られていません[1]。

基本的な治療法

非薬物療法

● セルフケア

う歯・歯周病予防は、原因であるプラークを除去することが大切であり、日々のセルフケアが重要になります。口の中の細菌を減らすことが予防につながるため、食後早期の徹底した歯磨き、特に歯の表面だけでなく、歯と歯肉の境の丁寧なブラッシング、プラーク除去のための歯間ブラシやデンタルフロス（糸ようじ）の併用が推奨されます。

● 歯科検診と専門的クリーニング

歯周病では基本的には歯科医で口腔ケアの指導と専門的なクリーニングを定期的に受けることが重要です。う歯・歯周病などの主原因が口腔内細菌であることを考えると、プラークコントロールや歯石の除去により疾患の改善を図ることは可能と考えられます。歯科医でのクリーニングでは、特殊な器具（スケーラー）を用いて機械的に掻き出す方法（スケーリング）や、歯周外科手術（歯肉掻爬術）でより積極的なプラークコントロールが行われます。

薬物療法

歯科治療が必要と判断された場合、抗菌薬、解熱鎮痛薬、局所麻酔薬が使用されます。

処方上の注意

妊婦への注意

妊娠中は前述のようにう歯・歯周病のリスクが高くなるため、妊娠初期に歯科検診を受け、定期的な通院・治療を受けることが勧められます。

妊娠性歯周病は妊娠中なかなか治癒しませんが、適切な口腔ケアによって

発現や増悪を予防できるという報告もあり、妊娠前からの積極的な予防処置が望まれます[2]。胎児への影響が懸念される初期は、緊急性の高い歯科治療に限定します。

　中期以降も、抗菌薬、鎮痛薬については、胎児に対して安全性の高いものを選択します。妊娠後期には、診察時の姿勢による仰臥位低血圧症候群に注意する必要があります。X線検査については歯科での検査の線量が小さく、また腹部を防護具で遮蔽することで被曝量が軽減されるので、影響はほとんどないと考えられています。

▽ 非薬物療法

　妊娠中はどのような歯科治療も可能です。

　ブラッシングを中心としたセルフケアと、歯科医によるプロフェッショナルケアの併用が望まれます。妊娠中は極力短時間でストレスのない最小限の治療を選択します。抜歯などが必要になった場合は安定期を待って行います。可能な限り、観血的な処置は産後に行います[2]。

◎ 薬物療法

● 抗菌薬

　抗菌薬はセフェム系[1-12〜35]、ペニシリン系[1-1〜11]の薬を選択します。アミノグリコシド系[1-46〜53]、テトラサイクリン系の薬[1-61〜65]は避ける必要があります。

● 解熱鎮痛薬

　アセトアミノフェン[9-1]が第一選択薬になります。

● 歯科用麻酔　歯科で頻用される麻酔

　妊娠中の歯科治療を行う際に必要とする局所麻酔は、ほぼ問題なく使用できます。

● 2%塩酸リドカイン（歯科用キシロカイン®）

　2%塩酸リドカイン[54-1]（歯科用キシロカイン®）は、リドカインにアドレナリンが添加されたものです。作用発現時間が早く持続時間も長いため最もよく使用されています。

● 3%塩酸プロピトカイン（歯科用シタネスト-オクタプレシン®）

　3%塩酸プロピトカイン[54-2]（歯科用シタネスト-オクタプレシン®）は、プロピトカインに血管収縮薬としてフェリプレシンが添加されたものです。2%

塩酸リドカインが使用できない症例に用いますが、**フェリプレシン**に軽度な子宮収縮作用があるため、妊娠後期は使用を避けたほうがよいとされます。

● 3％メピバカイン（スキャンドネスト®）

3％メピバカイン（スキャンドネスト®）は、アドレナリンを添加していない製剤です。妊娠中も使用可能です。

授乳婦への注意

授乳期はどのような歯科治療も特に制限はありません。母体の口腔ケアは将来的な児のう歯予防にとって有効であり、産後の口腔ケアも重要です。

これだけは絶対おさえる!!

● 妊娠中はう歯・歯周病が進行しやすい。妊婦には歯科受診を勧める。

● 妊娠中の歯科治療適応の制限はない。胎児への影響を最小限にするよう、可能であれば妊娠初期の治療を避け、安全な抗菌薬、鎮痛薬を選択する。

● 歯周病が早産・子宮内胎児発育遅延、妊娠糖尿病、妊娠高血圧症候群と関連しているとの報告もあるが、治療効果については一定の見解は得られていない。

● 児のう歯予防のため、母親の口腔ケアは重要である。

使用可能な薬	妊セフェム系抗菌薬、ペニシリン系抗菌薬、アセトアミノフェン、2％塩酸リドカイン、3％メピバカイン 授一般的治療薬
推奨しない薬	妊アミノグリコシド系抗菌薬、テトラサイクリン系抗菌薬、3％塩酸プロピトカイン（妊娠後期）授特に禁忌薬なし

［文献］

1）日本産科婦人科学会・日本産婦人科医会：産婦人科診療ガイドライン，産科編 2020
2）日本歯周病学会編：妊婦への予防処置，妊婦の歯周治療．歯周治療の指針 2015．https://www.perio.jp/publication/upload_file/guideline_perio_plan2015.pdf

1 妊婦の画像検査、授乳婦の画像検査

画像検査の影響

　現代の産科診療において欠かせない超音波断層法による画像検査は、母児への侵襲の懸念がほとんどなく、良好な画像が得られるようになってきています。しかしながら、胎児疾患が疑われるときには、MRIやCT検査では超音波とは別の情報が得られたり、全体像の把握に優れるという利点があり、また母体の他臓器疾患の診断のために必要となる場合があります。

　授乳婦の場合、画像検査それ自体が新生児・乳児に影響を与えることはありませんが、後の項に述べるように造影剤の使用に当たっては注意が必要です。

■ 表1　診断放射線検査による胎児被曝量（英国でのデータ）

検査方法線量		平均被曝量（mGy）	最大被曝量（mGy）
単純撮影	頭部胸部	< 0.01	< 0.01
	腹部	1.4	4.2
	胸椎	< 0.01	< 0.01
	静脈性尿路造影腰椎	1.7	10
	骨盤	1.1	4
消化管造影	上部	1.1	5.8
	下部	6.8	24
CT検査	頭部	< 0.005	< 0.005
	胸部	0.06	1
	腹部	8	49
	骨盤	25	80

〔International Commission on Radiological Protection：Pregnancy and Medical Radiation, ICRP Publication 84, Ann ICRP 30(1)：iii-viii, 1-43, 2000〕

11
検査・処置
〔1〕妊婦の画像検査、授乳婦の画像検査

妊娠中の電離放射線曝露による胎児への影響については、①催奇形性と中枢神経障害、②発癌性、③遺伝的影響が問題となります。これらの影響は被曝時期と被曝線量に依存しています。

表1に示すように診断放射線の量は通常は50 mGy以下ですが、この放射線量では、児の奇形、知的発達障害、発育障害、流・死産などの影響があったとする報告はありません。また、動物実験では妊娠後期の被曝では児の癌が増えることが報告されていて、ヒトでは10〜20 mGyの低線量の被曝によって、小児癌、特に白血病の発症リスクが1.5〜2倍に上昇するといわれています。しかしながらこれについても異論があり、広島や長崎での胎内被爆児のリスクが明らかに上昇したという報告もありません。

電離放射線が遺伝子の突然変異を起こして、次世代に引き継がれるような遺伝的な影響を引き起こすことが仮にあったとしても、その実証は大変に困難で、やはり広島や長崎での調査でもそのような事実は報告されておらず、他にもこうした影響の報告はありません。

また妊娠に至る前の性腺への放射線照射が、男性でも女性でもその後の妊娠における胎児の奇形や発癌リスクを高めるという報告はありません。

放射線線量

放射線の吸収線量を表すには以前は「rad（ラド）」が用いられていましたが、現在は国際単位系（SI単位；The International System of Units）であるgray（Gy；グレイ）が用いられます。1 Gyは物質1 kg当たり1 J（ジュール）のエネルギーを吸収したときの吸収線量（Gy = J/kg）と定義されます。

一方、生体の被曝による生物学的影響を表す単位には等価線量が用いられます。放射線を被曝した人体組織の臓器吸収線量に放射線荷重係数を乗じたものとして定義され、単位はSv（シーベルト）が用いられます。X線が全身に均等に吸収された場合は以下の通りです。

1 Gy = 100 rad = 1 Sv

その他の画像検査の胎児への影響

超音波診断における超音波やMRI検査における磁気が、胎児に危険を及ぼしたという報告はありません。

胎児に対する超音波の影響として懸念されるのは発熱ですが、通常の検査では胎児の体温上昇が仮に起きても1〜1.5℃を超えることはなく、これは胎児にとって危険なものではないと考えられています。

　MRI の電磁波は、細胞レベルでは局所の電磁状態を変化させ、高周波電磁波によって発熱効果をもたらします。その他に懸念されることとしては、MRI 撮像のための強力な磁場のなかに小さな金属片があれば、例えば目に入ってしまって傷害が起きたり、心臓ペースメーカーや磁気に反応する金属が体内にあると、それらの機能が障害されたり、位置が変化したり、加熱される危険性があります。また撮像中に大きな音が生じることによる不快を訴える人もいます。

　しかしながら、実際には妊娠中の女性や胎児に悪影響をもたらすという報告はありません。胎児に奇形が疑われる場合の評価、子宮筋腫や胎盤の評価、あるいは虫垂炎などの合併症の評価のために、超音波検査よりも有用な情報が得られることも多い検査法です。

　妊娠中のどの時期であっても胎児に悪影響があったという報告はありませんが、やはり器官形成期はこの検査を避けるようにするほうが安全でしょう。

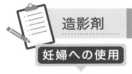

造影剤

妊婦への使用

　ヨード造影剤は胎盤を通過して、胎児の甲状腺発達に一過性の影響を与える可能性がありますが、日常の臨床のような一時的な使用であれば、胎児への影響は報告されていないので、必要があれば使用することは可能です。添付文書でもいずれも「有益性投与」になっています。

　MRI に使用する ガドリニウム造影剤 も胎盤を通過して胎児に吸収され、羊水中に排泄されます。この羊水を胎児は飲み込んでいるので、胎児循環に再吸収されることになります。この造影剤の胎児への影響に関するデータは十分ではなく、妊娠中の使用は推奨されません。動物実験で高用量を長期に投与した場合には胎児の発育不全が起こることが報告されていますが、ヒトでは実際に胎児への悪影響が起きたという報告はありません。

　どうしても使用する必要がある場合には、こうしたデータを考慮すべきでしょう。

　ヨード造影剤は、蛋白結合能が高く母体循環から速やかに排泄されるため、乳汁への移行は微量です。さらに経口投与された場合の吸収は非常に低く、新生児・乳児に対する母乳を介しての甲状腺に対する悪影響が問題になることはありません。同様にガドリニウム造影剤も母乳中への以降は非常に微量です。米国産婦人科学会、欧州泌尿生殖器放射線学会では、ヨード造影剤もガドリニウム造影剤も授乳を中止させる必要はないとしています。米国放射線学会では、ヨード造影剤が母乳を介して児に吸収されるのは母体に投与された量の0.01％未満、ガドリニウム造影剤は0.0004％未満であると推定しています。同学会では、授乳中であってもこうした造影剤を用いた画像診断は、児にとって安全であると結論づけていますが、同時に理論的な毒性やアレルギーの可能性については情報提供されるべきであるとも述べています。そのうえで、児への影響を母親が懸念する場合には12～24時間の授乳中止も考慮するとしています。

　日本医学放射線学会造影剤安全性委員会では「特段の理由のない限り、造影剤使用後の授乳制限は必要ない」としており、主治医が母親に対し、❶造影剤使用による検査の必要性、❷造影剤使用後の授乳および授乳制限による影響について説明し、よく相談したうえで決定することが望まれるとしています。日本の添付文書には、「授乳中の女性への造影剤投与後24時間または48時間は授乳を避けること」と書かれていたり、この期間が明記されていないものもあるので、授乳を継続する場合も中止する場合も説明が必要になるでしょう。

核医学検査

妊婦の核医学検査

　肺換気、甲状腺、骨、腎などのシンチグラフィは、微量の放射線を出す放射性医薬品を体内に投与し、身体の状態を画像として表す方法です。これらの医薬品の胎児への影響は、胎盤通過性、胎児の体内での分布、組織親和性、半減期、投与量や放射線の種類に依存します。例えばヨウ素123やヨウ素131は甲状腺、鉄59は肝臓、ガリウム67は脾臓、ストロンチウ

ム90やイットリウム90は骨格にというように、これらの同位元素は胎児の特定の臓器や組織に集積するためにその影響が危惧されます。またこれらの放射性同位元素は母体の尿中に排泄され、膀胱に尿がたまっていることによっても胎児への被曝が起こるので、母体に補液をして頻回に排尿させることで、こうした被曝を減らすことができます。通常、核医学検査を妊娠中に積極的に行うことはありませんが、万が一妊娠に気づかずに検査を受けたとしても、胎児に奇形、精神発達遅滞、発育遅延は発生しないことがわかっています。

授乳婦の核医学検査

　授乳中の女性に核医学検査を行うときは、できるだけ半減期の短い薬剤を使うようにすべきです。この検査の後は一定期間授乳をやめなければならないので、あらかじめわかっているときには母乳を冷凍して保存しておくようにします。検査後の母乳は、赤ちゃんにあげられる時期がくるまで搾乳して破棄するようにします。

　国際放射線防護委員会では、テクネシウム99による赤血球標識や腎血流シンチグラフィや骨シンチグラフィの場合は4時間、それ以外のテクネシウム99を用いた検査では12時間、ヨウ素125や131、ガリウム67、ナトリウム22、タリウム201を用いた検査では3週間の断乳を推奨しています。またヨウ素131を用いたアイソトープ治療を行った場合は、その後はずっと授乳をやめるべきであるとしています。

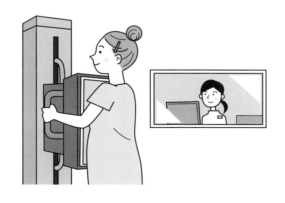

11. 検査・処置

2 妊娠と手術療法（麻酔薬の使用）

妊娠中の手術療法

　妊娠中に産科以外の手術が必要となる頻度は、0.75％と報告されています。最も頻度の高い疾患は虫垂炎（約1/1,500妊娠）、次いで胆石（約1/1,500 ～ 10,000妊娠）ですが、それ以外のあらゆる手術が妊娠中に必要となる可能性があります[1]。母体と胎児の両方にとって安全な麻酔を行うために、妊娠に伴う母体の生理学的変化と、胎児が存在することを考慮した綿密な計画を立てることが望まれます。手術の適応は非妊娠時とほぼ同じです。緊急性の高い場合は、速やかな手術が母児のために必要です。

妊婦への影響

● 仰臥位低血圧症候群

　妊娠14週以降は、仰臥位をとることで、増大した妊娠子宮が下大静脈を圧迫するようになります（仰臥位低血圧症候群）。圧迫出現後、代償的な血管収縮や頻脈が生じて母体の上肢血圧が保たれたとしても、子宮胎盤血流は悪化します。さらに、全身麻酔、区域麻酔は、ともにこの代償機能を弱めてしまいます。したがって、妊娠18週以降に手術を必要とする妊婦では、術野が許すかぎり骨盤を左下に傾け、子宮を移動して下大静脈への圧迫を解くことが重要です。

● 誤嚥性肺炎

　妊娠子宮によって胃が押し上げられていることと血中プロゲステロン濃度の上昇によって、下部食道括約筋圧が低下していることから、妊娠14週以降の麻酔導入は誤嚥性肺炎のリスクが高くなります。

● 鼻出血

　妊娠のごく早期から、鼻腔、口咽頭、気管の粘膜毛細血管の充血や粘膜浮腫、組織の脆弱性が出現するため、気道確保困難のリスクが高いことに留意して対応することが必要です。鼻出血を起こしやすいため、妊娠中は可能なかぎり経口挿管が行われます。

胎児への影響

● 流・早産

　手術を受けた妊婦で、流・早産と子宮内胎児発育不全、低出生体重児の増加が認められたとの報告がありますが、この原因のすべてが手術や麻酔によるとはいえず、母体の基礎的な状態（感染、高熱や合併症など）を含めた複数の因子が関与していると考えられます[1]。

　流産予防のため、妊娠初期の腹部手術後には、妊娠7〜9週まで黄体ホルモン　プロゲステロン（プロゲホルモン®）の補充を継続することが勧められています[1]。

　吸入麻酔薬の子宮弛緩作用は理論的には早産予防に有利ですが、特定の麻酔薬や麻酔法が早産のリスクを増やす、または減らすというデータはありません[2]。

　子宮収縮モニターは可能なかぎり手術中も使用し、術後も子宮収縮抑制薬を必要に応じて継続投与します。しかし、早期の子宮収縮抑制薬投与が、術後の早産リスクを減らすかどうかについては明らかではありません。

● 催奇形性・長期的影響

　現時点で、明らかな催奇形性を認める麻酔薬はありません。近年、動物実験において、胎児期・乳児期の全身麻酔薬曝露が脳神経細胞変性・壊死を生じ、記憶学習に影響を及ぼすことが報告されています。ヒトにおいては、全身麻酔下での帝王切開で出生した児と、経腟分娩で出生した児において、学習障害の頻度に差がなかったとの報告があり、出産時の短期間の全身麻酔が長期的に影響を及ぼす可能性は低いと考えられます[1~3]。発達期の脳に与え

る麻酔薬の影響は現在も活発に研究されており、今後の報告が待たれます。

● 母体低酸素・低血圧

母体の一時的な低酸素症があっても、胎児のヘモグロビンは酸素結合力が強いので胎児は耐えることができます。しかし、重度の母体低酸素血症が持続すると、胎児の低酸素血症、ひいては胎児死亡につながります。

母体の低血圧は子宮胎盤血流を悪化させ、胎児の低酸素血症を引き起こします。手術麻酔時の母体低血圧は、深い全身麻酔、高位の区域麻酔、妊娠子宮による下大静脈圧迫、出血、循環血液量不足によって生じることが多いため、注意が必要です[2]。

授乳中の手術療法

48-1~8

産褥期の手術、鎮静薬使用の注意点は非妊娠時と同じです。局所麻酔薬を投与した場合、母乳への移行は極めて低濃度であり、まず影響することはありません。例外として、疼痛管理目的にオピオイド静脈注射による自己管理鎮痛法（patient controlled analgesia；PCA）を行っている場合は、母乳を介する新生児への影響に留意する必要があります。

術式・麻酔方法の工夫

手術方法

妊娠中の手術方法は、より安全に短時間で行える手技であるべきです。近年、妊娠中の腹腔鏡手術も非妊娠時と同じ適応で選択され、安全に行われていますが、全身麻酔が必要になります。開腹か腹腔鏡かは、術者の技量、手術の必要性と到達目標で選択されます。

手術時期

待機できる予定手術は、分娩後に行います。妊娠中に手術が必要になった場合は、妊娠第2三半期のほうが妊娠第3三半期より望ましいとされます。特に妊娠第2三半期の初期（14～20週）は、妊娠子宮もまだ小さく、手術野も良好であり、早産のリスクも低いためです[1]。

麻酔

　麻酔が原因とされる母体死亡の原因の主だったものは、**全身麻酔**に関連する誤嚥性肺炎、挿管困難です。麻酔薬の胎児への影響も考慮すると、妊娠中の麻酔方法はより少量の薬剤投与で施行することと、気道管理の必要性のない区域麻酔が第一選択となります。母体の出血傾向や敗血症などで区域麻酔禁忌の場合や、術式で必要な場合には全身麻酔を行います[3]。

♡ 区域麻酔（局所麻酔）

● 脊椎麻酔（脊髄クモ膜下麻酔）

　局所麻酔薬をクモ膜下腔に投与する麻酔です。硬膜外麻酔と比較すると、少量の麻酔薬で効果が現れ手技的にも容易ですが、麻酔可能部位が制限されること（臍上部周辺の手術が限界であり、上腹部から胸部の手術は困難）、持続的投与ができないなどの問題があります。

　近年主に使用する麻酔薬：ブピバカイン（マーカイン®）

● 硬膜外麻酔

　局所麻酔薬を硬膜外腔に投与する麻酔です。留置カテーテルからの追加投与によって手術時間延長や術後疼痛管理に用いることができます。

　近年主に使用する麻酔薬：リドカイン（キシロカイン®）、メピバカイン（カルボカイン®）、ロピバカイン（アナペイン®）、レボブピバカイン（ポプスカイン®）

● 局所麻酔

　狭義の局所麻酔で、主に小切開の場合に用いられます。

　近年主に使用する麻酔薬：リドカイン（キシロカイン®）

● 伝達麻酔

　局所麻酔薬を末梢神経束の周辺に注入し疼痛刺激の神経伝達をブロックするもので、神経ブロックと同義です。

　近年主に使用する麻酔薬：リドカイン（キシロカイン®）、メピバカイン（カルボカイン®）、ロピバカイン（アナペイン®）

● アドレナリン添加

　一部の局所麻酔薬はアドレナリン（ボスミン®）を添加して用います。これは血管が収縮するため吸収が遅くなり作用時間が延長すること、局所に麻酔薬がとどまり血中濃度上昇が緩やかであることなどの効果をねらったもの

です。しかし、使用部位が指先や耳介など終動脈となっている部位では血管収縮作用によって壊死を生じるため禁忌であり、糖尿病、高血圧、甲状腺機能亢進症などの合併症例では相対禁忌です。

♥ 全身麻酔

● 前投薬

　術前の不安除去、術中の有害な自律神経反射を抑制する目的で行われます。妊娠中は、誤嚥性肺炎を減らす可能性があることから、H_2受容体拮抗薬^(33-9〜14)やメトクロプラミド⁽³³⁻¹⁾などを前投与します。疼痛や合併症を伴う筋肉注射を避けるため、内服のベンゾジアゼピン^(39-1〜12)に変更したり、抗コリン薬であるアトロピン⁽⁵⁵⁻⁸⁾を手術室入室後、静脈ルートから投与する方法があります。

● 全身麻酔導入

　静脈麻酔薬として、プロポフォール⁽⁴⁸⁻¹¹⁾（ディプリバン®）やバルビツール酸系〔チオペンタール⁽⁴⁸⁻¹²⁾（ラボナール®）、チアミラール⁽⁴⁸⁻¹³⁾（イソゾール®）〕、ベンゾジアゼピン系〔ミダゾラム⁽⁴⁸⁻¹⁵⁾（ドルミカム®）、ケタミン⁽⁴⁸⁻¹⁶⁾（ケタラール®）〕などが用いられます。妊婦は挿管困難のリスクが高いことを考えると、筋弛緩薬はすぐに覚醒できる作用時間の短いスキサメトニウム⁽⁴⁶⁻¹¹⁾が選択されます。スキサメトニウムは悪性高熱という麻酔合併症が増えるという報告があることから、特異的拮抗薬スガマデクスナトリウム⁽⁴⁶⁻¹³⁾（ブリディオン®）が使用可能なロクロニウム⁽⁴⁶⁻¹⁰⁾（エスラックス®）を選択する場合もあります。

● 全身麻酔　維持

　プロポフォール⁽⁴⁸⁻¹¹⁾（ディプリバン®）、あるいは吸入麻酔薬^(48-10,14)を持続投与して麻酔の維持が行われます。近年、良好な鎮痛と覚醒を得るために吸入麻酔薬

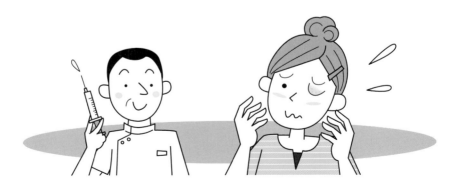

です。しかし、使用部位が指先や耳介など終動脈となっている部位では血管収縮作用によって壊死を生じるため禁忌であり、糖尿病、高血圧、甲状腺機能亢進症などの合併症例では相対禁忌です。

♥ 全身麻酔

● 前投薬

　術前の不安除去、術中の有害な自律神経反射を抑制する目的で行われます。妊娠中は、誤嚥性肺炎を減らす可能性があることから、H_2受容体拮抗薬[33-9〜14]やメトクロプラミド[33-1]などを前投与します。疼痛や合併症を伴う筋肉注射を避けるため、内服のベンゾジアゼピン[39-1〜12]に変更したり、抗コリン薬であるアトロピン[55-8]を手術室入室後、静脈ルートから投与する方法があります。

● 全身麻酔導入

　静脈麻酔薬として、プロポフォール[48-11]（ディプリバン®）やバルビツール酸系〔チオペンタール[48-12]（ラボナール®）、チアミラール[48-13]（イソゾール®）〕、ベンゾジアゼピン系〔ミダゾラム[48-15]（ドルミカム®）、ケタミン[48-16]（ケタラール®）〕などが用いられます。妊婦は挿管困難のリスクが高いことを考えると、筋弛緩薬はすぐに覚醒できる作用時間の短いスキサメトニウム[46-11]が選択されます。スキサメトニウムは悪性高熱という麻酔合併症が増えるという報告があることから、特異的拮抗薬スガマデクスナトリウム[46-13]（ブリディオン®）が使用可能なロクロニウム[46-10]（エスラックス®）を選択する場合もあります。

● 全身麻酔　維持

　プロポフォール[48-11]（ディプリバン®）、あるいは吸入麻酔薬[48-10,14]を持続投与して麻酔の維持が行われます。近年、良好な鎮痛と覚醒を得るために吸入麻酔薬

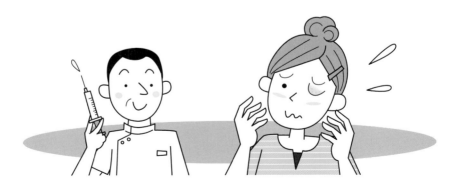

やプロポフォールなどの鎮静薬を少なめにしてオピオイドを主体とした全身麻酔（バランス麻酔）を行うことが好まれます。硬膜外麻酔を併用した場合、鎮痛薬も鎮静薬も少なくてすみ、術後の鎮痛も非常に良好です。よく利用される吸入麻酔薬は亜酸化窒素（笑気®）、セボフルラン（セボフレン®）、イソフルラン、全身麻酔維持に使用できる静脈麻酔はプロポフォール（ディプリバン®）です。オピオイドはモルヒネ（モルヒネ®）、フェンタニル、近年はレミフェンタニル（アルチバ®）が用いられます。オピオイドの拮抗薬にはナロキソン（ナロキソン®）があります。フェンタニルとドロペリドール（ドロレプタン®）が併用される麻酔方法もあります。

● 血圧維持の昇圧薬

　麻酔導入後の血圧低下には、子宮血流を減少させないエフェドリンが第一選択として用いられてきました。最近フェニレフリン（ネオシネジン®）のほうが胎児臍帯血の pH が高いことがわかり、こちらを選択する場合も増えています[3]。

● 術後疼痛管理

　母体の血行動態安定のためにも、術後疼痛管理は重要です。術後創部の局所麻酔（硬膜外麻酔持続注入や浸潤麻酔、神経ブロック、副横筋膜ブロックなど）、オピオイドやアセトアミノフェン（カロナール®）の併用などが行われています。非ステロイド性抗炎症薬（NSAIDs）は、児の動脈管早期閉鎖・収縮、新生児肺高血圧症のリスクがあるため、妊娠中の使用は避けます。

> ### これだけは絶対おさえる!!
>
> - 子宮胎盤血流の維持：術中の母体の低酸素症と低血圧は胎児にとって大きなリスクであり、手術麻酔時には注意深く管理すべき。
> - 妊娠中の麻酔・手術手技時は左下側臥位や子宮左方転位で下大動静脈の圧迫を避ける。
> - 待機できる手術は分娩後に行う。妊娠中に必要な場合、妊娠14週〜20週で行う。
> - 現時点で、手術時に使用される薬剤による催奇形性は報告されていない。

●手術を受けた妊婦で、流・早産と子宮内胎児発育不全、低出生体重児の増加が認められたとの報告があるが、すべてが手術や麻酔によるとは言えず、複数の因子が関与していると考えられる。

[文献]

1）Management of the pregnant patient undergoing nonobstetric surgery Literature review current through. Mar 2014. | This topic last updated: 11 14, 2013
2）秋永智永子：妊娠中の非産科手術の麻酔，妊婦が脳血管障害を発症したら．麻酔 59（3）：328-337, 2010
3）照井克生：産科における麻酔．Fetal & Neonatal Medicine 4（1）：26-31, 2012

12. 一般薬、サプリメント

1 禁煙補助剤

 喫煙と妊娠

　喫煙が妊娠に与える悪影響はよく知られています。妊娠や胎児に与える影響として、常位胎盤早期剝離、妊娠 36 週以前の前期破水、妊娠週数に比して胎児の発育がよくない胎児発育不全、早産や周産期死亡などの危険性が高まることが知られています。さらには流産の増加や異所性妊娠の増加も報告されています。また、乳幼児突然死症候群（SIDS）との関連が指摘されており、乳汁分泌の低下を招くことも報告されています。他にも口唇口蓋裂、四肢欠損、泌尿生殖器奇形、神経管欠損などの発生との関連や、胎児の神経発達や糖尿病発症との関連も指摘されています。

　喫煙者から生まれる新生児の体重は、非喫煙者から生まれる児に比べて平均で 200 ～ 250 g 軽く、妊娠中の喫煙本数が増えるほど出生時の体重および身長が減少する傾向にあることも知られています。

　こうした影響は、妊娠中であっても禁煙をすることによって危険性を減少させることも知られており、妊娠中のいつの時期でも禁煙する意義があります。

　日本たばこ産業の「2018 年全国たばこ喫煙者率調査」によると、男性の喫煙率が低下傾向にあるのに比して女性の喫煙率の低下は緩やかで、妊娠する可能性が大きい 20 歳代では 6.6 ％、30 歳代は 11.1 ％、40 歳代は 13.6 ％と 10 ～ 15 人に 1 人以上の喫煙率となっています。「妊娠したら禁煙しよう」と考えている女性は少なくないと思われますが、妊娠のごく早期から始まる胎児や妊娠経過への影響を考えれば、「妊娠してから」では遅いともいえます。日本口腔衛生学会、日本口腔外科学会、日本公衆衛生学会、日本呼吸器学会、日本産科婦人科学会、日本循環器学会、日本小児科学会、日本心臓病学会、日本肺癌学会から合同で出されている『禁煙ガイドライン』[1]では「女性を診療する医師は、妊娠前・妊娠中・出産後いずれの時期にでも、また妊娠の予定の有無にかかわらず、いかなる年齢においても、すべての女性に対して禁煙を強く勧める責務を負っている」と述べられています。

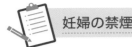
妊婦の禁煙

　妊娠を希望している女性には、流産や胎児奇形との関連などの情報を伝え、「妊娠してからでは遅い」ことを伝える必要があります。日本では禁煙補助剤は妊婦には禁忌となっていますので、妊娠前に禁煙しておくことが重要です。

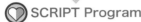

⚫ SCRIPT Program

　妊婦に対する禁煙指導として米国で最も評価が高いものが The Smoking Cessation/Reduction in Pregnancy Treatment（SCRIPT）Program [2] で、評価と改良が重ねられ、5A（ask、assess、advise、assist and arrange）に基づく方法論が示されていて、日本の禁煙ガイドラインの中でも紹介されています（**表1**）。

● 初診時のアプローチ

　初診時からのアプローチが何よりも効果的であるので、妊婦の初診時には必ず喫煙習慣の有無を尋ねる（ask）ことが必要です。こうして尋ねることにより、妊娠中は喫煙してはならないという強いメッセージを伝えることができます。より正確な情報を得て喫煙状況を把握する（assess）ためには、単に吸っているかどうかを尋ねるだけではなく、喫煙歴や喫煙の頻度を尋ねるような質問紙をつくることも有効です。

　もしも妊娠を契機に禁煙したことがわかればそのことを褒めて励まし、禁煙が継続できるように健診のたびに喫煙状況を尋ねることを続けます。禁煙できていないときも健診のたびに喫煙状況を尋ね、その状況を把握するように努めます。

● 禁煙できないときのアプローチ

　禁煙できていないときには、喫煙による害を明確に伝え、禁煙するように助言（advise）します。「なるべくやめましょう」「だんだん本数を減らしましょう」というあいまいなアドバイスではなく、喫煙をやめて禁煙を続けるようにアドバイスします。ただし、この際にも責めるような言い方は避けて、「禁煙に向けて努力する貴女の支援を続ける」ことを伝えてサポートしていくようにします。

■ 表1　妊婦に対する禁煙治療（SCRIPT model）

ASK and ASSESS：1分間

1.　質問紙を用いて喫煙状況と1日の喫煙本数とを確認する
　A.　今までに喫煙したことがない
　B.　妊娠前に禁煙した
　C.　妊娠がわかってから禁煙した
　D.　喫煙は続けているが妊娠前よりも本数を減らした
　E.　妊娠前と同様に喫煙している

　　　A、B、C に対しては：禁煙の成功を祝福する→家庭および職場での受動喫煙を防ぐ
　　　　　　D または E に対しては：ADVISE、ASSIST、ARRANGE へ

ADVISE：1分未満

2.　母体および胎児に対する喫煙の害に関する明瞭でかつ強固なメッセージを与える
3.　禁煙し、またそれを維持するよう、明瞭でかつ強固な助言を与える

ASSIST：2〜3分以上

4.　ビデオ教材 "Commit to Quit（禁煙の誓い）" を手渡す
5.　反復学習用教材 "A Pregnant Woman's Guide to Quit Smoking（妊婦のための禁煙ガイド）" を手渡す
6.　教材使用の同意を得る目的で、ビデオ内の禁煙スキルの部分を手短に視聴する
7.　教材およびその中の手段を用いることが、妊婦の禁煙の助けに必ずなるという確信を表明する
8.　受動喫煙をやめられるよう、家族と社会環境（職場など）内の協力者を探すように仕向ける（励ます）

ARRANGE：1分未満

9.　次回来院日を再確認し、カルテに "バイタルサインとしての喫煙状況" 欄を作る
10.　妊娠期間を通して喫煙状況について評価する。もし喫煙を続けていたら、禁煙を奨励する

（Windsor R：Smoking cessation or reduction in pregnancy treatment methods：A meta-evaluation of the impact of dissemination. Am J Med Sci 2003；326：216-222 より引用和訳）

〔文献1）より引用〕

● 禁煙成功妊婦へのアプローチ

　禁煙支援（assist）の方法としては、禁煙指導のビデオや冊子などを用いたり、助産師やカウンセラーによる指導、家族や職場に対する協力要請などを行ったり、複数の方法を組み合わせることが望ましいとされています。

　禁煙に成功した妊婦には、その努力をたたえ、成功を祝福することが大事です。仮に禁煙に失敗してもその失敗を責めずに、きっとできると勇気づけて再トライできるように励ますことも大切です。健診のたびに喫煙状況を確

12

一般薬、サプリメント

[1] 禁煙補助剤

認し、さらに禁煙の継続に向けて必要なことを支援することを伝えます（ar-range）。

🖊 禁煙補助剤

　日本で使用可能な禁煙補助剤には、脳内のニコチン受容体に結合してニコチン受容体を軽く刺激することで少量のドパミンを放出させ、禁煙に伴う離脱症状やタバコに対する欲求を軽減する**バレニクリン**と、ニコチン依存を軽減するためにニコチン代替療法としての**ニコチンガム**や**ニコチンパッチ**があります。医師の処方が必要な**バレニクリン**は妊婦には禁忌、授乳婦の場合は授乳をやめることとなっています。

　タバコの煙には約200種類の有害物質が含まれていますが、ニコチン代替療法剤にはニコチンのみが含まれていて、口腔粘膜や皮膚の接触面から徐々に体内に吸収されて、禁煙に際して起こる離脱症状を軽減し禁煙を補助する仕組みです。吸収されるニコチンの量も喫煙によって吸収するよりも通常少量であり、急速な血中ニコチン濃度の上昇がみられず安全に使用できるとされています。一般医薬品としての**ニコチンガム**や**ニコチンパッチ**は薬局で購入可能ですが、ニコチンの危険性が懸念されて、妊婦や授乳婦では禁忌とされています。しかし海外では、5Aなどのカウンセリングと指導を試みても禁煙に至らず喫煙量の多い妊婦の場合には、喫煙による害のほうがニコチンによる害を上回るとの考えから妊婦に処方されることもあるようです。また米国小児科学会では授乳婦でもニコチン代替療法が使用可能であるとしています。

　日本国内では、禁煙補助剤を妊婦や授乳婦には投与しにくい状況ですので、やはり妊娠前に禁煙しておくことが重要であるということになります。

[文献]
1）日本口腔衛生学会，日本口腔外科学会，日本公衆衛生学会，日本呼吸器学会，日本産科婦人科学会，日本循環器学会，日本小児科学会，日本心臓病学会，日本肺癌学会：禁煙ガイドライン（2010年改訂版）．日本循環器学会，2010，p.49
2）Up To Date：Smoking and pregnancy

2 ビタミン剤・サプリメント

ビタミンとは

　ヒトが生きていくうえで、身体を構成し、エネルギー源となる三大栄養素としての炭水化物、蛋白質、脂質があり、その他、代謝にかかわるビタミンと身体機能の維持・調節にかかわるミネラルを加えて五大栄養素と呼ばれます。ビタミンは、体内での代謝を助け、その調節をすることから「潤滑油」にたとえられることも多い有機物です。必要量は微量ですが、体内ではつくることができないものが多く、食物からとる必要があります。

　ビタミンは水溶性と脂溶性に分かれ、全部で13種類が知られています。水溶性ビタミンは尿などに排出されやすく、身体の中に貯めておくことができないため、必要な量を毎日とることが大切です。脂溶性ビタミンは脂肪と一緒にとると吸収率が上がりますが、排出されにくく、とりすぎると過剰症になる恐れがあります。それぞれのビタミンはその働きと欠乏症状などが知られており（**表2**）、食品から十分にとれない分を補うための妊婦向けのサプリメントも販売されています。

妊婦に推奨されるビタミン

葉酸

妊娠中の葉酸不足

　葉酸[19-15]はビタミン B_{12} とともに、遺伝子を構成する DNA などの核酸の合成に使われ、細胞の分裂・分化には欠かせない物質です。不足すると造血機能の異常から、巨赤芽球性貧血を起こします。葉酸はすべてのヒトに必要な栄養成分ですが、特に妊娠を計画している女性には、胎児が神経管閉鎖障害になる可能性を低減するために1日当たり $400\,\mu g$ の摂取が推奨されています。神経管閉鎖障害とは、妊娠4〜5週頃の胎児に起こる脳や脊髄の原基である神経管の閉鎖がうまく進まないという形成異常です。脳に起こると無脳症となり、脊髄レベルで起こると二分脊椎（脊髄髄膜瘤）をきたします。前者は脳の形成がないために致死的であり、後者は脊髄レベルに応じた症状が起こ

■ 表2　ビタミンの欠乏症状と過剰症状

種類		欠乏症状	過剰症状
水溶性ビタミン	ビタミンB₁	脚気（全身倦怠、心悸亢進、心臓肥大、浮腫、最低血圧低下、四肢の知覚異常、腱反射消失、知覚鈍麻など）、ウェルニッケ脳症（眼球運動麻痺、歩行運動失調、意識障害）	特になし
	ビタミンB₂	成長障害、口唇炎、舌炎、脂漏性皮膚炎など皮膚や粘膜の炎症	特になし
	ビタミンB₆	成長の停止、体重減少、てんかん様痙攣、動脈硬化性血管障害、筋肉の緊張低下、貧血、脂肪肝など	特になし
	ビタミンB₁₂	悪性貧血（巨赤芽球性貧血）	特になし
	ナイアシン	ペラグラ（皮膚の炎症、下痢、精神神経異常）	特になし
	パントテン酸	エネルギー代謝の異常・障害	特になし
	葉酸	悪性貧血（巨赤芽球性貧血）、神経障害や腸機能障害	特になし
	ビオチン	体重の減少に伴う口唇炎や脂漏性皮膚炎、特に眼瞼周囲の脱毛（眼鏡状脱毛）	特になし
	ビタミンC	壊血病（全身倦怠、疲労感、関節痛、身体各部からの出血）	特になし
脂溶性ビタミン	ビタミンA	夜盲症、皮膚乾燥症	皮膚の剥離、食欲不振、頭痛、吐き気や肝障害など
	ビタミンD	クル病（乳幼児、小児）、骨軟化症（成人）	高カルシウム血症、軟部組織の石灰化、腎障害など
	ビタミンE	胆汁うっ滞などによる脂肪吸収障害や、未熟児、家族性ビタミンE単独欠損症などの特殊な状況では、溶血性貧血や運動失調などの神経症状	特になし
	ビタミンK	新生児、乳児、栄養補給の必要な病人、腸の手術を受けた患者では欠乏による出血傾向、血液凝固異常	特になし

り、下肢の運動障害や、排便・排尿などの排泄機能障害、水頭症などをきたします。神経管の閉鎖は妊娠6週頃には完成するという早い時期に起こるので、妊娠に気づいた頃にはすでに完成してしまっています。

● 妊娠前の葉酸摂取

　そのため妊娠を計画している、あるいは妊娠可能な女性には妊娠前からの葉酸摂取が推奨されています。1日当たり400 µgの葉酸は、例えば野菜を

1日350g程度食べるなど各食品について適正な摂取量を確保すれば摂取が可能といわれていますが、食事由来の葉酸の利用効率が確定していないことや、各個人の食生活によっては毎日400μgの葉酸摂取は困難な場合もあることを考慮して、食品栄養補助剤すなわちサプリメントで400μg/日の葉酸をとることが推奨されています。葉酸は水溶性なので過剰症を心配する必要はありませんが、それでも1mg/日を超えないようにする注意は必要です。

特に抗てんかん薬など葉酸阻害作用がある薬剤を服用している場合には、催奇形性作用を減らすためにも葉酸の補充が重要です[1]。またすでに神経管閉鎖障害の児を妊娠した既往がある女性では、再発予防効果が4mg/日で認められていますので[2]、妊娠を計画している場合は、サプリメントではなく葉酸の処方が必要となります。

また最近では、placenta-mediated pregnancy complications という胎盤形成あるいは胎盤に関連する産科疾患という概念が提唱され、子宮内胎児発育不全、妊娠高血圧腎症、常位胎盤早期剥離、早産がこの疾患群に含まれています。葉酸不足や高ホモシステイン血症との関連も示唆されており、妊娠前から全妊娠期間を通じて葉酸のサプリメントを摂取することで、神経管閉鎖障害や流産など妊娠初期の異常に加え、placenta-mediated pregnancy complications を減少させるという報告もあります[3]。

妊婦・授乳婦には要注意のビタミン

🔘 ビタミンA
<u>19-1</u>

ビタミンAは、ヒトの視覚・聴覚・生殖などの機能維持、成長促進、皮膚や粘膜の保持、蛋白質合成などに関与していて、不足すると視覚障害などの健康障害を起こすことが知られています。ビタミンAは大きく分けて、動物性食品に多く含まれるレチノールと、植物性食品に多く含まれるβカロテンがあります。βカロテンは吸収率が低く、ビタミンAとしての作用もレチノールの1/12程度しかありません。ビタミンAの量は「μgRE」というレチノール量で表されます。かつて用いられていた国際単位（IU）との関係は、おおよそ1IU = 0.33μgRE です。

日本での18歳以上の成人女性のビタミンAの推定平均必要量は450〜500μgRE/日とされていますが、胎児の発達には必須なので、妊娠末期ではさらに約80μgRE/日の付加量（推定平均必要量）が必要とされています。

一般薬、サプリメント　②ビタミン剤・サプリメント

しかしながら、妊娠初期の 3,300 μgRE/ 日以上の過剰摂取は、胎児に奇形を起こす可能性が報告[4)]されています。ビタミン A 欠乏症の人を除いて、2,700 μgRE/ 日を超えないようにとどめるべきです。ビタミン A は脂溶性なので、過剰に摂取すると体内に蓄積します。ただし、一般的な日本人の食事で過剰摂取になることはあまりないようです。授乳中は、母乳中にビタミン A が分泌されるので、450 μgRAE/ 日の付加量が推奨されています。

🔘 ビタミン D

ビタミン D はカルシウムとともに骨の形成に欠かせないビタミンです。「日本人の食事摂取基準（2020 年版）」では妊娠中も授乳中も成人と同じ 8.5 μg/ 日が摂取目安量として、推奨されています[5)]。アメリカでは 15 ～ 20 μg/ 日が推奨されていますが、妊婦での至適量はよくわかっていません。ただし、過量摂取は高カルシウム血症、腎障害、軟組織の石灰化などが起きることが知られているので、100 μg/ 日を超えないように注意が必要です。

🔘 ビタミン K
19-20, 21)

ビタミン K が不足すると血液凝固が遅延します。すなわち血液が固まりにくくなります。日本人では 150 μg/日が摂取目安量とされていますが、過剰摂取による弊害は特に報告されていません。

ビタミン K の胎盤移行性は低く、妊婦の摂食障害などがあると胎児にビタミン K 欠乏による出血を起こす可能性があるため、注意が必要です。また出生後の新生児へのビタミン K 投与は怠らないことが重要です[5)]。特に母乳栄養児では、人工栄養児に比べてビタミン K が不足しがちなことが知られているので要注意です。

🔘 そのほかのサプリメント

妊娠中に不足する栄養素として、ビタミン以外に鉄分やカルシウムなどを添加した「妊婦さん向けサプリメント」が市販されています。これらはそのほかのミネラルや胎児の神経発達に重要といわれる DHA などが添加されたものもあり、いずれも過剰摂取にならないように配慮はされているようです。ただし、ハーブやサプリメントといえども、その成分によっては過剰摂取になると麻酔剤効果に影響したり、出血傾向をもたらしたりするものもあ

ります。必要な栄養素はバランスの良い食事から摂れるようにすることが重要で、サプリメントはあくまでもその補助として用いるものであり、頼り過ぎないことが大切です。

［文献］

1) 一般社団法人　日本神経学会：てんかん治療ガイドライン 2018
2) RC Vitamin Study Research Group：Prevention of neural tube defects: results of the Medical Research Council Vitamin Study. Lancet 338（8760）：131-7, 1991
3) 中井章人：早産をめぐる最近の話題—切迫早産治療から予防治療への転換．周産期医学 48（4）：405-9, 2018.
4) Nelson M：Vitamin A, liver consumption, and risk of birth defects. BMJ 301：1176, 1990.
5) 日本人の食事摂取基準（2020 年版）「日本人の食事摂取基準」策定検討会報告書 https://www.mhlw.go.jp/content/10904750/000586553.pdf

12. 一般薬、サプリメント

3　乗り物酔い止め[1]

乗り物酔いとは

　乗り物酔いは、身体を動かしたり、あるいは動かされたりすることによって消化器系や中枢神経、自律神経の症状が引き起こされるものです。これはいわば生理的なめまいともいえ、健康状態がほぼ正常な人にも起こる反応で、病的なものではありません。些細なことで症状を起こす人もいれば、なかなか症状を起こさない人もいて、その起こり方はさまざまです。

　乗り物酔いは、子どもが起こしやすく、年齢が上がるにつれ改善します。また男性よりも女性が起こしやすく、特に妊娠女性に起こりやすくなります。内耳や視覚に異常をきたす病気（例えば中耳炎）にかかった人や、片頭痛をもつ人ではよりかかりやすい傾向があります。また心理的な因子が影響することも知られています。

病態

　ヒトの脳は、頭の動きと空間的な位置を認識するためのさまざまな情報を受

けています。この情報の主なルートは、身体の平衡感覚を司る内耳からの情報、視覚情報と体性感覚です。内耳からは角度、加速と重力の情報が得られます。

　脳は運動するときの指令を出すと同時に、頭や身体の位置の推定もしています。健常な人が運動するときには、脳から発する運動の指令と、身体の感覚からの脳への情報が統合されて、頭の動きや位置を正確に推定することができています。脳は運動していないときでも、内耳、視覚、体性感覚からの情報を総合して運動に関する情報を集めています。これらの3つの感覚情報が一致しなくなると、感覚の調和が破綻して乗り物酔いを起こすと推定されています。

　例えば船に乗って、室内の装飾品を眺めているときには視覚情報は静止していますが、船が動いていることによって内耳の前庭は動きを感知しており、この感覚のズレが乗り物酔いを起こします。顕微鏡でスライドグラスを動かしたり、バーチャルゲームで乗り物に乗っていたりすると視覚情報では動いているので前庭系では動きを感知していないのに動いているような錯覚を起こします。こうした場合にも身体は動いていないにもかかわらず乗り物酔いを起こすことがあるのです。

　解剖学的な根拠はよくわかっていませんが、脳幹や小脳の前庭中心系や自律神経、脳内の嘔吐中枢にかかわりがあると考えられています。ヒスタミンやアセチルコリン、ノルアドレナリンが乗り物酔いを起こす神経伝達物質であると考えられており、GABAもまた乗り物酔いに関与していると考えられています。

一般的な予防法

　乗り物酔いは視覚と内耳の情報が食い違うことから起こるので、これらの違いを少なくすることで治療につながることがあります。例えば、船酔いの場合は、船室にとどまるよりも水平線や地上のランドマークを見つめることで改善することがあります。また車の後ろに座って本を読んでいたりするよりも、前の座席に座って窓の外を見ているほうが起こしにくいことが知られています。自分で運転している人のほうがただ乗っているだけの人よりも車酔いをしにくいのは、おそらく運転して車をコントロールすることが、頭の動きがどうなるかを予測して的確な運動指令を出すことが可能だからと考えられています。

● 妊婦の予防

　妊娠中は非妊娠時に比べて、乗り物酔いを起こしやすくなっています。乗り物酔いを起こしやすいような状況を避けることが大事なことですが、乗り

物に乗るときには、寝不足、空腹や満腹すぎたりする状態、乗り物の中での読書やゲーム機、携帯電話を見ることなどを避け、できるだけ進行方向を向いて身体をなるべく安定させる、外気を入れて換気をよくする、おしゃべりをしたり歌を歌って気を紛らせるなどの工夫も必要です。

　妊娠中は突然の出血や腹痛などの予測しがたいことが起こることは決してまれではありません。長距離の旅行に行ってよいのかどうか、あらかじめ主治医とよく相談することも必要でしょう。

薬物治療

　酔い止めまたは乗り物酔い防止の市販薬には、抗ヒスタミン作用、抗コリン作用、抗ドパミン作用のある薬物が含まれています。それぞれの薬剤によって治療に有効なものと予防に有効なものとの効能の差があるようです。いずれの薬剤も常用量であれば妊娠中にも比較的安全に用いることができます。どうしても長距離の旅行が必要な場合には、こうした市販薬を活用することも1つの方法です（**表3**、**4**）。

　乗り物酔い止めにはメクリジンのような抗ヒスタミン薬が含まれています。これは抗コリン作用により乗り物酔いに効くのだと考えられています。

■ 表3　よく使用される乗り物酔い用薬

商品名	成分（含量）	常用量
トラベルミン1	[1錠中] メクリジン（50 mg）、スコポラミン（0.25 mg）	1回1錠を1日1回
タケダ乗り物酔い止め	[2錠中] メクリジン（25 mg）、スコポラミン（0.25 mg）	1回2錠を4時間以上の間隔をおいて1日2回まで
パンシロントラベルSP	[2錠中] メクリジン（25 mg）、スコポラミン（0.25 mg）、ピリドキシン（ビタミンB6）（6 mg）	1回2錠を4時間以上の間隔をおいて1日2回まで
アネロン「ニスキャップ」	[1カプセル中] マレイン酸フェニラミン（30 mg）、アミノ安息香酸エチル（50 mg）、スコポラミン（0.2 mg）、無水カフェイン（20 mg）、ピリドキシン（ビタミンB6）（5 mg）	1回1カプセルを1日1回
センパア	[1錠中] メクリジン（25 mg）、スコポラミン（0.25 mg）	1回1錠を1日1回

成分	働き
メクリジン	嘔吐中枢への刺激伝達を遮断し、めまい・吐き気・頭痛を緩和
スコポラミン	自律神経の興奮を鎮め、めまい・吐き気を抑制
ピリドキシン	ビタミン B_6 の不足を補い、吐き気などに作用
カフェイン	乗り物酔いに伴うめまい・頭痛を緩和

※成分の働きは、各製薬会社の添付文書等より改変

- 抗コリン薬：スコポラミンのような抗コリン薬は乗り物酔いの予防には効くと報告されていますが、治療剤として有効だという報告はありません。
- 抗ドパミン作用薬：カフェインなどの抗ドパミン作用薬が乗り物酔いに効くことが示されています。

[文献]

1）Up To Date：Motion sickness. updated：9 14, 2012

第 2 章

服薬指導と投薬時の指針

1 服薬指導

❶服薬指導とは

（1）服薬指導の定義

　服薬指導とは、患者が薬剤を正しく使用し、その効果が最大限に発揮されつつリスクを最小限にするために、患者背景などを把握したうえで、患者に服薬の意義や薬効、服用方法、副作用の初期症状などをわかりやすく説明し理解してもらう一連の行為と考えられます。妊婦や授乳婦においては、当然ながら胎児や乳児への影響についても考慮した服薬指導が求められます。

（2）服薬指導の重要性

　患者が服薬の意義や注意点を正しく理解し、危険性を最小限にしてできるだけ安全に、かつ薬物療法の効果を最大限に発揮するために服薬指導は行われますが、近年の進んだ薬剤開発の結果、作用の強力な薬剤の登場や、自己注射薬や吸入薬をはじめとする取り扱いの複雑な薬剤の登場により、服薬指導の重要性はますます高まってきていると言えるでしょう。

❷服薬指導の実際

（1）服薬指導にあたり確認しておく事項

1）年齢、性別

　小児や高齢者など年齢によって薬用量の調節が必要な場合や、年齢によって使用制限のある薬剤もあります。また、前立腺肥大の治療薬や子宮に作用する薬剤など、特定の性別にしか使われない薬剤もあります。

2）アレルギー歴、副作用歴

　これまでに服用した薬剤でアレルギーや副作用が出たことがある場合は、基本的にはその薬剤の使用は回避します。また、同一成分でなくても同効薬や作用機序、構造が似ている薬剤も原則として使用を回避します。主成分ではなく、乳糖のような添加物やカプセルの原料であるゼラチンに対してのアレルギーがある場合もあるため、アレルギー歴や副作用歴の確認は重要です。

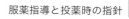

3) 妊娠または妊娠の可能性の有無

妊娠中の薬剤使用は母体のみならず胎児への影響も考慮する必要があるため、妊娠可能な年齢にある女性への服薬指導の際には、念のため妊娠または妊娠の可能性の有無を確認します。

4) 既往歴、現在罹患中の疾患

既往歴や現在罹患中の疾患によっては、使用制限や禁忌の薬剤もあります。また、腎機能や肝機能が低下している場合、薬剤の排泄や代謝に影響を受ける薬剤もあるため確認します。

5) 現在服用中の薬

現在服用中の薬を確認し、新たに処方される薬剤との相互作用や重複チェックを行います。

6) 服用可能、使用可能な薬剤の剤形

年齢や嚥下機能によっては、錠剤やカプセルの服薬が困難であったり、逆に散剤ではむせてしまうケースもあります。このような場合には、服薬援助のためのゼリーやオブラートの使用が有用なことがあります。また最近では、水なしで服用できる口腔内崩壊錠も多くの薬剤で発売されています。

自己注射薬や吸入薬、点鼻薬などは薬剤ごとに形状や使用方法が異なるため、患者の理解度や手技の習得度にあわせた剤形の選択が必要です。

7) 職業、生活環境

眠気や光線過敏症などの副作用がある薬剤は、職業や生活環境によっては影響を考慮する必要があります。

8) 生活背景

仕事や学校などで昼食後の服薬が困難であったり、夜間の勤務や不規則な食生活などで規則的な服薬が難しい場合など、患者ごとの生活背景にあわせた製剤や用法の選択がコンプライアンスの向上につながる場合もあります。

（2）服薬指導で説明すべき事項

1) 薬品名

近年、ジェネリック医薬品の使用増加により、違う薬品名であっても同一の成分である薬剤を併用していたケースの報告があり、お薬手帳などを活用して正確な薬品名を把握しておくことが大切です。

2）薬剤服用の目的・意義

　処方された薬剤がなぜ出されたのか、なぜ服用しなければならないのかを患者自身が理解することによって服薬アドヒアランスが高まり、薬物治療の効果上昇が期待できます。

3）服用方法、使用方法

　特に多剤を服薬する場合、それぞれの薬剤の服薬時間や服用量が異なると、高齢者や理解度の低い患者の場合、間違った服薬を続けてしまう危険性があります。吸入薬などでも、正しく使用できていないと病状の改善が期待できないばかりでなく、悪化する危険性もあります。このため、服薬指導において服用方法や使用方法の説明は重要です。

4）副作用

　副作用の説明は重要な事項ではありますが、場合によっては患者に過度の不安を与えてしまい、結果的に自己判断での服薬中断につながってしまう可能性もあるため、説明の仕方には注意が必要です。

　また、副作用の初期症状や発現した場合の対処方法は薬剤によって異なるため、副作用の早期発見のために、ポイントを押さえた説明を行います。

5）併用薬との相互作用

　相互作用にはその理由によって併用注意や禁忌など、使用制限レベルに違いがあります。また、相互作用回避のために中止、あるいは減量や服薬時間をずらすなどの措置が必要な場合もあります。

　このため、新たに薬剤を処方される場合や、市販薬を購入する場合は、現在服用中の薬剤を伝えるよう指導します。

6）食事、生活習慣、嗜好品との影響

　空腹時や食後、あるいは食事の内容などによって吸収に影響を受ける薬剤は注意が必要です。また、眠気やふらつきの出やすい薬剤などは生活上の注意の説明が必要ですし、アルコールを摂取すると作用が増強する可能性のある薬剤なども説明が必要です。

7）尿や便の色調の変化

　薬剤によっては、尿や便、唾液、涙などの色調に変化を及ぼすものもあり、患者に不安を与えないためにあらかじめ説明しておきます。

8）服用を忘れたときの対処方法

　基本的には、糖尿病薬を除いて服用忘れに気づいた時点で服用しますが、次の

服用時間が近い場合は、忘れてしまった1回分は服用せずに飛ばします。くれぐれも2回分を同時に服薬しないよう指導しましょう。糖尿病薬は食事を摂らずに服用すると低血糖の危険があるため、糖尿病薬の服用を忘れた場合は、忘れてしまった1回分は服用せず飛ばします。

9）薬剤の保管方法

薬剤によっては、湿気、温度、光などによって変化しやすいものがあり、指示に従ってそれぞれ正しく保管するよう指導します。

（3）服薬指導の留意点

1）各患者背景にあわせた情報提供、表現方法の工夫

年齢や性別、生活環境、理解度や服薬に関する関心の度合いなどは患者ごとにさまざまです。このため個々の患者背景や理解度にあわせた情報提供や表現方法の工夫が必要です。

2）専門用語を避け、平易でわかりやすい説明

医療関係者の間ではごくあたり前に日常的に使用している用語でも、一般の患者にとってはなじみの無い用語も多いため、服薬指導では専門用語の使用は避け、できるだけわかりやすい言葉や表現を使用して説明します。

3）不安を与えない、信頼されるような言動への配慮

服薬指導は患者との信頼関係の上に成り立つものであり、たとえ短時間のなかでも言動に十分注意して、和んだ雰囲気や信頼関係の構築に配慮します。

4）ほかの医療従事者との意見の統一

医師や看護師、薬剤師など医療スタッフとの間に、説明内容やニュアンスにわずかであっても相違があると、患者にとっては不安や不信の原因となることがあるため、内容によっては事前によく打ち合わせを行い、十分に意見の統一をはかっておくことが大切です。

5）見本やパンフレットの活用

自己注射薬や吸入薬・点鼻薬などの外用薬においては、各薬剤で取り扱い方法が異なることが多く、製剤見本や説明書を用いた服薬指導が有効です。また、各製薬メーカーでは服薬指導のためのパンフレットや小冊子などが用意されており、それらの活用も服薬指導における患者の理解を深めるために有効です。

6）個人情報への配慮

患者にとって自身の疾患や服用薬の情報はきわめてプライベートなものであるた

め、患者の個人情報については、最大限に注意して取り扱わなければなりません。

❸妊婦・授乳婦への服薬指導

（1）妊婦・授乳婦への服薬指導の特殊性

　妊婦・授乳婦への服薬指導では、妊婦・授乳婦自身のほかに、胎児や乳児への影響も加味して行わなければならず、この点が一般的な服薬指導と大きく異なります。そのために、単なる情報の提供にとどまらず、生命倫理の問題にまで踏み込んだ繊細な配慮を伴うカウンセリング的要素が多くの場合求められます。

（2）妊婦・授乳婦への薬物療法の特殊性

　妊婦・授乳婦が薬剤を使用する場合、妊婦・授乳婦本人と胎児や乳幼児では、互いのリスクとベネフィットが相反することがあります。したがって互いの立場とリスク・ベネフィットをよく考慮したうえで、最適な選択が求められます。

　実際に妊婦・授乳婦が薬剤を使用した結果、胎児や乳幼児にどのような影響を与えるかについての情報は、倫理的な配慮から妊婦・授乳婦を対象とした臨床試験の実施が困難であるため、多くの場合データが非常に少ないのが現状です。そのため、妊婦・授乳婦の薬物療法の分野では、エビデンスレベルの高い情報がきわめて少なく、動物実験でのデータや、一般的にエビデンスレベルの低いといわれている症例報告、ケースシリーズなどの情報を参考とせざるを得ないことが少なくありません。

2 　妊婦・授乳婦への服薬カウンセリング

❶妊婦・授乳婦への服薬カウンセリング

　妊婦への服薬カウンセリングでは、説明やアプローチの仕方によっては、次世代の命の中断という重大な転帰に結びつく可能性もあり、生命倫理に十分に配慮をした慎重なスタンスで臨まなければなりません。

　また授乳婦での服薬カウンセリングでは、薬剤の母乳への影響を最小限にするさまざまな工夫の提案や母乳育児のメリットを考慮しつつ、最適な方策を共有し

ていくスタイルが求められます。

❷妊婦服薬カウンセリング

　妊婦への服薬カウンセリングは、妊娠前における服薬カウンセリングと妊娠と気づかずに服薬した後の服薬カウンセリングの2つに大きく分けて考えます。

(1) 妊娠前における服薬カウンセリング

　もともと基礎疾患があり、妊娠中も継続して服薬が必要な女性に対しての服薬カウンセリングでは、基礎疾患の種類や現在服用中の薬剤の種類・投与量から胎児リスクを評価します。また、将来妊娠を希望しているが、現在の薬物療法によって胎児リスクが考えられるケースでは、あらかじめ薬剤の種類の変更や投与量の調節などの提案を行う場合もあります。基礎疾患を有する女性の妊娠では、胎児リスクの説明だけではなく、薬物療法の必要性についても正しく理解してもらい、自己判断による妊娠中の勝手な服薬中止によって母体のみならず胎児への悪影響を防止することの説明も重要です。特にてんかんや糖尿病、喘息といった妊娠中も薬物療法の継続が必要な疾患では、服薬の継続のメリットの理解とともに、計画的な妊娠が望まれます。

(2) 妊娠と気づかずに服薬した後の服薬カウンセリング

　人工授精などの場合を除き、自然妊娠の多くのケースではいつ妊娠したのか気づかない場合が多く、そのため妊娠初期に妊娠していると知らずに薬剤を服用し、その後妊娠が判明し、不安に思ってカウンセリングを受ける妊婦も多くいます。その際の説明ポイントとしては、まず服薬した事実は変えられないこと、次に服薬によって実際に起こり得る胎児リスクの有無、そして服薬による胎児への有害事象について自然発生頻度との比較などがあげられます。

　自然発生頻度とは、妊娠中の服薬の有無にかかわらずに発生する奇形の頻度であり、約2～4%とされています。妊娠と気づかずに服薬したという、いわば偶発的な服薬例では、多くの場合、妊婦は胎児に対しての罪悪感や自己に対しての後悔の念を抱いているので、服薬したという変えることのできない事実についての対応には、十分に注意した配慮が必要です。

　胎児リスクについては、服薬したことによって胎児リスクが実際に上昇するのかしないのか、上昇するのであればどの程度なのかについて、自然発生頻度との

比較によって説明します。

コラム

聖路加国際病院「妊娠と薬相談クリニック」

　聖路加国際病院では2001年に「妊娠と薬相談クリニック」が開設されました。

　もともと基礎疾患があり、普段から薬剤を服用している女性が妊娠し、妊娠中も薬剤の継続服用が必要な場合、あるいは妊娠初期に妊娠していると気づかずに偶発的に薬剤を服用して、薬剤の胎児への影響を不安に思う妊婦のほか、パートナーが服薬しているケースや授乳中の薬剤服用が乳児に与える影響についての相談に応えることを目的にしたクリニックです。

　外来は予約制で、まず服用薬などの情報を記入した調査票をクリニック受付に提出してもらい受診日を予約します。その後、調査票の情報に基づき受診日までの間に薬剤が妊娠や授乳に与える影響について詳細な調査を行い、外来当日は産婦人科医師と薬剤師が同席して、説明やカウンセリングを行います。

聖路加国際病院　トイスラークリニック・妊娠と薬相談クリニック
住所：〒104-8560　東京都中央区明石町9-1　　TEL：03-5550-2412
受付時間：9〜16時（祝日を除く月〜金曜）
詳細につきましては、聖路加国際病院のホームページをご覧ください。
http://hospital.luke.ac.jp/guide/26_women/index.html

　また、同様の外来を行っている代表的な医療機関としては、以下のところがあります。

国家公務員共済組合連合会虎の門病院「妊娠と薬外来」
住所：〒105-8470　東京都港区虎ノ門2-2-2　　TEL：03-3588-1111（内線3410）
受付時間：8時30分〜17時（祝日を除く月〜金曜）

国立成育医療研究センター「妊娠と薬情報センター」
住所：〒157-8535　東京都世田谷区大蔵2-10-1　　TEL：03-5494-7845
受付時間：10時〜12時、13〜16時（祝日を除く月〜金曜）
http://www.ncchd.go.jp/kusuri/about.html

3 投薬指針

❶添付文書の見方

（1）日本における添付文書の位置づけ

　わが国においては、医薬品の添付文書は公的な評価基準であり、「医療用医薬品の使用上の注意記載要領」（厚生省薬務局長通知　薬発第607号：平成9年4月25日）により、記載方法が定められています。添付文書において、妊婦や授乳婦に関する情報は、「使用上の注意」の中の、「妊婦、産婦、授乳婦等への投与」の項に記載されます。つまり、「妊婦、産婦、授乳婦等への投与」は、添付文書中の「使用上の注意」の項目に記載されるため、その薬剤が妊婦、産婦、授乳婦への投与に際して注意が必要である場合や、その他の情報がある場合に、必要な注意を記載するよう定められています。

　このように、「使用上の注意」という位置づけのため、海外のリスクカテゴリーと比較してその基準は厳しいものとなっており、たとえ実際の使用経験が豊富で、かつ有害事象の報告もなく、妊婦や授乳婦に対しての安全性が高いと考えられている薬剤に関しても、投与を推奨する記載にはなっていません。

　なお、2019年4月より添付文書記載要領の改訂があり、妊婦・授乳婦に関する情報は新設された「特定の背景を有する患者に関する注意」の項に記載されることに変更となりました。新記載要領では、「投与しないこと」および「授乳を避けさせること」と記載する場合は、胎児または哺乳する児の曝露量（特に局所適用製剤の場合）、臨床使用経験、代替薬の有無などの臨床的影響を十分に考慮して記載することや、臨床使用経験、疫学的調査などの情報が臨床上有益な場合は、適正使用に関する情報として記載することが定められています。

【医療用医薬品の使用上の注意記載要領】「妊婦、産婦、授乳婦等への投与」

1．用法及び用量、効能又は効果、剤形等から妊婦、産婦、授乳婦等の患者に用いられる可能性があって、他の患者と比べて、特に注意する必要がある場合や、適正使用に関する情報がある場合には、必要な注意を記載すること。また、投与してはならない場合は禁忌の項にも記載すること。

2．動物実験、臨床使用経験、疫学的調査等で得られている情報に基づき、必要

> な事項を記載すること。
>
> 3. 記載にあたっては**表**の**B、C、D**を適宜組み合わせたものを基本とし、更に追加する情報がある場合にはその情報を記載すること。

（厚生省薬務局長通知　薬発第607号）

（2）添付文書の記載方法

　添付文書の記載方法（**表1**）は、上記のとおり「医療用医薬品の使用上の注意記載要領」に定められており、データ（人間・動物）、理由、注意対象期間、措置を適宜組み合わせて記載することとなっています。措置が「投与しないこと」となっている薬剤は、それと呼応して禁忌欄の対象に、「妊婦・授乳婦」が記載されます。

❷分類、評価の解説（妊婦・授乳婦）

（1）FDA分類（表2）

　FDA分類は、「米国食品医薬品局（FDA：Food and Drug Administration）」によって分類された、胎児に対する薬剤の危険度分類です。FDA分類は、A、B、C、D、Xのリスクカテゴリーに分類されます。FDA分類は、動物での生殖試験やヒトでの臨床試験の結果をもとに危険度が分類されています。

カテゴリーA：ヒト妊婦での比較対照試験があり、胎児へ危険性が証明されない薬剤であり、妊婦へ薬剤を使用する際の第一選択薬といえるでしょう。

カテゴリーB：動物実験で胎児への危険性が証明されないか、または証明されているがヒトでの比較対照試験では胎児への危険性が証明されていない薬剤です。

カテゴリーC：ヒトでの比較対照試験がなく危険性について不明な薬剤です。

カテゴリーDとX：胎児への催奇形性のリスクがあることが証明されている薬剤です。

- カテゴリーDは、妊娠中であってもその薬剤の使用による危険性を上回る利益があり、臨床上、場合によっては使用することが許容される薬剤、例えば抗てんかん薬などがあげられます。
- カテゴリーXは、薬剤を使用することの利益より危険性が上回る薬剤であり、妊婦への使用は禁忌の薬剤です。

■ 表1　妊婦・産婦・授乳婦への投与に関する表現方法

A（データ）		B（理由）
1.　本剤によると思われるヒトの奇形の症例報告があるとき	→	1.　催奇形性を疑う症例報告があるので
2.　奇形児を調査したところ、母親が妊娠中に本剤を投与された症例が対象群と比較して有意に多いとの報告がある場合	→	2.　奇形児を出産した母親の中に本剤を妊娠中に投与された例が対象群に比較して有意に多いとの疫学的調査報告があるので
3.　妊娠中に本剤を投与された母親を調査したところ、奇形児出産例が対象群と比較して有意に多いとの報告がある場合	→	3.　本剤を妊娠中に投与された患者の中に奇形児を出産した例が対象群と比較して有意に多いとの疫学的調査報告があるので
4.　妊娠中に本剤を投与された母親から生まれた新生児に奇形以外の異常が認められたとする報告がある場合	→	4.　新生児に○○を起こすことがあるので
5.　母体には障害はないが胎児に影響を及ぼすとの報告がある場合	→	5.　胎児に○○を起こすことがあるので
6.　妊婦への投与は非妊婦への投与と異なった危険性がある場合	→	6.　○○を起こすことがあるので
7.　妊娠中に使用した経験がないか又は不十分である場合	→	7.　妊娠中の投与に関する安全性は確立していないので
8.　薬物がヒトの乳汁に移行し、乳児に対し有害作用を起こすとのデータがある場合	→	8.　ヒト母乳中へ移行する（移行し○○を起こす）ことがあるので
9.　動物実験で乳汁中に移行するとのデータがある場合	→	9.　動物実験で乳汁中に移行することが報告されているので
10.　動物実験で催奇形性作用が認められている場合	→	10.　動物実験で催奇形性作用が報告されているので
11.　動物実験で催奇形性以外の胎児（新生児）に対する有害作用が認められている場合	→	11.　動物実験で胎児毒性（胎児吸収…）が報告されているので

C（注意対象期間）
1.　妊娠又は妊娠している可能性のある婦人には
2.　妊婦（〜カ月以内）又は妊娠している可能性のある婦人には
3.　妊娠後半期には
4.　妊娠末期には
5.　授乳中の婦人には

D（措置）
1.　投与しないこと
2.　投与しないことが望ましい
3.　治療上の有益性が危険を上回ると判断される場合にのみ投与すること
4.　減量又は休薬すること
5.　大量投与を避けること
6.　長期投与を避けること
7.　本剤投与中は授乳を避けること
8.　授乳を中止させること

（厚生省薬務局長通知　薬発第607号「医療用医薬品の使用上の注意記載要領」）

■ 表2 FDA分類

カテゴリー	定義
A	ヒトの妊娠初期3ヵ月間の対照試験で、胎児への危険性は証明されず、またその後の妊娠期間でも危険であるという証拠のないもの
B	動物生殖試験では胎仔への危険性は否定されているが、ヒト妊婦での対照試験は実施されていないもの。あるいは、動物生殖試験で有害な作用（または出生数の低下）が証明されているが、ヒトでの妊娠初期3ヵ月の対照試験では実証されていない、またその後の妊娠期間でも危険であるという証拠はないもの
C	動物生殖試験では、胎仔に催奇形性、胎仔毒性、その他の有害作用があることが証明されており、ヒトでの対照試験が実施されていないもの。あるいは、ヒト、動物ともに試験は実施されていないもの。ここに分類される薬剤は、潜在的な利益が胎児への潜在的危険性よりも大きい場合にのみ使用すること
D	ヒトの胎児に明らかに危険であるという証拠があるが、危険であっても、妊婦への使用による利益が容認されるもの（例えば、生命が危険にさらされているとき、または重篤な疾病で安全な薬剤が使用できないとき、あるいは効果がないとき、その薬剤をどうしても使用する必要がある場合）
X	動物またはヒトでの試験で胎児異常が証明されている場合、あるいはヒトでの使用経験上胎児への危険性の証拠がある場合、またはその両方の場合で、この薬剤を妊婦に使用することは、他のどんな利益よりも明らかに危険性のほうが大きいもの。ここに分類される薬剤は、妊婦または妊娠する可能性のある女性には禁忌である

〔米国食品医薬品局（FDA）〕

　FDA分類で注意しなければならないのは、単純にA→Xの順に危険度が上昇するのではないということです。特にカテゴリーCはヒトでのデータがなく、もしかするとカテゴリーBより安全かもしれないし、あるいはカテゴリーDより危険かもしれません。実際には、妊婦に対する臨床試験はデータが少なく、約半数の薬剤がこのカテゴリーCに分類されています。また、FDA分類は妊婦に対してこれから薬剤を使用する際の参考となるリスクカテゴリーであり、妊娠と気づかずに服用した偶発的な薬剤服用時には参考となりません。FDA分類は妊婦への薬物投与の際に参考となる情報ですが、このような問題点があることから2008年5月に見直すことが告示され、これまでのカテゴリー分類のみという形式から具体的な文章による記述の新しい形式へと変更され、現在では廃止されていますが、本書では参考情報として廃止前のカテゴリーを掲載してあります。

(2) オーストラリア分類（表3）

　オーストラリア分類は、「豪州医薬品評価委員会（Australian Drug Evaluation Committee：ADEC）」によって示された、胎児に対する薬剤の危険度分類です。A、B（B1、B2、B3）、C、D、X のリスクカテゴリーに分類されます。オーストラリア分類は、ヒトでの使用経験を重視して危険度が分類されています。

　オーストラリア分類のカテゴリーは、FDA 分類と同じアルファベットで表現されていますが、その定義は異なるため注意が必要です。特にカテゴリー C は、FDA 分類では「ヒトでの比較対照試験がなく危険性について不明な薬剤」ですが、オーストラリア分類では「催奇形性はないが、胎児や新生児に有害作用を引き起こすか引き起こすことが疑われる薬剤」と定義が異なるため、気をつけなければなりません。

■ 表3　オーストラリア分類

カテゴリー	定義
A	多数の妊婦および妊娠可能年齢の女性に使用されてきた薬だが、それによって奇形の頻度や胎児に対する直接・間接の有害作用の頻度が増大するといういかなる証拠も観察されていない
B1	妊婦および妊娠可能年齢の女性への使用経験はまだ限られているが、この薬による奇形やヒト胎児への直接・間接的有害作用の発生頻度増加は観察されていない。動物を用いた研究では、胎仔への障害の発生が増加したという証拠は示されていない
B2	妊婦および妊娠可能年齢の女性への使用経験はまだ限られている薬だが、奇形やヒト胎児への直接・間接的有害作用の発生頻度増加は観察されていない。動物を用いた研究は不十分または欠如しているが、入手しうるデータでは、胎仔への障害の発生が増加したという証拠は示されていない
B3	妊婦および妊娠可能年齢の女性への使用経験はまだ限られている薬だが、奇形やヒト胎児への直接・間接的有害作用の発生頻度増加は観察されていない。動物を用いた研究では、胎仔への障害の発生が増えるという証拠が得られている。しかし、このことがヒトに関してどのような意義をもつかは不明である
C	催奇形性はないが、その薬理効果によって、胎児や新生児に有害作用を引き起こし、または、有害作用を引き起こすことが疑われる薬。これらの効果は可逆的なこともある
D	ヒト胎児の奇形や不可逆的な障害の発生頻度を増す、または増すと疑われる、またはその原因と推測される薬。これらの薬にはまた、有害な薬理作用があるかもしれない
X	胎児に永久的な障害を引き起こすリスクの高い薬であり、妊娠中あるいは妊娠の可能性がある場合は使用すべきでない

〔豪州医薬品評価委員会（ADEC）〕

(3) 虎の門評価（表4）

　「虎の門病院」が中心となって編纂した書籍『実践 妊娠と薬 第2版』（じほう）における評価で、虎の門病院における「妊娠と薬相談外来」での相談後の妊娠転帰情報も加味した分類で、0～5点の薬剤危険度点数で評価されています。

■ 表4　虎の門評価

評価条件	薬剤危険度点数
・疫学調査で催奇形性との関連は認められていない、およびヒトでの催奇形性を示唆する症例報告はない。および動物生殖試験は行われていないか、または催奇形性は認められていない ・または食品としても使用されているもの、準ずるもの	0点
・疫学調査は行われていない、およびヒトでの催奇形性を示唆する症例報告はない。および動物生殖試験で催奇形性は認められていないか行われていない ・疫学調査で催奇形性との関連は認められていない。およびヒトでの催奇形性を示唆する症例報告はない。しかし、動物生殖試験で催奇形性の報告がある ・または局所に使用するものおよび漢方薬	1点
・疫学調査は行われていない、およびヒトでの催奇形性を示唆する症例報告はない。しかし動物生殖試験で催奇形性の報告がある ・十分な疫学調査はないがヒト症例シリーズ研究、あるいは複数の症例報告で催奇形性との関連はみられていない。しかし、動物生殖試験で催奇形性の報告がある	2点
・疫学調査で催奇形性との関連を示唆する報告と否定する報告がある。またはヒト生殖に伴う奇形全般のベースラインリスク（2～3%）については増加しないが、個別の奇形に関してリスクの増加が示唆されている（肯定も否定もある、または確定ではない） ・疫学調査は行われていないが、ヒトで奇形児出産の症例報告がある、または奇形児出産の症例報告と健常児出産の症例報告があり評価が一定していない	3点
・疫学調査でヒト生殖に伴う奇形全般のベースラインリスク（2～3%）が軽度増加するが大幅な増加ではない ・疫学調査でヒト生殖に伴う奇形全般のベースラインリスクは増加しない、かつ特定の奇形に関してリスクの増加が認められている ・催奇形症例報告、あるいは生殖試験・基礎研究の結果、ヒトにも催奇形性があると強く疑われている	4点
・疫学調査で催奇形性があると確定的に考えられている ・または催奇形症例報告、あるいは生殖試験・基礎研究の結果、ヒトにも催奇形性があると確定的に考えられている	5点

（林　昌洋，他：実践 妊娠と薬 第2版，じほう，p.36, 2010）

(4) Hale 評価（表5）

　書籍 "Medications & Mothers' Milk"（Hale Publishing 発行）は通常、著者の名前をとって「Hale」と呼ばれ、本書でも、「Hale 評価」と呼んでいます。薬剤使用についての評価は表のように5つに分類されております。

■ 表5　Hale 評価

L1	Compatible	適合	多くの授乳婦に使用されてきた薬剤であるが、乳児への有害作用増加はみられていない。授乳婦での比較試験では乳児へのリスクは示されておらず、乳児への有害作用はありそうもない、または経口摂取しても吸収されない薬剤。
L2	Probably Compatible	恐らく適合	限られた数の授乳婦の研究ではあるが、乳児への有害作用増加はみられていない。授乳婦が使用してリスクを示す証拠はありそうもない。
L3	Probably Compatible	恐らく適合	授乳婦での比較試験はないが、乳児への有害作用のリスクの可能性がある、または比較試験ではごくわずかの有害作用しか示されていない。乳児への潜在的な有益性が潜在的な危険性を上回る場合にのみ投与されるべきである。（情報のない新薬は、安全性に関わらず自動的にこの評価に分類）
L4	Possibly Hazardous	有害な可能性あり	乳児や母乳産生に明らかなリスクはあるが、乳児へのリスクよりも授乳婦への有益性により使用が容認される。（例えば、生命の危機により薬剤が必要な状況や、他の薬剤が使用できないか無効である重篤な疾患の場合）
L5	Hazardous	有害	授乳婦の研究で、ヒトでの使用経験を基に乳児に重大かつ実証されたリスクを示す、あるいは乳児へ重大な障害を引き起こすリスクの高い薬剤。授乳中の使用は、他のどんな有益性よりも危険性が明らかに上回る。授乳婦の使用は禁忌である。

（Hale TW, Rowe HE：Medications & Mothers' Milk 16 版, Hale Pub, p.13-14, 2014 より筆者訳・表作成）

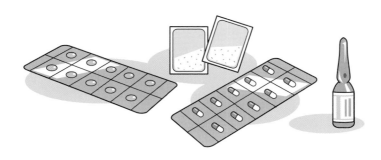

(5) 母乳とくすりハンドブック評価（表6）

大分県「母乳と薬剤」研究会が編纂した書籍『母乳とくすりハンドブック 改訂3版』における評価で、現場での情報整理を容易にするため、各薬剤の総合評価を5つのカテゴリー（◎ ○ △ × ☆）に分類されています。

■ 表6　母乳とくすりハンドブック評価

◎	Compatible（安全）	授乳婦で研究した結果、安全性が示されている。疫学情報はないが、乳児に有害事象を及ぼさないとされる薬剤。
○	Probably Compatible（危険性は少ない）	授乳婦での研究は限定的だが、乳児へのリスクは最小限である。疫学情報はないが、リスクを証明する根拠がない薬剤。
△	Possibly hazardous（注意）	乳児に有害事象を及ぼす可能性があり注意が必要である（推奨されない）。安全とされる薬剤への変更を考慮すべき薬剤。
×	Contraindicated（禁忌）	薬剤の影響がある間は授乳を中止する必要がある。安全性を示す情報がなく、リスクが解明されるまで回避すべき薬剤。
☆	Therapeutic agent of Obstetrics and Gynecology	産婦人科領域において、乳汁分泌を抑制する目的で授乳婦へ投与される薬剤。

（大分県「母乳と薬剤」研究会編：母乳とくすりのハンドブック改訂3版，大分県地域保健協議会，p.I，2017より作成）

(6) 妊娠と授乳評価

「国立成育医療研究センター」と「妊娠と薬情報センター」が中心となって編纂した書籍『薬物治療コンサルテーション 妊娠と授乳 改訂2版』（南山堂）における評価で、総合評価の考え方および妊娠期・授乳期の総合評価は以下のとおりです。

総合評価の考え方

　薬の妊娠・授乳の安全性を考えるときには母親の疾病や社会環境、また母乳の利点などについてかなり深い知識が必要である。専門家の意見を参考にするのもよいが、忘れてならないのは、治療対象になっている疾患の性質もそれに対する薬の重要性も、それぞれの患者さんで違うことである。つまり、薬自体のリスクが奇形発生率あるいは異常出現率として示されたとき、安全性判断のもう一つの柱である薬物治療がもたらす利益の度合いや重

要度、疾患の種類と性質が人によって異なっている。このリスクと利益のバランスの個人差があるため、標準的な治療が必要とされる典型的な患者さんを念頭に置いた専門家の、一般的な意見や論文を個々の患者さんにあまりに厳格にあてはめようとすると無理が生じ、またかえって誤った判断を招く。FDAが現在進めている妊娠安全性分類の記号方式から記述的なものへの変更は、このリスク・ベネフィット判断の微妙なニュアンスを、個々の医療現場で生かすのにある程度の助けになると思われる。ではなぜ本書で薬の安全性の総合評価を掲載することにしたのか。これは簡単に言うと、おおまかな目印としての機能があったほうが読者に親切だろうという配慮からである。単に目印なので、それを見ただけですべてがわかるようにはなっていない。これが添付文書などでの禁忌や安全性の記載と本質的に違う点である。必ず個々の患者さんの状況を把握したうえで本文を参照し、判断につなげてほしい。以上の点から本書の総合評価は、妊娠と授乳に分けて次のように行った。また、医療環境、社会的な慣習また宗教的な背景の違いを考慮して、総合評価は日本での実情に合うように工夫した。

妊娠期の総合評価

　非専門医が、妊娠中の女性や妊娠計画中の女性に対し、日常臨床で頻用すると思われる薬について評価を掲載した。

　なお、薬によっては適応疾患がさまざまで、リスク・ベネフィットの判断がそれぞれの患者さんで異なる場合がある。そのような薬の評価欄は ▬▬▬ とした。また、疫学情報で胎児への影響もまれながら存在することが示されているが、疾患自体の特質から考えて、妊娠中でも使用するのが一般的な薬もここに含まれている。そのため前述したように、使用したい薬に関しての情報は必ず本文を参照し、治療薬選択の判断につなげてほしい。

【総合評価には下記の略語を用いた】

安全 …疫学的な証拠が比較的豊富でほぼ安全に使用できると思われる薬

禁忌 …疾患自体の緊急度と薬の毒性を考えた場合、明らかに妊娠中の治療に
　　　適さないと判断される薬

▭ …空欄は疫学情報がないかきわめて少なく、安全性・危険性を理論的に
　　　推定するしかない薬

授乳期の総合評価

　授乳中の薬の安全性は情報がきわめて乏しく、疫学的な情報はほとんど存在しない。その一方で、母乳中の薬剤濃度が症例報告で示されていて、それが薬剤の特性や毒性などから考え、多数の例を集めて調べても、臨床的に問題となるようなリスクを生じないと考えられる薬も多くある。したがって、授乳中の薬の安全性における総合評価の基準は、上記の妊娠の項とは違うので注意してほしい。

　なお、動物実験のデータは、解釈が難しく取り入れていない。

【総合評価には下記の略語を用いた】

安全 …疫学的な証拠が比較的豊富でほぼ安全に使用できると思われる薬。ただ、疫学的な証拠がなくても薬理学的にも、また臨床的な経験からもほぼ安全に使用できると思われるものは「安全」とした

慎重 …その薬が必要とされる典型的な疾患をもつ平均的な患者さんを想定し、ほかの薬に比較してもより慎重な対応や患者さんへの説明が必要な薬

禁忌 …疾患自体の緊急度と薬の毒性を考えた場合、明らかに授乳中の治療に適さないと判断される薬

□ …空欄は疫学情報がないかきわめて少なく、安全性・危険性を理論的に推定するしかない薬

（伊藤真也, 村島温子 編：薬物治療コンサルテーション 妊娠と授乳 改訂2版. 南山堂, p.133, 2014 より転載）

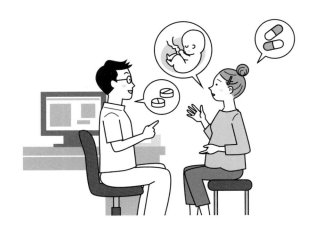

4 薬剤一覧

※薬剤一覧の表は、『今日の治療薬 2021（南江堂）』、米国食品医薬品局（FDA）、豪州医薬品評価委員
　会（ADEC）、『実践 妊娠と薬 第2版（じほう）』、『薬物治療コンサルテーション 妊娠と授乳 改訂2版（南
　山堂）』、"Medications & Mothers' Milk（Hale Publishing）2021"、『母乳とくすりハンドブック 改
　訂3版（大分県「母乳と薬剤」研究会）』をもとに筆者作成
※各分類・評価の詳細については、p.274 ～ 282 参照
※「―」…各分類・評価に掲載されていないもの
※⬚…安全性・危険性を理論的に推定するしかないもの
※▨…リスク・ベネフィットの判断がそれぞれの患者さんで異なるもの

薬剤番号	一般名	代表的な商品名	妊婦				授乳婦		
			FDA分類	オーストラリア分類	虎の門評価	妊娠と授乳評価（妊娠）	Hale評価	妊娠と授乳評価（授乳）	母乳とくすりハンドブック評価

1 抗菌薬

ペニシリン系									
1-1	ベンジルペニシリン	バイシリン G	―	A	―	安全	―	安全	◎
1-2	アンピシリン	ビクシリン	B	A	1 点	安全	L1	安全	◎
1-3	アモキシシリン	サワシリン、パセトシン	B	A	1 点	安全	L1	安全	◎
1-4	スルタミシリン	ユナシン	―	―	1 点	安全	―	安全	◎
1-5	ピペラシリン	ペントシリン	―	B1	―	安全	L2	安全	◎
1-6	アンピシリン・スルバクタム	ユナシン-S	―	―	―	―	L1	―	◎
1-7	アモキシシリン・クラブラン酸	オーグメンチン	―	―	1 点	―	L1	―	◎
1-8	タゾバクタム・ピペラシリン	ゾシン	―	B1	―	―	L2	―	◎
1-9	バカンピシリン	ペングッド	―	―	1 点	安全	―	安全	◎
1-10	タゾバクタム・セフトロザン	ザバクサ	―	B1	―	―	―	―	◎
1-11	セフォペラゾン・スルバクタム	スルペラゾン	―	―	―	―	―	―	◎
セフェム系									
1-12	セファゾリン	セファメジンα	B	B1	―	安全	L1	安全	◎
1-13	セフメタゾール	セフメタゾン	―	―	―	安全	―	安全	◎
1-14	セフミノクス	メイセリン	―	―	―	安全	―	安全	◎
1-15	フロモキセフ	フルマリン	―	―	―	安全	―	安全	◎
1-16	セフォタキシム	セフォタックス	B	B1	―	安全	L2	安全	◎
1-17	セフメノキシム	ベストコール	―	―	―	安全	―	安全	◎
1-18	セフトリアキソン	ロセフィン	―	B1	―	安全	L1	安全	◎
1-19	セフタジジム	モダシン	―	B1	―	安全	L1	安全	◎
1-20	ラタモキセフ	シオマリン	―	―	―	安全	―	安全	◎
1-21	セフォゾプラン	ファーストシン	―	―	―	安全	―	安全	◎

薬剤番号	一般名	代表的な商品名	妊婦					授乳婦		
			FDA分類	オーストラリア分類	虎の門評価	妊娠と授乳評価（妊娠）	Hale評価	妊娠と授乳評価（授乳）	母乳とくすりハンドブック評価
1-22	セフェピム	マキシピーム	B	B1	—	安全	L2	安全	◎
1-23	セファレキシン	ケフレックス	—	A	1点	安全	—	安全	◎
1-24	セファクロル	ケフラール	B	B1	1点	安全	L1	安全	◎
1-25	セフロキシム	オラセフ	—	B1	1点	安全	L2	安全	◎
1-26	セフジニル	セフゾン	B	—	1点	安全	L1	安全	◎
1-27	セフチブテン	セフテム	B	—	—	安全	L2	安全	◎
1-28	セフジトレン	メイアクト MS	B	—	1点	安全	L2	安全	◎
1-29	セフィキシム	セフスパン	—	—	1点	安全	L2	安全	◎
1-30	セフテラム	トミロン	—	—	1点	安全	—	安全	◎
1-31	セフポドキシム	バナン	—	B1	1点	安全	L2	安全	◎
1-32	セフカペン	フロモックス	—	—	1点	安全	—	安全	◎
1-33	セファロチン	コアキシン	—	A	—	安全	—	安全	◎
1-34	セフォチアム	パンスポリン	—	—	1点	安全	—	安全	◎
1-35	セフピロム	セフピロム	—	B2	—	安全	—	安全	◎
カルバペネム系									
1-36	イミペネム・シラスタチン	チエナム	—	B3	1点		L3	安全	◎
1-37	パニペネム・ベタミプロン	カルベニン	—	—	—		—	安全	◎
1-38	メロペネム	メロペン	—	B2	1点		L3	安全	◎
1-39	ビアペネム	オメガシン	—	—	—		—	安全	○
1-40	ドリペネム	フィニバックス	B	B2	—		L3	安全	◎
モノバクタム系									
1-41	アズトレオナム	アザクタム	—	B1	—		L2	安全	◎
ペネム系									
1-42	ファロペネム	ファロム	—	—	1点		—	安全	◎
グリコペプチド系									
1-43	バンコマイシン	バンコマイシン	—	B2	—		L1	安全	◎
1-44	テイコプラニン	タゴシット	—	B3	—		—		○
ホスホマイシン									
1-45	ホスホマイシン	ホスミシン	—	—	1点		L3	安全	◎
アミノグリコシド系									
1-46	ストレプトマイシン	ストレプトマイシン	D	—	3〜4点		L3	安全	◎
1-47	カナマイシン	カナマイシン	—	D	—	安全	—	安全	◎
1-48	ゲンタマイシン	ゲンタシン	—	D	2〜3点	安全	L2	安全	◎
1-49	トブラマイシン	トブラシン	—	D	—	安全	L2	安全	◎
1-50	ジベカシン	パニマイシン	—	D	—	安全	—	安全	○
1-51	アミカシン	アミカシン	—	D	—	安全	L2	安全	◎

薬剤番号	一般名	代表的な商品名	妊婦				授乳婦		
			FDA分類	オーストラリア分類	虎の門評価	妊娠と授乳評価（妊娠）	Hale評価	妊娠と授乳評価（授乳）	母乳とくすりハンドブック評価
1-52	アルベカシン	ハベカシン	―	―	―	安全	―	安全	◎
1-53	イセパマイシン	エクサシン	―	―	―	安全	―	安全	◎
マクロライド系									
1-54	エリスロマイシン	エリスロシン	―	A	1点	安全	L3	安全	◎
1-55	クラリスロマイシン	クラリシッド、クラリス	―	B3	1点		L1	安全	◎
1-56	ロキシスロマイシン	ルリッド	―	B1	―			安全	◎
1-57	アジスロマイシン	ジスロマック	―	B1	1点	安全	L2	安全	◎
1-58	ジョサマイシン	ジョサマイシン	―	―	1点			安全	◎
1-59	スピラマイシン	アセチルスピラマイシン	―	―	―				○
1-60	フィダキソマイシン	ダフクリア	―	B1	―	―	L3	―	―
テトラサイクリン系									
1-61	テトラサイクリン	アクロマイシン	D	D	―		L3		◎
1-62	デメチルクロルテトラサイクリン	レダマイシン	D	D	―				○
1-63	ドキシサイクリン	ビブラマイシン	―	D	―		L3	安全	◎
1-64	ミノサイクリン	ミノマイシン	―	D	1点/3点		L3		○
1-65	チゲサイクリン	タイガシル	―	D	―		L4		△
リンコマイシン系									
1-66	リンコマイシン	リンコシン	―	A	1点	安全	―	安全	◎
1-67	クリンダマイシン	ダラシン	―	A	1点		L2	安全	◎
オキサゾリジノン系									
1-68	リネゾリド	ザイボックス	C	B3	―		L3		○
1-69	テジゾリド	シベクトロ	―	―	―	―	L3	―	―
クロラムフェニコール系									
1-70	クロラムフェニコール	クロロマイセチン	―	A	―	後期連用注意	L4		△
ニューキノロン系									
1-71	ノルフロキサシン	バクシダール	―	B3	1点	安全	―	安全	◎
1-72	オフロキサシン	タリビッド	―	B3	1点	安全	L2	安全	◎
1-73	レボフロキサシン	クラビット	―	―	―		L2	安全	◎
1-74	シプロフロキサシン	シプロキサン	―	B3	1点	安全	L3	安全	◎
1-75	ロメフロキサシン	バレオン	―	―	1点		L3	安全	○
1-76	トスフロキサシン	オゼックス	―	―	1点		―		◎
1-77	パズフロキサシン	パシル	―	―	―				○
1-78	プルリフロキサシン	スオード	―	―	―				○
1-79	モキシフロキサシン	アベロックス	―	B3	―		L3	安全	○

薬剤番号	一般名	代表的な商品名	妊婦 FDA分類	妊婦 オーストラリア分類	妊婦 虎の門評価	妊婦 妊娠と授乳評価（妊娠）	授乳婦 Hale評価	授乳婦 妊娠と授乳評価（授乳）	授乳婦 母乳とくすりハンドブック評価
1-80	ガレノキサシン	ジェニナック	—	—	—		—	—	◎
1-81	シタフロキサシン	グレースビット	—	—	—		—	—	○
ST 合剤									
1-82	スルファメトキサゾール・トリメトプリム	バクタ	—	—	—		L3	安全	○
リポペプチド系									
1-83	ダプトマイシン	キュビシン	—	B1	—		L1	—	◎
ポリペプチド系									
1-84	ポリミキシン B	硫酸ポリミキシン B	—	—	—	—	L2	—	◎
抗結核薬									
1-85	イソニアジド	イスコチン	—	A	1 点	安全	L3	安全	○
1-86	パラアミノサリチル酸	ニッパスカルシウム	—	—	—		—	—	
1-87	アルミノパラアミノサリチル酸	アルミノニッパスカルシウム	—	—	—		—	—	
1-88	エンビオマイシン	ツベラクチン	—	—	—		—	—	
1-89	ピラジナミド	ピラマイド	C	B2	—		L3	—	
1-90	エタンブトール	エブトール	B	A	1 点	安全	L3	安全	○
1-91	リファンピシン	リファジン	—	C	2 点	安全	L2	安全	◎
1-92	リファブチン	ミコブティン	—	C	—		—	安全	○
1-93	エチオナミド	ツベルミン	C	—	—		—	—	
1-94	サイクロセリン	サイクロセリン	—	—	—		L4	—	

2 抗ウイルス薬

薬剤番号	一般名	代表的な商品名	妊婦 FDA分類	妊婦 オーストラリア分類	妊婦 虎の門評価	妊婦 妊娠と授乳評価（妊娠）	授乳婦 Hale評価	授乳婦 妊娠と授乳評価（授乳）	授乳婦 母乳とくすりハンドブック評価
抗ヘルペスウイルス薬									
2-1	アシクロビル	ゾビラックス	—	B3	2 点	安全	L2	安全	◎
2-2	バラシクロビル	バルトレックス	B	B3	2 点	安全	L2	安全	◎
2-3	ファムシクロビル	ファムビル	—	B1	—		L3	—	○
2-4	ビダラビン	アラセナ A	—	—	—		—	—	○
抗サイトメガロウイルス薬									
2-5	ガンシクロビル	デノシン	—	D	—		L3	—	△
2-6	バルガンシクロビル	バリキサ	—	D	—		—	—	×
2-7	ホスカルネット	ホスカビル	—	B3	—		L5	—	×
2-8	レテルモビル	プレバイミス	—	B3	—	—	—	—	—
抗インフルエンザウイルス薬									
2-9	オセルタミビル	タミフル	—	B1	1 点		L2	安全	◎
2-10	ザナミビル	リレンザ	—	B1	—		Hale	安全	◎
2-11	ペラミビル	ラピアクタ	—	B3	—		—	—	○
2-12	ラニナミビル	イナビル	—	—	—		—	安全	◎

薬剤番号	一般名	代表的な商品名	妊婦 FDA分類	オーストラリア分類	虎の門評価	妊娠と授乳評価（妊娠）	授乳婦 Hale評価	妊娠と授乳評価（授乳）	母乳とくすりハンドブック評価
2-13	バロキサビル	ゾフルーザ	—	B3	—	—	—	—	—
抗新型コロナウイルス薬									
2-14	レムデシビル	ベクルリー	—	B2	—	—	—	—	—
抗HIV薬									
2-15	ジドブジン	レトロビル	—	B3	—	安全	L5	原則禁止	○
2-16	ラミブジン	エピビル	—	B3	—	安全	L5	原則禁止	○
2-17	アバカビル	ザイアジェン	—	B3	—		L5	原則禁止	—
2-18	テノホビル	ビリアード	—	B3	—		L5	原則禁止	△
2-19	エムトリシタビン	エムトリバ	—	B1	—		L5	原則禁止	△
2-20	ネビラピン	ビラミューン	—	B3	—		L5	原則禁止	△
2-21	エファビレンツ	ストックリン	—	D	—		L5	原則禁止	△
2-22	エトラビリン	インテレンス	—	B1	—		L5	原則禁止	—
2-23	リルピビリン	エジュラント	—	B1	—	—	—	—	—
2-24	リトナビル	ノービア	—	B3	—		L5	原則禁止	—
2-25	ロピナビル・リトナビル	カレトラ	—	B3	—		L5	原則禁止	—
2-26	ホスアンプレナビル	レクシヴァ	—	B3	—			原則禁止	—
2-27	アタザナビル	レイアタッツ	—	B2	—			原則禁止	—
2-28	ダルナビル	プリジスタ	—	B2	—			原則禁止	—
2-29	ラルテグラビル	アイセントレス	—	B3	—		L5	原則禁止	—
2-30	マラビロク	シーエルセントリ	—	B1	—			原則禁止	—
2-31	エムトリシタビン・テノホビル	ツルバダ	—	B3	—		L5		—
2-32	エムトリシタビン・テノホビル	デシコビ	—	B3	—	—	—	—	—
2-33	ジドブジン・ラミブジン	コンビビル	—	—	—		L5		—
2-34	ラミブジン・アバカビル	エプジコム	—	B3	—		L5		—
2-35	ドルテグラビル	テビケイ	—	B1	—	—	—	—	—
2-36	リルピビリン・テノホビル・エムトリシタビン	オデフシィ	—	B3	—	—	—	—	—
2-37	エルビテグラビル・コビシスタット・エムトリシタビン・テノホビル	スタリビルド	—	B3	—	—	—	—	—
2-38	ドルテグラビル・アバカビル・ラミブジン	トリーメク	—	B3	—	—	—	—	—

3 抗真菌薬

薬剤番号	一般名	代表的な商品名	FDA分類	オーストラリア分類	虎の門評価	妊娠と授乳評価（妊娠）	Hale評価	妊娠と授乳評価（授乳）	母乳とくすりハンドブック評価
ポリエンマクロライド系									
3-1	アムホテリシンB	ファンギゾン	B	B3	—	▨	L3	安全	○
フルオロピリミジン系									
3-2	フルシトシン	アンコチル	—	B3	—	▨	L4		△

287

薬剤番号	一般名	代表的な商品名	妊婦 FDA分類	妊婦 オーストラリア分類	妊婦 虎の門評価	妊婦 妊娠と授乳評価（妊娠）	授乳婦 Hale評価	授乳婦 妊娠と授乳評価（授乳）	授乳婦 母乳とくすりハンドブック評価
イミダゾール系									
3-3	ミコナゾール	フロリード	—	A	—	▨	L2	安全	◎
トリアゾール系									
3-4	フルコナゾール	ジフルカン	—	D	—	▨	L2	安全	◎
3-5	イトラコナゾール	イトリゾール	—	B3	2点	▨	L3	☐	○
3-6	ボリコナゾール	ブイフェンド	—	B3	—	▨	L3	☐	△
3-7	ホスフルコナゾール	プロジフ	—	—	—	▨	—	安全	◎
3-8	ポサコナゾール	ノクサフィル	—	B3	—	—	—	—	—
キャンディン系									
3-9	ミカファンギン	ファンガード	—	B3	—	▨	L3	☐	○
3-10	カスポファンギン	カンサイダス	—	B3	—	▨	L3	☐	○
アリルアミン系									
3-11	テルビナフィン	ラミシール	—	B1	1点	—	L2	☐	○
ニューモシスチス肺炎治療薬									
3-12	ペンタミジン	ベナンバックス	C	B3	—	—	L3	☐	—
3-13	アトバコン	サムチレール	—	B2	—	—	L3	☐	—

4 抗寄生虫薬

薬剤番号	一般名	代表的な商品名	FDA分類	オーストラリア分類	虎の門評価	妊娠と授乳評価（妊娠）	Hale評価	妊娠と授乳評価（授乳）	母乳とくすりハンドブック評価
抗線虫薬									
4-1	ピランテル	コンバントリン	—	B2	—	☐	L3	☐	◎
4-2	メベンダゾール	メベンダゾール	—	B3	—	☐	L3	安全	◎
4-3	イベルメクチン	ストロメクトール	—	B3	—	☐	L3	安全	◎
4-4	ジエチルカルバマジン	スパトニン	—	B2	—	☐	—	☐	—
抗吸虫薬									
4-5	プラジカンテル	ビルトリシド	—	B1	—	☐	L2	☐	○
抗条虫薬									
4-6	アルベンダゾール	エスカゾール	—	D	—	☐	L2	安全	◎
抗マラリア薬									
4-7	キニーネ	キニーネ	—	D	—	☐	L2	☐	○
4-8	メフロキン	メファキン	—	B3	—	安全	L2	☐	○
4-9	プリマキン	プリマキン	—	D	—	—	L3	☐	—
4-10	アンテメテル・ルメファントリン	リアメット	—	D	—	—	—	—	—
抗原虫薬									
4-11	メトロニダゾール	フラジール	—	B2	—	安全	L2	安全	○
4-12	スルファジアジン	スルファジアジン（日本未発売）	—	C	—	—	—	—	—

薬剤番号	一般名	代表的な商品名	妊婦				授乳婦		
			FDA分類	オーストラリア分類	虎の門評価	妊娠と授乳評価（妊娠）	Hale評価	妊娠と授乳評価（授乳）	母乳とくすりハンドブック評価
4-13	ピリメタミン	ダラプリム（日本未発売）	—	B3	—	—	L4	—	—
4-14	チニダゾール	チニダゾール	—	B3	—	—	L3	—	△
4-15	パロモマイシン	アメパロモ	C	—	—	☐	L3	☐	—

5 予防接種用薬

トキソイド

5-1	破傷風トキソイド	沈降破傷風トキソイド	—	—	—	安全	—	安全	◎
5-2	ジフテリアトキソイド	ジフトキ	—	—	—	安全	—	安全	◎

弱毒生ワクチン

5-3	麻しん生ワクチン	乾燥弱毒生麻しんワクチン	—	—	—	☐	—	安全	◎
5-4	風しん生ワクチン	乾燥弱毒生風しんワクチン	—	—	1～2点	☐	—	安全	◎
5-5	おたふくかぜ生ワクチン（ムンプスワクチン）	乾燥弱毒生おたふくかぜワクチン	—	—	2点	☐	—	安全	◎
5-6	水痘生ワクチン	乾燥弱毒生水痘ワクチン	—	B2	1点	☐	—	安全	◎

不活化ワクチン

5-7	インフルエンザHAワクチン	インフルエンザHAワクチン	—	—	1点	安全	L1	安全	◎
5-8	日本脳炎ワクチン	エンセバック	—	B1	—	☐	—	安全	◎
5-9	肺炎球菌ワクチン	ニューモバックスNP	—	B2	—	—	L1	—	◎
5-10	A型肝炎ワクチン	エイムゲン	—	B2	—	☐	—	安全	◎
5-11	B型肝炎ワクチン	ビームゲン	—	B2	—	安全	—	安全	◎
5-12	沈降精製百日せきジフテリア破傷風混合ワクチン	トリビック	—	B2	—	☐	L2	安全	◎

細菌ワクチン

5-13	乾燥BCGワクチン	乾燥BCGワクチン	—	B2	—	☐	—	☐	◎

コロナウイルスワクチン

5-14	コロナウイルス修飾ウリジンRNAワクチン	コミナティ	—	B1	—	—	—	—	—
5-15	コロナウイルス修飾ウリジンRNAワクチン	モデルナ	—	—	—	—	—	—	—

6 消毒薬

ヨウ素製剤

6-1	ポビドンヨード	イソジン	—	—	—	—	L4	—	—

7 抗悪性腫瘍薬

アルキル化薬

7-1	シクロホスファミド	エンドキサン	—	D	—	☐	L5	☐	×
7-2	イホスファミド	イホマイド	—	D	—	☐	L4	☐	×

薬剤番号	一般名	代表的な商品名	妊婦				授乳婦		
			FDA分類	オーストラリア分類	虎の門評価	妊娠と授乳評価（妊娠）	Hale評価	妊娠と授乳評価（授乳）	母乳とくすりハンドブック評価
7-3	ダカルバジン	ダカルバジン	—	D	—	■	L5	■	×
7-4	テモゾロミド	テモダール	—	D	—	—	L5	■	×
7-5	ブスルファン	マブリン	—	D	—	—	L5	—	×
7-6	メルファラン	アルケラン	—	D	—	—	L5	—	×
代謝拮抗薬									
7-7	ホリナートカルシウム	ロイコボリン	C	A	—	—	—	—	—
7-8	カペシタビン	ゼローダ	—	D	—	—	L5	—	×
7-9	ゲムシタビン	ジェムザール	—	D	—	—	L4	—	×
7-10	シタラビン	キロサイド	D	D	—	■	L5	—	×
7-11	ヒドロキシカルバミド	ハイドレア	—	D	—	—	—	—	×
7-12	フルオロウラシル	5-FU	D	D	—	■	L4	—	×
7-13	メトトレキサート	メソトレキセート	—	D	—	■	L4	—	×
7-14	メルカプトプリン	ロイケリン	—	D	—	■	—	■	△
白金製剤									
7-15	シスプラチン	ランダ	—	D	—	■	L5	■	×
サリドマイド関連薬									
7-16	サリドマイド	サレド	—	X	—	—	—	—	—
7-17	レナリドミド	レブラミド	—	X	—	—	—	—	—
抗腫瘍性抗生物質									
7-18	ブレオマイシン	ブレオ	D	D	—	■	L4	■	×
7-19	マイトマイシンC	マイトマイシン	—	D	—	■	L5	■	△
微小管阻害薬									
7-20	ドセタキセル	タキソテール	—	D	—	■	L5	■	×
7-21	パクリタキセル	タキソール	D	D	—	■	L5	■	×
7-22	ビノレルビン	ナベルビン	—	D	—	—	L5	—	×
7-23	ビンクリスチン	オンコビン	D	D	—	■	L5	■	×
7-24	ビンブラスチン	エクザール	D	D	—	■	L5	■	×
ホルモン療法薬									
7-25	タモキシフェン	ノルバデックス	—	B3	—	■	L5	■	×
トポイソメラーゼII阻害薬									
7-26	エピルビシン	ファルモルビシン	—	D	—	■	L5	■	×
7-27	ダウノルビシン	ダウノマイシン	D	D	—	■	L5	■	×
7-28	ドキソルビシン	アドリアシン	D	D	—	■	L5	■	×
7-29	エトポシド	ベプシド	—	D	—	■	L5	■	×
7-30	ミトキサントロン	ノバントロン	D	—	—	■	L5	■	×

| 薬剤番号 | 一般名 | 代表的な商品名 | 妊婦 | | | | 授乳婦 | | |
			FDA分類	オーストラリア分類	虎の門評価	妊娠と授乳評価(妊娠)	Hale評価	妊娠と授乳評価(授乳)	母乳とくすりハンドブック評価
分子標的治療薬									
7-31	イマチニブ	グリベック	—	D	—	▨	L4	▨	×
7-32	エルロチニブ	タルセバ	—	C	—		L5	—	×

8 副腎皮質ステロイド

薬剤番号	一般名	代表的な商品名	FDA分類	オーストラリア分類	虎の門評価	妊娠と授乳評価(妊娠)	Hale評価	妊娠と授乳評価(授乳)	母乳とくすりハンドブック評価
副腎皮質ステロイド									
8-1	コルチゾン	コートン	D	A	—	—	—	—	—
8-2	ヒドロコルチゾン	コートリル	—	A	—	▨	L3	安全	◎
8-3	プレドニゾロン	プレドニン	—	A	3点	▢	L2	安全	◎
8-4	プレドニゾロンコハク酸	水溶性プレドニン	—	A	—	—	—	—	—
8-5	メチルプレドニゾロン	メドロール	—	A	—	▢	L2	安全	◎
8-6	トリアムシノロン	レダコート	—	A	—	—	L3	—	—
8-7	デキサメタゾン	デカドロン	—	A	—	—	L3	安全	◎
8-8	ベタメタゾン	リンデロン	—	B1	3点	▢	L3	安全	◎
8-9	ベタメタゾン・クロルフェニラミン	セレスタミン	—	—	3点	—	L3	—	○
合成鉱質コルチコイド									
8-10	フルドロコルチゾン	フロリネフ	C	C	—	—	L3	—	—

9 鎮痛薬

薬剤番号	一般名	代表的な商品名	FDA分類	オーストラリア分類	虎の門評価	妊娠と授乳評価(妊娠)	Hale評価	妊娠と授乳評価(授乳)	母乳とくすりハンドブック評価
アセトアミノフェン									
9-1	アセトアミノフェン	カロナール	—	A	1点	安全	L1	安全	◎
アセトアミノフェン配合剤									
9-2	サリチルアミド アセトアミノフェン カフェイン プロメタジン	PL配合顆粒	—	—	1～2点	—	—	—	○
NSAIDs									
9-3	アスピリン	アスピリン	—	C	1点/3点	後期注意	L2	▢	△
9-4	メフェナム酸	ポンタール	—	C	1点	後期注意	—	安全	○
9-5	ジクロフェナクナトリウム	ボルタレン	—	C	1点	後期注意	L2	安全	◎
9-6	インドメタシン	インダシン、インテバン	—	C	3点	後期注意	L3	安全	○
9-7	スリンダク	クリノリル	—	C	1点	—	—	—	○
9-8	エトドラク	ハイペン	—	C	1点	後期注意	L3	安全	○
9-9	アンピロキシカム	フルカム	—	—	1点	—	—	—	—
9-10	ナブメトン	レリフェン	—	C	—	—	L3	—	○
9-11	イブプロフェン	ブルフェン	—	C	1点	後期注意	L1	安全	◎
9-12	フルルビプロフェン	フロベン	—	C	1点	—	L2	—	○

薬剤番号	一般名	代表的な商品名	妊婦 FDA分類	妊婦 オーストラリア分類	妊婦 虎の門評価	妊婦 妊娠と授乳評価（妊娠）	授乳婦 Hale評価	授乳婦 妊娠と授乳評価（授乳）	授乳婦 母乳とくすりハンドブック評価
9-13	ケトプロフェン	カピステン	C	C	1点	—	—	—	—
9-14	ザルトプロフェン	ソレトン	—	—	1点	—	—	—	○
9-15	ナプロキセン	ナイキサン	—	C	2点	後期注意	L3	安全	○
9-16	オキサプロジン	アルボ	—	—	1点	—	L3	—	—
9-17	ロキソプロフェンナトリウム	ロキソニン	—	—	1点	後期注意	—	安全	◎
9-18	ピロキシカム	バキソ	—	C	1点	後期注意	L2	安全	○
9-19	メロキシカム	モービック	—	C	1点	後期注意	L3	安全	○
9-20	ロルノキシカム	ロルカム	—	—	1点	—	—	—	○
9-21	セレコキシブ	セレコックス	—	B3	—	後期注意	L2	安全	◎
9-22	イブプロフェン	イブリーフ	—	C	—	—	L1	—	—
9-23	プラノプロフェン	ニフラン	—	—	1点	—	—	—	○
9-24	チアラミド	ソランタール	—	—	1点	☐	—	安全	◎
神経障害性疼痛緩和薬									
9-25	プレガバリン	リリカ	—	B3	—	—	L3	—	○
経皮用剤									
9-26	サリチル酸メチル他	MS冷シップ	—	—	—	—	—	—	—
その他									
9-27	ワクシニアウイルス接種家兎炎症皮膚抽出液	ノイロトロピン	—	—	1点	—	—	—	○
9-28	スルピリン	スルピリン	—	—	2点	—	—	—	○

⑩ 免疫疾患治療薬

薬剤番号	一般名	代表的な商品名	妊婦 FDA分類	妊婦 オーストラリア分類	妊婦 虎の門評価	妊婦 妊娠と授乳評価（妊娠）	授乳婦 Hale評価	授乳婦 妊娠と授乳評価（授乳）	授乳婦 母乳とくすりハンドブック評価
免疫調節薬									
10-1	金チオリンゴ酸ナトリウム	シオゾール	—	B2	—	安全	—	☐	△
10-2	ペニシラミン	メタルカプターゼ	—	D	—	☐	L4	—	△
10-3	サラゾスルファピリジン	アザルフィジンEN	—	A	1点	安全	L3	—	○
10-4	サラゾスルファピリジン	サラゾピリン	—	A	1点	安全	L3	安全	—
10-5	メサラジン	ペンタサ、アサコール	—	C	1点	安全	L3	安全	—
10-6	ヒドロキシクロロキン	プラケニル	—	D	—	—	L2	—	—
10-7	エトレチナート	チガソン	—	X	—	禁忌	—	慎重	×
10-8	アプレミラスト	オテズラ	—	B3	—	—	L4	—	—
10-9	アクタリット	オークル、モーバー	—	—	—	☐	—	—	△
10-10	イグラチモド	ケアラム	—	—	—	☐	—	—	△
10-11	ブシラミン	リマチル	—	—	—	☐	—	—	△
10-12	オーラノフィン	オーラノフィン	—	B3	—	☐	—	—	△
免疫抑制薬									
10-13	メトトレキサート	リウマトレックス	—	D	—	▨	L4	☐	×

薬剤番号	一般名	代表的な商品名	妊婦				授乳婦		
			FDA分類	オーストラリア分類	虎の門評価	妊娠と授乳評価（妊娠）	Hale評価	妊娠と授乳評価（授乳）	母乳とくすりハンドブック評価
10-14	アザチオプリン	イムラン	—	D	—	安全	L3	安全	○
10-15	ミゾリビン	ブレディニン	—	—	—	■	—	□	×
10-16	ミコフェノール酸モフェチル	セルセプト	—	D	—	■	L4		×
10-17	6-メルカプトプリン	ロイケリン（適応外）	—	D	—	□			
10-18	エベロリムス	サーティカン	—	C	—	—	L5	—	×
10-19	シクロスポリン	サンディミュン、ネオーラル	C	C	—	安全	L3	安全	○
10-20	タクロリムス	プログラフ	—	C	—	安全	L3	安全	◎
10-21	レフルノミド	アラバ	—	X	—	■	L5		×
10-22	トファシチニブ	ゼルヤンツ	—	D	—	□		□	△
10-23	バリシチニブ	オルミエント	—	D	—	—	—	—	—
10-24	ウパダシニブ	リンヴォック	—	D	—	—	—	—	—
生物学的製剤									
10-25	インフリキシマブ	レミケード	—	C	—	□	L3	安全	◎
10-26	バシリキシマブ	シムレクト	B	D	—	—	—	—	—
10-27	エタネルセプト	エンブレル	—	D	—	□	L2	安全	◎
10-28	アダリムマブ	ヒュミラ	—	C	—	—	L3	安全	◎
10-29	ゴリムマブ	シンポニー	—	C	—	—	—	—	—
10-30	セルトリズマブ	シムジア	—	C	—	—	L3	安全	◎
10-31	トシリズマブ	アクテムラ	—	C	—	—	L3	□	○
10-32	カナキヌマブ	イラリス	—	B3	—	—	—	—	—
10-33	アバタセプト	オレンシア	—	C	—	—	L3	□	○
10-34	バシリキシマブ	シムレクト	B	D	—	—	—	—	—
10-35	ベリムマブ	ベンリスタ	—	C	—	—	L3	□	—
10-36	ベドリズマブ	エンタイビオ	—	B2	—	—	L3	□	—
10-37	ウステキヌマブ	ステラーラ	—	B1	—	—	L3	□	—
10-38	セクキヌマブ	コセンティクス	—	C	—	—	—	—	—
10-39	イキセキズマブ	トルツ	—	C	—	—	—	—	—
10-40	グセルクマブ	トレムフィア	—	B1	—	—	—	—	—
10-41	リサンキズマブ	スキリージ	—	B1	—	—	—	—	—
10-42	チルドラキズマブ	イルミア	—	B1	—	—	—	—	—
炎症性腸疾患治療薬									
10-43	ブデソニド	ゼンタコート	—	B3	—	—	L1	—	—

11 アレルギー疾患治療薬

薬剤番号	一般名	代表的な商品名	妊婦				授乳婦		
			FDA分類	オーストラリア分類	虎の門評価	妊娠と授乳評価（妊娠）	Hale評価	妊娠と授乳評価（授乳）	母乳とくすりハンドブック評価

メディエーター遊離抑制薬

薬剤番号	一般名	代表的な商品名	FDA分類	オーストラリア分類	虎の門評価	妊娠と授乳評価（妊娠）	Hale評価	妊娠と授乳評価（授乳）	母乳とくすりハンドブック評価
11-1	クロモグリク酸	インタール	—	A	1点	安全	L2	安全	◎
11-2	トラニラスト	リザベン	—	—	2点	☐	—	☐	◎
11-3	ペミロラスト	アレギサール	—	—	1点	☐	—	☐	○

H₁ 受容体拮抗薬

薬剤番号	一般名	代表的な商品名	FDA分類	オーストラリア分類	虎の門評価	妊娠と授乳評価（妊娠）	Hale評価	妊娠と授乳評価（授乳）	母乳とくすりハンドブック評価
11-4	ケトチフェン	ザジテン	C	B1	1点	☐	L3	☐	○
11-5	アゼラスチン	アゼプチン	—	B3	2点	☐	L3	安全	○
11-6	オキサトミド	オキサトミド	—	—	2点	☐	—	☐	○
11-7	フェキソフェナジン	アレグラ	—	B2	1点	☐	L2	安全	◎
11-8	エピナスチン	アレジオン	C	—	1点	☐	L3	☐	○
11-9	セチリジン	ジルテック	—	B2	1点	安全	L2	安全	◎
11-10	レボセチリジン	ザイザル	—	B2	—	安全	L2	安全	◎
11-11	ロラタジン	クラリチン	—	B1	1点	安全	L1	安全	◎
11-12	ジフェンヒドラミン	レスタミンコーワ	—	A	2〜3点	安全	L2	安全	◎
11-13	クレマスチン	タベジール	B	A	1点	☐	L4	☐	○
11-14	クロルフェニラミン	ポララミン	—	A	1点	安全	L3	安全	◎
11-15	プロメタジン	ヒベルナ、ピレチア	—	C	1点	安全	L3	☐	○
11-16	ヒドロキシジン	アタラックス	—	A	2点	安全	L2	安全	○
11-17	シプロヘプタジン	ペリアクチン	B	A	—	☐	L3	安全	◎
11-18	ジヒドロキシジン	（日本未発売）	—	—	—	☐	—	—	—
11-19	フェキソフェナジン・プソイドエフェドリン	ディレグラ	C	—	—	☐	L3	安全	◎
11-20	オロパタジン	アレロック	C	B1	1点	☐	—	☐	○
11-21	デスロラタジン	デザレックス	—	B1	—	☐	L2	☐	○
11-22	エバスチン	エバステル	—	—	1点	☐	—	☐	○
11-23	エメダスチン	レミカット	B	—	1点	☐	—	☐	○
11-24	ベポタスチン	タリオン	—	—	1点	☐	—	☐	○
11-25	メキタジン	ゼスラン、ニポラジン	—	—	1点	☐	—	☐	○

トロンボキサン A₂ 合成阻害薬

薬剤番号	一般名	代表的な商品名	FDA分類	オーストラリア分類	虎の門評価	妊娠と授乳評価（妊娠）	Hale評価	妊娠と授乳評価（授乳）	母乳とくすりハンドブック評価
11-26	オザグレル	ドメナン	—	—	—	☐	—	☐	○
11-27	セラトロダスト	ブロニカ	—	—	—	☐	—	☐	○
11-28	ラマトロバン	バイナス	—	—	—	☐	—	☐	○

ロイコトリエン受容体拮抗薬

薬剤番号	一般名	代表的な商品名	FDA分類	オーストラリア分類	虎の門評価	妊娠と授乳評価（妊娠）	Hale評価	妊娠と授乳評価（授乳）	母乳とくすりハンドブック評価
11-29	モンテルカスト	シングレア、キプレス	—	B1	1点	☐	L3	安全	◎
11-30	プランルカスト	オノン	—	—	1点	☐	—	☐	○

薬剤番号	一般名	代表的な商品名	妊婦				授乳婦		
			FDA分類	オーストラリア分類	虎の門評価	妊娠と授乳評価（妊娠）	Hale評価	妊娠と授乳評価（授乳）	母乳とくすりハンドブック評価
Th2 サイトカイン阻害薬									
11-31	スプラタスト	アイピーディ	—	—	—	☐	—	—	○
分子標的治療薬									
11-32	オマリズマブ	ゾレア	—	B1	—	—	L3	—	○
11-33	メポリズマブ	ヌーカラ	—	B1	—	—	—	—	—
11-34	ベンラリズマブ	ファセンラ	—	B1	—	—	—	—	—
11-35	デュピルマブ	デュピクセント	—	B1	—	—	—	—	—

12 糖尿病治療薬

薬剤番号	一般名	代表的な商品名	FDA分類	オーストラリア分類	虎の門評価	妊娠と授乳評価（妊娠）	Hale評価	妊娠と授乳評価（授乳）	母乳とくすりハンドブック評価
インスリン									
12-1	インスリンアスパルト	ノボラピッド	—	A	—	安全	—	安全	◎
12-2	インスリンリスプロ	ヒューマログ	—	A	—	安全	—	安全	◎
12-3	インスリングルリジン	アピドラ	—	B3	—	☐	—	安全	◎
12-4	ヒトインスリン	ヒューマリン R、ノボリン R	—	—	—	安全	L1	安全	◎
12-5	ヒトイソフェンインスリン	ヒューマリン N、ノボリン N	—	—	—	安全	L1	安全	◎
12-6	インスリンデテミル	レベミル	—	A	—	安全	—	安全	◎
12-7	インスリングラルギン	ランタス	—	B3	—	☐	L1	安全	◎
スルホニル尿素類									
12-8	アセトヘキサミド	ジメリン	—	—	—	—	—	—	△
12-9	クロルプロパミド	クロルプロパミド	—	C	—	—	L3	—	△
12-10	グリベンクラミド	オイグルコン、ダオニール	—	C	—	▨	—	安全	○
12-11	グリクラジド	グリミクロン	—	C	—	▨	—	☐	△
12-12	グリメピリド	アマリール	—	C	—	▨	—	—	△
インスリン分泌促進薬									
12-13	ナテグリニド	ファスティック、スターシス	—	C	—	▨	L3	—	△
12-14	ミチグリニド	グルファスト	—	—	—	▨	—	—	△
12-15	レパグリニド	シュアポスト	—	C	—	▨	L3	—	△
ビグアナイド類									
12-16	メトホルミン	メトグルコ、グリコラン	—	C	—	▨	L1	安全	◎
αグルコシダーゼ阻害薬									
12-17	ボグリボース	ベイスン	—	—	—	—	—	安全	◎
12-18	アカルボース	グルコバイ	—	B3	—	▨	L3	安全	◎
12-19	ミグリトール	セイブル	B	B3	—	▨	L2	—	◎
チアゾリジン誘導体									
12-20	ピオグリタゾン	アクトス	—	B3	—	—	L3	—	○

薬剤番号	一般名	代表的な商品名	妊婦				授乳婦		
			FDA分類	オーストラリア分類	虎の門評価	妊娠と授乳評価（妊娠）	Hale評価	妊娠と授乳評価（授乳）	母乳とくすりハンドブック評価
SGLT2 阻害薬									
12-21	ダパグリフロジン	フォシーガ	—	D	—	—	—	—	△
12-22	カナグリフロジン	カナグル	—	C	—	—	L4	—	△
12-23	エンパグリフロジン	ジャディアンス	—	D	—	—	—	—	—
12-24	イプラグリフロジン	スーグラ	—	—	—	—	—	—	△
12-25	トホグリフロジン	デベルザ、アプルウェイ	—	—	—	—	—	—	△
12-26	ルセオグリフロジン	ルセフィ	—	—	—	—	—	—	△
インクレチン関連薬									
12-27	シタグリプチン	ジャヌビア、グラクティブ	—	B3	—	■	L3	□	○
12-28	ビルダグリプチン	エクア	—	B3	—	■	L3	□	○
12-29	アログリプチン	ネシーナ	—	B3	—	■			○
12-30	リナグリプチン	トラゼンタ	—	B3	—	■	L3		○
12-31	テネリグリプチン	テネリア	—	—	—	■			○
12-32	アナグリプチン	スイニー	—	—	—	■			○
12-33	サキサグリプチン	オングリザ	—	B3	—	■			○
12-34	リラグルチド	ビクトーザ	—	B3	—	□	L3		○
12-35	エキセナチド	バイエッタ	—	C	—	□	L3		○
12-36	リキシセナチド	リキスミア	—	—	—	—	—	—	—
12-37	デュラグルチド	トルリシティー	—	B3	—	□			—
12-38	セマグルチド	オゼンピック	—	D	—				—

13 脂質異常症治療薬

薬剤番号	一般名	代表的な商品名	FDA分類	オーストラリア分類	虎の門評価	妊娠と授乳評価（妊娠）	Hale評価	妊娠と授乳評価（授乳）	母乳とくすりハンドブック評価
HMG-CoA 還元酵素阻害薬									
13-1	プラバスタチン	メバロチン	—	D	—	■	L3	慎重	△
13-2	シンバスタチン	リポバス	—	D	—	■	L3	慎重	△
13-3	フルバスタチン	ローコール	—	D	—	■	L3	慎重	△
13-4	アトルバスタチン	リピトール	—	D	—	■	L3	慎重	△
13-5	ピタバスタチン	リバロ	—	D	—	■	—	慎重	△
13-6	ロスバスタチン	クレストール	—	D	—	■	L3	慎重	△
陰イオン交換樹脂									
13-7	コレスチラミン	クエストラン	—	B2	—	■	—	安全	◎
13-8	コレスチミド	コレバイン	—	—	—	■		安全	◎
フィブラート系薬									
13-9	ベザフィブラート	ベザトール SR	—	—	—	■		□	△
13-10	フェノフィブラート	リピディル	—	B3	—	■	L3	□	△
13-11	クロフィブラート	クロフィブラート	—	B1	—	—	—	—	—

薬剤番号	一般名	代表的な商品名	妊婦				授乳婦		
			FDA分類	オーストラリア分類	虎の門評価	妊娠と授乳評価（妊娠）	Hale評価	妊娠と授乳評価（授乳）	母乳とくすりハンドブック評価
ニコチン酸系薬									
13-12	トコフェロール	ユベラN	—	—	—	▨	—	□	◎
13-13	ニセリトロール	ペリシット	—	—	—	—	—	—	—
13-14	ニコモール	コレキサミン	—	—	—	—	—	—	—
PCSK9阻害薬									
13-15	エボロクマブ	レパーサ	—	B1	—	—	L3	—	—
13-16	アリロクマブ	プラルエント	—	B1	—	—	L3	—	—
その他									
13-17	エゼチミブ	ゼチーア	C	B3	—	▨	L3	—	△
13-18	プロブコール	シンレスタール	—	B1	—	▨	—	—	△
13-19	イコサペント酸	エパデール	—	—	—	—	—	—	○
13-20	ガンマオリザノール	ハイゼット	—	—	1点	—	—	—	—
13-21	デキストラン	MDSコーワ	—	—	—	—	—	—	—
13-22	エラスターゼ	エラスチーム	—	—	—	—	—	—	—
13-23	オメガ-3脂肪酸エチル	ロトリガ	—	B1	—	▨	—	□	—

14 痛風・高尿酸血症治療薬

薬剤番号	一般名	代表的な商品名	FDA分類	オーストラリア分類	虎の門評価	妊娠と授乳評価（妊娠）	Hale評価	妊娠と授乳評価（授乳）	母乳とくすりハンドブック評価
痛風発作寛解・予防薬									
14-1	コルヒチン	コルヒチン	—	D	—	▨	L3	慎重	△
尿酸排泄促進薬									
14-2	プロベネシド	ベネシッド	—	B2	—	—	L2	安全	◎
14-3	ブコローム	パラミヂン	—	—	—	—	—	—	—
14-4	ベンズブロマロン	ユリノーム	—	—	—	▨	—	□	△
尿酸生成抑制薬									
14-5	アロプリノール	ザイロリック	—	B2	—	—	L2	安全	○
14-6	フェブキソスタット	フェブリク	—	—	—	▨	L3	□	○
14-7	トピロキソスタット	トピロリック	—	—	—	—	—	—	○
尿酸分解酵素薬									
14-8	ラスブリカーゼ	ラスリテック	—	B2	—	—	—	—	△

15 女性ホルモン製剤・子宮用剤

薬剤番号	一般名	代表的な商品名	FDA分類	オーストラリア分類	虎の門評価	妊娠と授乳評価（妊娠）	Hale評価	妊娠と授乳評価（授乳）	母乳とくすりハンドブック評価
卵胞ホルモン									
15-1	エストラジオール	エストラーナ	—	B3	—	▨	—	慎重	○
15-2	エストリオール	ホーリン	—	B1	—	—	—	—	—
15-3	エストロゲン	プレマリン	—	D	—	—	—	—	—
黄体ホルモン									
15-4	プロゲステロン	プロゲホルモン	—	A	—	▨	—	慎重	○

薬剤番号	一般名	代表的な商品名	妊婦				授乳婦		
			FDA分類	オーストラリア分類	虎の門評価	妊娠と授乳評価（妊娠）	Hale評価	妊娠と授乳評価（授乳）	母乳とくすりハンドブック評価
15-5	ジドロゲステロン	デュファストン	—	—	3点	�	—	慎重	—
15-6	ヒドロキシプロゲステロン	プロゲデポー	—	D	—	—	—	—	—
15-7	メドロキシプロゲステロン	ヒスロン	—	D	—	▨	L4	慎重	—
15-8	ノルエチステロン	ノアルテン	—	D	—	▨	—	慎重	—
卵胞ホルモン・黄体ホルモン配合剤									
15-9	エチニルエストラジオール・ノルエチステロン	ルナベル	—	—	—	▨	—	慎重	○
緊急避妊薬									
15-10	レボノルゲストレル	ノルレボ	—	B3	—	▨	—	慎重	○
排卵誘発薬									
15-11	クロミフェン	クロミッド	—	B3	1点/3点	—	L4	—	—
GnRHアゴニスト・アンタゴニスト									
15-12	ブセレリン	スプレキュア	—	—	—	—	—	—	—
15-13	ナファレリン	ナサニール	X	D	—	—	—	—	—
15-14	セトロレリクス	セトロタイド	X	D	—	—	—	—	—
15-15	ガニレリクス	ガニレスト	—	D	—	—	L3	—	—
15-16	ゴセレリン	ゾラデックス	—	D	—	—	L3	—	—
15-17	リュープロレリン	リュープリン	—	D	—	—	L5	—	—
子宮内膜症治療薬									
15-18	ダナゾール	ボンゾール	—	D	—	—	L5	—	×
15-19	ジエノゲスト	ディナゲスト	—	—	—	—	—	—	○
子宮収縮薬									
15-20	エルゴメトリン	エルゴメトリン	—	C	—	—	—	—	—
15-21	メチルエルゴメトリン	メチルエルゴメトリン	—	—	—	—	—	—	◎
15-22	ジノプロスト	プロスタルモンF	—	C	—	—	—	—	—
15-23	ジノプロストン	プロスタグランジンE_2	—	C	—	—	L3	—	—
15-24	ゲメプロスト	プレグランディン	—	B3	—	—	—	—	—
子宮収縮抑制薬									
15-25	リトドリン	ウテメリン	—	—	—	—	L3	—	○
15-26	硫酸マグネシウム	マグセント	—	—	—	—	—	—	—

16 男性ホルモン製剤・他のホルモン製剤

薬剤番号	一般名	代表的な商品名	FDA分類	オーストラリア分類	虎の門評価	妊娠と授乳評価（妊娠）	Hale評価	妊娠と授乳評価（授乳）	母乳とくすりハンドブック評価
男性ホルモン									
16-1	テストステロン	エナルモン	—	D	—	—	L4	—	×
蛋白同化ステロイド									
16-2	メテノロン	プリモボラン	—	—	—	—	—	—	—

薬剤番号	一般名	代表的な商品名	妊婦				授乳婦		
			FDA分類	オーストラリア分類	虎の門評価	妊娠と授乳評価（妊娠）	Hale評価	妊娠と授乳評価（授乳）	母乳とくすりハンドブック評価
視床下部向下垂体ホルモン									
16-3	ゴナドレリン	LH-RH	—	—	—	—	—	—	—
16-4	オクトレオチド	サンドスタチン	—	C	—	—	L3	—	—
16-5	ランレオチド	ソマチュリン	—	C	—	—	—	—	—
16-6	パシレオチド	シグニフォー	—	B3	—	—	—	—	—
下垂体後葉ホルモン									
16-7	バソプレシン	ピトレシン	C	B2	—	—	L3	—	◎
16-8	デスモプレシン	デスモプレシン	—	B1	—	—	L2	—	◎
16-9	オキシトシン	アトニン-O	—	A	—	—	L2	—	—
成長ホルモン									
16-10	ソマトロピン	ジェノトロピン	—	B2	—	—	—	—	○
成長ホルモン受容体拮抗薬									
16-11	ペグビソマント	ソマバート	—	B3	—	—	—	—	—
副腎皮質刺激ホルモン									
16-12	テトラコサクチド	コートロシン	—	D	—	—	—	—	—
甲状腺刺激ホルモン									
16-13	ヒトチロトロピンアルファ	タイロゲン	C	B2	—	—	—	—	—
性腺刺激ホルモン									
16-14	フォリトロピンアルファ	ゴナールエフ	—	D	—	—	—	—	—
16-15	ヒト絨毛性性腺刺激ホルモン	ゴナトロピン	X	A	—	—	—	—	—
16-16	コリオゴナドトロピンアルファ	オビドレル	X	B3	—	—	—	—	—
グルカゴン									
16-17	グルカゴン	グルカゴンGノボ	—	B3	—	—	—	—	—
副腎皮質ホルモン合成阻害薬									
16-18	メチラポン	メトピロン	—	B2	—	—	L2	—	—

17 甲状腺疾患治療薬

薬剤番号	一般名	代表的な商品名	妊婦				授乳婦		
			FDA分類	オーストラリア分類	虎の門評価	妊娠と授乳評価（妊娠）	Hale評価	妊娠と授乳評価（授乳）	母乳とくすりハンドブック評価
甲状腺ホルモン製剤									
17-1	レボチロキシン	チラーヂンS	—	—	0点	安全	L1	安全	◎
17-2	リオチロニン	チロナミン	—	A			L2	安全	◎
抗甲状腺薬									
17-3	プロピルチオウラシル	プロパジール、チウラジール	—	C	2点		L2		○
17-4	チアマゾール	メルカゾール	—		2〜3点		L2		○
ヨウ素									
17-5	ヨウ化カリウム	ヨウ化カリウム	—	—			L4	慎重	—
17-6	ヨウ化ナトリウム	ヨウ化ナトリウム	—	—	—	禁忌	—	禁忌	—

薬剤番号	一般名	代表的な商品名	妊婦				授乳婦		
			FDA分類	オーストラリア分類	虎の門評価	妊娠と授乳評価（妊娠）	Hale評価	妊娠と授乳評価（授乳）	母乳とくすりハンドブック評価
17-7	ヨウ素レシチン	ヨウレチン	—	—	—	▨	—	慎重	—

18 骨・カルシウム代謝薬

カルシトニン製剤

| 18-1 | エルカトニン | エルシトニン | — | — | — | ▨ | — | □ | ○ |

ビスホスホネート製剤

18-2	エチドロン酸	ダイドロネル	—	B3	—	▨	—	安全	○
18-3	パミドロン酸	パミドロン酸二Na	D	B3	—	▨	L3	安全	○
18-4	アレンドロン酸	フォサマック、ボナロン	—	B3	—	▨	L3	安全	○
18-5	リセドロン酸	アクトネル、ベネット	—	B3	—	▨	L3	安全	○
18-6	ミノドロン酸	ボノテオ、リカルボン	—	—	—	▨	—	安全	○
18-7	イバンドロン酸	ボンビバ	—	B3	—	▨	L3	—	○
18-8	ゾレドロン酸	ゾメタ	—	B3	—	▨	—	安全	○

活性型ビタミン D₃ 製剤

18-9	アルファカルシドール	アルファロール、ワンアルファ	—	—	0点/1点	▨	—	□	○
18-10	カルシトリオール	ロカルトロール	C	B3	0点/1点	▨	L3	□	○
18-11	エルデカルシトール	エディロール	—	—	—	▨	—	□	○

その他

18-12	ラロキシフェン	エビスタ	—	X	—	▨	—	□	○
18-13	バゼドキシフェン	ビビアント	—	—	—	▨	—	□	○
18-14	デノスマブ	ランマーク、プラリア	—	D	—	—	L4	—	○
18-15	メナテトレノン	グラケー	—	—	—	▨	—	安全	◎
18-16	グルコン酸カルシウム	カルチコール	—	—	—	—	—	—	
18-17	テリパラチド	フォルテオ	—	B3	—	▨	L3	□	○
18-18	イプリフラボン	オステン	—	—	—	▨	—	□	○

19 ビタミン製剤

ビタミン A

| 19-1 | レチノール | チョコラA | — | — | 0〜5点 | 大量注意 | L3 | 安全 | ◎ |

ビタミン B₁

| 19-2 | チアミン | メタボリン | — | — | — | 安全 | L1 | 安全 | ◎ |
| 19-3 | フルスルチアミン | アリナミンF | — | — | — | — | — | — | ◎ |

ビタミン B₂

| 19-4 | リボフラビン | ハイボン | — | — | — | — | — | — | ◎ |
| 19-5 | フラビンアデニンジヌクレオチド | フラビタン | — | — | — | — | — | — | ◎ |

薬剤番号	一般名	代表的な商品名	妊婦				授乳婦		
			FDA分類	オーストラリア分類	虎の門評価	妊娠と授乳評価（妊娠）	Hale評価	妊娠と授乳評価（授乳）	母乳とくすりハンドブック評価
パントテン酸									
19-6	パントテン酸カルシウム	デルパント	—	—	—	—	—	—	◎
19-7	パンテノール	パントール	—	—	—	—	—	—	◎
19-8	パンテチン	パントシン	—	—	—	—	—	—	◎
ビタミン B6									
19-9	ピリドキシン	ビタミン B6	A	—	—	安全	—	安全	◎
19-10	ピリドキサール	ピドキサール	—	—	—	安全	—	安全	◎
ビタミン B12									
19-11	ヒドロキソコバラミン	フレスミン S	—	—	—	安全	L1	安全	◎
19-12	シアノコバラミン	シアノコバラミン	—	—	—	安全	L1	安全	◎
19-13	メコバラミン	メチコバール	—	—	—	安全	L1	安全	◎
19-14	コバマミド	ハイコバール	—	—	—	安全	L1	安全	◎
葉酸									
19-15	葉酸	フォリアミン	—	A	—	安全	L1	安全	◎
ニコチン酸									
19-16	ニコチン酸	ナイクリン	—	B2	—	—	L3	—	◎
ビタミン C									
19-17	アスコルビン酸	ハイシー	A/C	—	—	安全	L1/L4	安全	◎
19-18	アスコルビン酸・パントテン酸	シナール	—	—	—	安全	—	安全	◎
ビタミン E									
19-19	トコフェロール	ユベラ	—	—	0点/1～3点	安全	—	安全	◎
ビタミン K									
19-20	フィトナジオン	ケーワン	—	—	—	安全	L1	安全	◎
19-21	メナテトレノン	ケイツー	—	—	—	安全	—	安全	◎
ビタミン H									
19-22	ビオチン	ビオチン	—	—	—	—	L1	—	◎
カルニチン									
19-23	レボカルニチン	エルカルチン FF	—	—	—	—	L3	—	◎
総合ビタミン製剤									
19-24	総合ビタミン剤	調剤用パンビタン	—	—	—	安全	—	安全	◎

20 輸液・栄養製剤

薬剤番号	一般名	代表的な商品名	FDA分類	オーストラリア分類	虎の門評価	妊娠と授乳評価（妊娠）	Hale評価	妊娠と授乳評価（授乳）	母乳とくすりハンドブック評価
カリウム製剤									
20-1	グルコン酸カリウム	グルコンサン K	—	—	—	—	—	—	—

薬剤番号	一般名	代表的な商品名	妊婦				授乳婦		
			FDA分類	オーストラリア分類	虎の門評価	妊娠と授乳評価（妊娠）	Hale評価	妊娠と授乳評価（授乳）	母乳とくすりハンドブック評価

脂肪乳剤

20-2	ダイズ油	イントラリポス	—	—	—	—	—	—	—

血漿増量薬

20-3	デキストラン	低分子デキストランL	—	—	—	—	—	—	—

21 血液製剤

ヒト免疫グロブリン

21-1	人免疫グロブリン	グロブリン	—	—	—	—	—	—	—

22 造血薬

鉄剤

22-1	硫酸鉄	フェロ・グラデュメット	—	—	—	安全	L1	安全	◎
22-2	ピロリン酸第二鉄	インクレミン	—	—	—	安全	L1	安全	◎
22-3	フマル酸第一鉄	フェルム	—	—	—	安全	L1	安全	◎
22-4	クエン酸第一鉄	フェロミア	—	—	—	安全	L1	安全	◎

エリスロポエチン

22-5	エポエチンアルファ	エスポー	—	B3	—		L3	安全	◎
22-6	エポエチンベータ	エポジン	—	B3	—		—	安全	◎
22-7	ダルベポエチンアルファ	ネスプ	—	B3	—		L3	安全	◎
22-8	エポエチンベータペゴル	ミルセラ	—	—	—		—	安全	—

G-CSF

22-9	フィルグラスチム	グラン	—	B3	—		L4		
22-10	レノグラスチム	ノイトロジン	—	B3	—		L4		
22-11	ペグフィルグラスチム	ジーラスタ	—	B3	—		L3		

その他

22-12	エルトロンボパグオラミン	レボレード	—	B3	—				
22-13	ロミプロスチム	ロミプレート	—	B3	—		L3		
22-14	エクリズマブ	ソリリス	—	B2	—		L3		
22-15	ラブリズマブ	ユルトミリス	—	B2	—				

23 止血薬

血管強化薬

23-1	カルバゾクロム	アドナ	—	—	1点	—	—	—	○

抗プラスミン薬

23-2	トラネキサム酸	トランサミン	—	B1	1点	—	L3	—	◎

薬剤番号	一般名	代表的な商品名	妊婦				授乳婦		
			FDA分類	オーストラリア分類	虎の門評価	妊娠と授乳評価（妊娠）	Hale評価	妊娠と授乳評価（授乳）	母乳とくすりハンドブック評価
局所止血薬									
23-3	トロンビン	トロンビン	—	B2	—	—	—	—	—

24 抗血栓薬

薬剤番号	一般名	代表的な商品名	FDA分類	オーストラリア分類	虎の門評価	妊娠と授乳評価（妊娠）	Hale評価	妊娠と授乳評価（授乳）	母乳とくすりハンドブック評価
ヘパリン									
24-1	ヘパリンカルシウム	ヘパリン Ca	—	C	—	安全	L2	安全	◎
24-2	ダルテパリン	フラグミン	—	C	—	—	L2	—	◎
24-3	パルナパリン	ローヘパ	—	—	—	—	—	—	—
24-4	エノキサパリン	クレキサン	—	C	—	—	L2	—	◎
24-5	ヘパリンナトリウム	ヘパリンナトリウム	—	C	—	安全	L2	安全	◎
Xa 阻害薬									
24-6	フォンダパリヌクス	アリクストラ	—	C	—	—	L3	—	○
24-7	エドキサバン	リクシアナ	—	—	—	—	—	—	—
24-8	リバーロキサバン	イグザレルト	—	C	—	—	L3	—	△
24-9	アピキサバン	エリキュース	—	C	—	—	L4	—	—
抗血小板薬									
24-10	チクロピジン	パナルジン	—	B1	—	—	L4	—	△
24-11	クロピドグレル	プラビックス	—	B1	—	—	L3	—	△
24-12	シロスタゾール	プレタール	C	B3	—	—	—	—	—
24-13	アスピリン	バイアスピリン	—	C	—	後期注意	L2	安全	○
24-14	プラスグレル	エフィエント	—	B1	—	—	L4	—	△
24-15	チカグレロル	ブリリンタ	—	—	—	—	L4	—	—
24-16	ベラプロスト	ドルナー	—	—	—	☐	—	☐	—
血栓溶解薬									
24-17	ウロキナーゼ	ウロナーゼ	—	B1	—	—	—	—	—
24-18	アルテプラーゼ	アクチバシン	—	B1	—	—	L3	—	—
その他									
24-19	ダナパロイド	オルガラン	—	C	—	—	—	—	—
24-20	ワルファリン	ワーファリン	—	D	—	▨	L2	安全	◎
24-21	ダビガトラン	プラザキサ	—	C	—	—	L3	—	△
24-22	アルガトロバン	ノバスタン HI	—	—	—	—	L4	—	△
抗血栓性末梢循環改善薬									
24-23	バトロキソビン	デフィブラーゼ	—	—	—	—	—	—	—

25 降圧薬

薬剤番号	一般名	代表的な商品名	妊婦				授乳婦		
			FDA分類	オーストラリア分類	虎の門評価	妊娠と授乳評価（妊娠）	Hale評価	妊娠と授乳評価（授乳）	母乳とくすりハンドブック評価
利尿薬									
25-1	ヒドロクロロチアジド	ヒドロクロロチアジド	—	C	—	■	L2	安全	◎
25-2	トリクロルメチアジド	フルイトラン	—	C	—	□	—	□	
25-3	ベンチルヒドロクロロチアジド	ベハイド	—	—	—		—	—	
25-4	インダパミド	ナトリックス	B	C	—	■	L3	□	
25-5	スピロノラクトン	アルダクトンA	—	B3	—	□	L2	安全	◎
25-6	エプレレノン	セララ	—	B3	—		L3		
25-7	トリアムテレン	トリテレン	—	C	—	■	L3		
β遮断薬									
25-8	アテノロール	テノーミン	—	C	—	■	L3	□	△
25-9	ビソプロロール	メインテート	C	C	—		L3		○
25-10	ベタキソロール	ケルロング	C	C	—		L3		○
25-11	メトプロロール	セロケン	—	C	—		L2		◎
25-12	アセブトロール	アセタノール	—	C	—		L3		△
25-13	プロプラノロール	インデラル	—	C	—	□	L2	安全	◎
25-14	ナドロール	ナディック	C	—	—	—	L4	—	△
25-15	カルテオロール	ミケラン	C	—	—	—	L3	—	○
25-16	ピンドロール	カルビスケン	B	C	—	—	L3	—	○
αβ遮断薬									
25-17	カルベジロール	アーチスト	—	C	—	—	L3	—	○
25-18	ラベタロール	トランデート	C	C	—	□	L2	安全	◎
25-19	ベバントロール	カルバン	—	C	—		—		
α遮断薬									
25-20	テラゾシン	ハイトラシン	C	B2	—	—	L4	—	△
25-21	ドキサゾシン	カルデナリン	—	B3	—	—	L3	—	○
中枢性交感神経抑制薬									
25-22	クロニジン	カタプレス	—	B3	—	—	L3	—	○
25-23	グアナベンズ	ワイテンス	—	—	—	—	—	—	○
25-24	メチルドパ	アルドメット	—	A	1点	安全	L2	安全	◎
Ca拮抗薬									
25-25	アムロジピン	アムロジン、ノルバスク	—	C	1点	□	L3	安全	○
25-26	ニカルジピン	ペルジピン	C	C	—	□	L2	安全	◎
25-27	ニフェジピン	アダラート	C	C	2点	□	L2	安全	◎
25-28	フェロジピン	スプレンジール	—	C	—	—	L3	—	○
25-29	ジルチアゼム	ヘルベッサー	—	C	—	—	L3	—	○

薬剤番号	一般名	代表的な商品名	妊婦				授乳婦		
			FDA分類	オーストラリア分類	虎の門評価	妊娠と授乳評価（妊娠）	Hale評価	妊娠と授乳評価（授乳）	母乳とくすりハンドブック評価
25-30	シルニジピン	アテレック	—	—	—	—	—	—	◯
25-31	ニトレンジピン	バイロテンシン	—	—	—	—	—	—	◯
25-32	バルニジピン	ヒポカ	—	—	—	—	—	—	◯
25-33	ベニジピン	コニール	—	—	—	—	—	—	◯
25-34	アゼルニジピン	カルブロック	—	—	—	—	—	—	◯
血管拡張薬									
25-35	ヒドララジン	アプレゾリン	C	C	2点	☐	L2	安全	◎
ACE 阻害薬									
25-36	カプトプリル	カプトリル	—	D	—	禁忌	L2	安全	◎
25-37	エナラプリル	レニベース	—	D	—	禁忌	L2	安全	◎
25-38	リシノプリル	ロンゲス	—	D	—	—	L3	—	◯
25-39	ベナゼプリル	チバセン	—	D	—	—	L2	—	◯
25-40	キナプリル	コナン	—	D	—	—	L2	—	◯
25-41	トランドラプリル	オドリック	—	D	—	—	L3	—	◯
25-42	ペリンドプリルエルブミン	コバシル	—	D	—	—	L3	—	◯
25-43	シラザプリル	インヒベース	—	D	—	—	—	—	◯
25-44	イミダプリル	タナトリル	—	—	—	—	—	—	◯
AⅡ受容体拮抗薬（ARB）									
25-45	ロサルタン	ニューロタン	D	D	—	禁忌	L3	安全	◎
25-46	カンデサルタン	ブロプレス	D	D	—	禁忌	L3	安全	◎
25-47	バルサルタン	ディオバン	—	D	—	—	L3	—	◯
25-48	テルミサルタン	ミカルディス	—	D	—	—	L4	—	◯
25-49	オルメサルタン	オルメテック	—	D	—	—	L3	—	◯
25-50	イルベサルタン	アバプロ	D	D	—	—	L3	—	◯
25-51	アジルサルタン	アジルバ	—	—	—	—	—	—	◯
レニン阻害薬									
25-52	アリスキレン	ラジレス	—	D	—	禁忌	L3	☐	◯

26 狭心症治療薬

薬剤番号	一般名	代表的な商品名	妊婦				授乳婦		
			FDA分類	オーストラリア分類	虎の門評価	妊娠と授乳評価（妊娠）	Hale評価	妊娠と授乳評価（授乳）	母乳とくすりハンドブック評価
硝酸薬									
26-1	亜硝酸アミル	亜硝酸アミル	—	—	—	—	—	—	—
26-2	ニトログリセリン	ニトロペン	—	—	—	—	L4	—	◯
26-3	硝酸イソソルビド	ニトロール	C	B1	—	—	L3	—	◯
26-4	一硝酸イソソルビド	アイトロール	—	B2	—	—	L3	—	◯
β遮断薬									
26-5	ブフェトロール	アドビオール	—	—	—	—	—	—	—

薬剤番号	一般名	代表的な商品名	妊婦				授乳婦		
			FDA分類	オーストラリア分類	虎の門評価	妊娠と授乳評価（妊娠）	Hale評価	妊娠と授乳評価（授乳）	母乳とくすりハンドブック評価
その他									
26-6	ジピリダモール	ペルサンチン	B	B1	—	—	L3	—	◎
26-7	トラピジル	ロコルナール	—	—	—	—	—	—	—
26-8	ニコランジル	シグマート	—	B3	—	—	—	—	—

27 抗不整脈薬

薬剤番号	一般名	代表的な商品名	FDA分類	オーストラリア分類	虎の門評価	妊娠と授乳評価（妊娠）	Hale評価	妊娠と授乳評価（授乳）	母乳とくすりハンドブック評価
Na チャネル遮断薬									
27-1	プロカインアミド	アミサリン	—	B2	—	▓	L3	安全	○
27-2	ジソピラミド	リスモダン	C	B2	—	▓	L2	安全	◎
27-3	キニジン	キニジン硫酸塩	—	C	—	▓	L3	安全	◎
27-4	シベンゾリン	シベノール	—	—	—	—	—	—	△
27-5	ピルメノール	ピメノール	—	—	—	—	—	—	—
27-6	リドカイン	キシロカイン	B	A	—	▓	L2	安全	◎
27-7	メキシレチン	メキシチール	C	B1	—	▓	L2	安全	◎
27-8	プロパフェノン	プロノン	—	—	—	▓	L2	安全	○
27-9	フレカイニド	タンボコール	C	B3	—	▓	L3	安全	○
27-10	アプリンジン	アスペノン	—	—	—	—	—	—	△
27-11	ピルシカイニド	サンリズム	—	—	—	—	—	—	△
β遮断薬									
27-12	エスモロール	ブレビブロック	—	C	—	▓	L3	安全	◎
クラスⅢ群									
27-13	アミオダロン	アンカロン	—	C	—		L5	慎重	×
27-14	ソタロール	ソタコール	B	C	—	▓	L4		△
Ca 拮抗薬									
27-15	ベラパミル	ワソラン	—	C	—	▓	L2	安全	◎
27-16	ベプリジル	ベプリコール	—	—	—	▓	—		○

28 心不全治療薬・昇圧薬

薬剤番号	一般名	代表的な商品名	FDA分類	オーストラリア分類	虎の門評価	妊娠と授乳評価（妊娠）	Hale評価	妊娠と授乳評価（授乳）	母乳とくすりハンドブック評価
ジギタリス製剤									
28-1	ジゴキシン	ジゴシン	—	—	—	▓	L2	安全	◎
28-2	メチルジゴキシン	ラニラピッド	—	—	—	▓	—	安全	○
カテコラミン									
28-3	ドパミン	イノバン	—	B3	—	▓			—
28-4	ドブタミン	ドブトレックス	—	B2	—	▓			—
28-5	イソプレナリン	プロタノール	—	A	—	▓	L3		○
28-6	アドレナリン	ボスミン	—	A	—	▓	L2		○
28-7	ノルアドレナリン	ノルアドレナリン	—	—	—	▓	—		—

薬剤番号	一般名	代表的な商品名	妊婦				授乳婦		
			FDA分類	オーストラリア分類	虎の門評価	妊娠と授乳評価（妊娠）	Hale評価	妊娠と授乳評価（授乳）	母乳とくすりハンドブック評価
カテコラミン系									
28-8	フェニレフリン	ネオシネジン	—	B2	—	—	—	—	—
28-9	ミドドリン	メトリジン	—	C	—	—	L3	—	○
28-10	アメジニウム	リズミック	—	—	1点	—	—	—	○
その他									
28-11	ミルリノン	ミルリーラ	—	B3	—		L4		△
28-12	サクビトリルバルサルタン	エンレスト	—	D	—	—	—	—	—
28-13	イバブラジン	コララン	—	D	—	—	—	—	—
28-14	ユビデカレノン	ノイキノン	—	—	—	—	—	—	○

29 血管拡張薬・肺高血圧症治療薬

薬剤番号	一般名	代表的な商品名	FDA分類	オーストラリア分類	虎の門評価	妊娠と授乳評価（妊娠）	Hale評価	妊娠と授乳評価（授乳）	母乳とくすりハンドブック評価
プロスタグランジンE₁製剤									
29-1	アルプロスタジル	パルクス	—	—	—	—	—	—	—
29-2	リマプロストアルファデクス	オパルモン、プロレナール	—	—	—	—	—	—	—
29-3	アルプロスタジルアルファデクス	プロスタンディン	—	—	—	—	—	—	—
プロスタサイクリン系薬									
29-4	エポプロステノール	フローラン	—	B1	—	—	L3	—	—
29-5	トレプロスチニル	トレプロスト	—	B3	—	—	L3	—	—
29-6	イロプロスト	ベンテイビス	C	B3	—	—	L3	—	—
29-7	セレキシパグ	ウプトラビ	—	B1	—	—	—	—	—
エンドセリン受容体拮抗薬									
29-8	ボセンタン	トラクリア	—	X	—	—	L4	—	△
29-9	アンブリセンタン	ヴォリブリス	—	X	—	—	L4	—	—
29-10	マシテンタン	オプスミット	—	X	—	—	L4	—	—
β刺激薬									
29-11	イソクスプリン	ズファジラン	—	C	—	—	—	—	—
PDE-5阻害薬									
29-12	シルデナフィル	レバチオ	—	B1	—	—	L3	—	○
29-13	タダラフィル	アドシルカ	—	B1	—	—	L3	—	—
その他									
29-14	カリジノゲナーゼ	カルナクリン	—	—	—	—	—	—	—
29-15	リオシグアト	アデムパス	—	X	—	—	—	—	—

30 利尿薬

薬剤番号	一般名	代表的な商品名	FDA分類	オーストラリア分類	虎の門評価	妊娠と授乳評価（妊娠）	Hale評価	妊娠と授乳評価（授乳）	母乳とくすりハンドブック評価
ループ利尿薬									
30-1	フロセミド	ラシックス	—	C	—		L3	安全	◎

薬剤番号	一般名	代表的な商品名	妊婦				授乳婦		
			FDA分類	オーストラリア分類	虎の門評価	妊娠と授乳評価(妊娠)	Hale評価	妊娠と授乳評価(授乳)	母乳とくすりハンドブック評価
30-2	ブメタニド	ルネトロン	—	C	—	■	L3	—	—
30-3	アゾセミド	ダイアート	—	—	—	—	—	—	—
30-4	トラセミド	ルプラック	—	—	—	■	—	□	○
炭酸脱水酵素阻害薬									
30-5	アセタゾラミド	ダイアモックス	C	B3	—	■	L2	安全	◎
浸透圧利尿薬									
30-6	イソソルビド	イソバイド	—	—	—	—	—	—	—
30-7	D-マンニトール	マンニットール	—	B2	—	■	—	□	—
バソプレシン V2 受容体拮抗薬									
30-8	トルバプタン	サムスカ	—	D	—	—	—	—	△

31 気管支喘息治療薬・COPD 治療薬

薬剤番号	一般名	代表的な商品名	FDA分類	オーストラリア分類	虎の門評価	妊娠と授乳評価(妊娠)	Hale評価	妊娠と授乳評価(授乳)	母乳とくすりハンドブック評価
β刺激薬									
31-1	エフェドリン	エフェドリン	—	A	—	—	L4	—	—
31-2	dl-メチルエフェドリン	メチエフ	—	—	—	—	—	—	—
31-3	イソプレナリン	プロタノール	—	A	—	□	L3	安全	◎
31-4	トリメトキノール	イノリン	—	—	—	□	—	安全	◎
β2 刺激薬									
31-5	サルブタモール	ベネトリン、サルタノールインヘラー	—	A	2点	安全	—	安全	◎
31-6	テルブタリン	ブリカニール	—	A	—	安全	L2	安全	◎
31-7	ツロブテロール	ベラチン、ホクナリン	—	—	1点	□	—	安全	○
31-8	プロカテロール	メプチン	—	—	1点	□	—	安全	○
31-9	ホルモテロール	オーキシス	—	B3	—	□	L3	安全	◎
31-10	クレンブテロール	スピロペント	—	—	1点	□	—	安全	○
31-11	サルメテロール	セレベント	—	B3	2点	□	L2	安全	◎
31-12	インダカテロール	オンブレス	—	B3	—	□	—	安全	○
31-13	フェノテロール	ベロテック	—	A	—	□	—	安全	○
抗コリン薬									
31-14	イプラトロピウム	アトロベント	B	B1	—	安全	L2	安全	◎
31-15	チオトロピウム	スピリーバ	—	B1	—	安全	L3	安全	◎
31-16	グリコピロニウム	シーブリ	—	B3	—	安全	—	安全	◎
31-17	アクリジニウム	エクリラ	—	B3	—	—	—	—	—
31-18	ウメクリジニウム	エンクラッセ	—	B1	—	—	—	—	○
キサンチン誘導体									
31-19	テオフィリン	テオドール	—	A	2点	安全	L3	安全	○
31-20	アミノフィリン	ネオフィリン	—	—	—	安全	—	□	○

薬剤番号	一般名	代表的な商品名	妊婦				授乳婦		
			FDA分類	オーストラリア分類	虎の門評価	妊娠と授乳評価（妊娠）	Hale評価	妊娠と授乳評価（授乳）	母乳とくすりハンドブック評価
31-21	ジプロフィリン	ジプロフィリン	—	—	—	—	—	—	◯
吸入ステロイド薬									
31-22	ベクロメタゾン	キュバール	—	B3	1点	安全	L2	安全	◎
31-23	フルチカゾン	フルタイド	—	B3	1点	安全	L3	安全	◯
31-24	ブデソニド	パルミコート	—	A	1点	安全	L1	安全	◯
31-25	シクレソニド	オルベスコ	—	B3	—	安全	L3	安全	◯
31-26	モメタゾン	アズマネックス	—	B3	—	安全		安全	◯
吸入ステロイド・β_2刺激薬配合剤									
31-27	フルチカゾン・サルメテロール	アドエア	—	B3	2点	安全		安全	◎
31-28	フルチカゾン・ビランテロール	レルベア	—	B3	—	安全		安全	◯
31-29	ブデソニド・ホルモテロール	シムビコート	—	—	1点	安全		安全	◯
31-30	フルチカゾン・ホルモテロール	フルティフォーム	—	B3	—	安全		安全	◯

32 鎮咳薬・去痰薬・呼吸障害改善薬

薬剤番号	一般名	代表的な商品名	FDA分類	オーストラリア分類	虎の門評価	妊娠と授乳評価（妊娠）	Hale評価	妊娠と授乳評価（授乳）	母乳とくすりハンドブック評価
中枢性呼吸刺激薬									
32-1	カフェイン	レスピア	—	A	—	—	—	—	—
32-2	フルマゼニル	アネキセート	—	B3	—	—	L3		—
抗線維化薬									
32-3	ピルフェニドン	ピレスパ	—	B3	—	—			
32-4	ニンテダニブ	オフェブ	—	D	—	—			
中枢性麻薬性鎮咳薬									
32-5	コデイン	コデイン	—	A	2点		L4		△
32-6	ジヒドロコデイン	ジヒドロコデイン	—	A	—				△
中枢性非麻薬性鎮咳薬									
32-7	チペジン	アスベリン	—	—	1点				◎
32-8	デキストロメトルファン	メジコン	—	A	1点	安全	L3	安全	◎
32-9	エプラジノン	レスプレン	—	—	—				◯
32-10	クロペラスチン	フスタゾール	—	—	—				◯
32-11	ベンプロペリン	フラベリック	—	—	1点				◯
32-12	クロフェダノール	コルドリン	—	—	—				◯
32-13	ジメモルファン	アストミン	—	—	1点				◯
鎮咳去痰薬									
32-14	グアイフェネシン	フストジル	—	A	—	—	L3		◯
気道粘液溶解薬									
32-15	ブロムヘキシン	ビソルボン	—	A	1点				◎
32-16	アセチルシステイン	ムコフィリン	—	B2	—				◎

薬剤番号	一般名	代表的な商品名	妊婦				授乳婦		
			FDA分類	オーストラリア分類	虎の門評価	妊娠と授乳評価（妊娠）	Hale評価	妊娠と授乳評価（授乳）	母乳とくすりハンドブック評価
32-17	ドルナーゼ	パルモザイム	B	B1	—		L3		○
32-18	L-エチルシステイン	チスタニン	—	—	—		—		○
気道粘液修復薬									
32-19	カルボシステイン	ムコダイン	—	—	1点		—		◎
気道分泌細胞正常化薬									
32-20	フドステイン	クリアナール	—	—	—		—		○
気道潤滑薬									
32-21	アンブロキソール	ムコソルバン	—	—	1点		—		◎
その他									
32-22	桜皮エキス	サリパラ	—	—	—		—		○
32-23	キョウニンエキス	キョウニン水	—	—	—		—		○
32-24	サポニン系製剤	セネガ	—	—	—		—		○
32-25	チロキサポール	アレベール	—	—	—		—		◎

33 上部消化管疾患治療薬

薬剤番号	一般名	代表的な商品名	FDA分類	オーストラリア分類	虎の門評価	妊娠と授乳評価（妊娠）	Hale評価	妊娠と授乳評価（授乳）	母乳とくすりハンドブック評価
ドパミン受容体拮抗薬									
33-1	メトクロプラミド	プリンペラン	B	A	1点	安全	L2	安全	○
33-2	ドンペリドン	ナウゼリン	—	B2	2点		L3	安全	◎
33-3	イトプリド	ガナトン	—	—	1点		—		○
プロトンポンプ阻害薬									
33-4	オメプラゾール	オメプラール	—	B3	1点		L2	安全	○
33-5	ランソプラゾール	タケプロン	—	B3	1点		L2	安全	○
33-6	ラベプラゾール	パリエット	—	B1	—		L3	安全	○
33-7	エソメプラゾール	ネキシウム	—	B3	—	安全	L2	安全	◎
33-8	ボノプラザン	タケキャブ	—	—	—	—	—	—	○
H₂受容体拮抗薬									
33-9	ファモチジン	ガスター	—	B1	1点	安全	L1	安全	◎
33-10	ラニチジン	ザンタック	—	B1	1点	安全	L2	安全	◎
33-11	シメチジン	タガメット	B	B1	1点	安全	L1	安全	◎
33-12	ロキサチジン	アルタット	—	—	1点		—		○
33-13	ニザチジン	アシノン	B	B3	1点	安全	L2	安全	○
33-14	ラフチジン	プロテカジン	—	—	—		—		○
抗コリン薬									
33-15	ブチルスコポラミン	ブスコパン	—	—	1点	安全	L3	安全	○
33-16	ブトロピウム	コリオパン	—	—	1点	—	—	—	
33-17	プロパンテリン	プロ・バンサイン	—	B2	—	—	—	—	

薬剤番号	一般名	代表的な商品名	妊婦				授乳婦		
			FDA分類	オーストラリア分類	虎の門評価	妊娠と授乳評価（妊娠）	Hale評価	妊娠と授乳評価（授乳）	母乳とくすりハンドブック評価
防御因子増強薬									
33-18	スクラルファート	アルサルミン	B	B1	1点	安全	L1	安全	◎
33-19	テプレノン	セルベックス	—	—	1点	☐	—	☐	○
33-20	レバミピド	ムコスタ	—	—	1点	☐	—	☐	○
33-21	トロキシピド	アプレース	—	—	1点	☐	—	—	—
33-22	アルギン酸ナトリウム	アルロイドG	—	A	—	—	—	—	◎
33-23	エカベトナトリウム	ガストローム	—	—	1点	—	—	—	○
33-24	イルソグラジン	ガスロンN	—	—	—	—	—	—	○
33-25	セトラキサート	ノイエル	—	—	1点	—	—	—	○
プロスタグランジン製剤									
33-26	ミソプロストール	サイトテック	—	X	—	禁忌	L2	安全	◎
配合剤									
33-27	水酸化アルミニウムゲル・水酸化マグネシウム配合	マーロックス	—	—	—	安全	—	安全	◎
その他									
33-28	トリメブチン	セレキノン	—	—	1点	☐	L3	☐	○
33-29	モサプリド	ガスモチン	—	—	1点	—	—	—	○
33-30	チキジウム	チアトン	—	—	1点	—	—	—	○
33-31	水酸化マグネシウム	ミルマグ	—	—	—	—	L1	—	◎
33-32	ロートエキス	ロートエキス	—	—	1点	—	—	—	○
33-33	アトロピン	アトロピン	—	A	—	安全	L3	安全	○
33-34	水酸化アルミニウムゲル	アルミニウムゲル	—	—	—	安全	—	安全	○
33-35	沈降炭酸カルシウム	沈降炭酸カルシウム	—	—	—	—	—	—	◎
33-36	アズレンスルホン酸ナトリウム・L-グルタミン	マーズレンS	—	—	1点	—	—	—	○
33-37	タカヂアスターゼ他	S・M	—	—	—	☐	—	☐	—
33-38	アクラトニウム	アボビス	—	—	—	—	—	—	—
33-39	アコチアミド	アコファイド	—	—	—	—	—	—	—
33-40	消化酵素	ベリチーム	—	—	—	安全	—	安全	◎

34 下部消化管疾患治療薬

薬剤番号	一般名	代表的な商品名	FDA分類	オーストラリア分類	虎の門評価	妊娠と授乳評価（妊娠）	Hale評価	妊娠と授乳評価（授乳）	母乳とくすりハンドブック評価
腸運動抑制薬									
34-1	ロペラミド	ロペミン	—	B3	1点	☐	L2	安全	◎
活性生菌製剤									
34-2	耐性乳酸菌	エンテロノンR	—	—	—	—	—	—	◎
34-3	ビフィズス菌	ラックビー	—	—	—	—	—	—	◎
34-4	酪酸菌	ミヤBM	—	—	—	—	—	—	◎

薬剤番号	一般名	代表的な商品名	妊婦 FDA分類	妊婦 オーストラリア分類	妊婦 虎の門評価	妊婦 妊娠と授乳評価（妊娠）	授乳婦 Hale評価	授乳婦 妊娠と授乳評価（授乳）	授乳婦 母乳とくすりハンドブック評価
34-5	ラクトミン	ビオフェルミン	—	—	—	—	—	—	◎
消化管ガス駆除薬									
34-6	ジメチコン	ガスコン	—	—	—	☐	L3	安全	—
過敏性腸症候群治療薬									
34-7	メペンゾラート	トランコロン	B	—	1点	☐	—	☐	○
34-8	ポリカルボフィル	コロネル、ポリフル	—	—	1点	☐	—	安全	◎
34-9	リナクロチド	リンゼス	—	—	—	—	L3	—	—
浸透圧性下剤									
34-10	酸化マグネシウム	酸化マグネシウム	—	—	—	安全	—	安全	◎
34-11	硫酸マグネシウム	硫酸マグネシウム	—	—	—	☐	L1	—	◎
34-12	マクロゴール	モビコール	—	—	—	—	L3	—	—
大腸刺激性下剤									
34-13	センナ	アローゼン	—	A	1点	☐	L3	安全	◎
34-14	センノシド	プルゼニド	—	—	1点	☐	L3	安全	◎
34-15	ピコスルファート	ラキソベロン	—	—	1点	☐	—	安全	◎
34-16	ビサコジル	テレミンソフト	—	A	1点	☐	L2	安全	◎
34-17	炭酸水素ナトリウム・無水リン酸二水素ナトリウム	新レシカルボン（坐剤）	—	—	—	—	—	—	—
浣腸剤									
34-18	グリセリン	グリセリン浣腸	—	—	—	—	—	—	◎
その他									
34-19	ルビプロストン	アミティーザ	—	—	—	—	L3	—	○
34-20	ナルデメジン	スインプロイク	—	—	—	—	L3	—	—
34-21	クエン酸マグネシウム	マグコロール	—	—	—	—	—	—	◎
34-22	カルメロースナトリウム	バルコーゼ	—	—	—	—	—	—	◎
34-23	ヒマシ油	ヒマシ油	—	—	—	—	L3	—	△
34-24	タンニン酸アルブミン	タンニン酸アルブミン	—	—	—	—	—	—	◎
34-25	ラモセトロン	イリボー	—	—	—	—	—	—	△

35 肝疾患治療薬

薬剤番号	一般名	代表的な商品名	妊婦 FDA分類	妊婦 オーストラリア分類	妊婦 虎の門評価	妊婦 妊娠と授乳評価（妊娠）	授乳婦 Hale評価	授乳婦 妊娠と授乳評価（授乳）	授乳婦 母乳とくすりハンドブック評価
インターフェロン製剤									
35-1	インターフェロンアルファ	スミフェロン	—	B3	—	☐	L3	安全	◎
35-2	インターフェロンベータ	フエロン	—	B3	—	☐	L2	安全	—
35-3	ペグインターフェロンアルファ-2a	ペガシス	—	B3	—	☐	—	安全	◎
35-4	ペグインターフェロンアルファ-2b	ペグイントロン	—	B3	—	禁忌	—	安全	◎

薬剤番号	一般名	代表的な商品名	FDA分類	オーストラリア分類	虎の門評価	妊娠と授乳評価（妊娠）	Hale評価	妊娠と授乳評価（授乳）	母乳とくすりハンドブック評価
抗肝炎ウイルス薬									
35-5	リバビリン	コペガス、レベトール	—	X	—	禁忌	L4		△
35-6	ラミブジン	ゼフィックス	—	B3	—	安全	—		○
35-7	アデホビル	ヘプセラ	—	B3	—		L4		△
35-8	エンテカビル	バラクルード	—	B3	—		L4		△
35-9	アスナプレビル	スンベプラ	—	B1	—	—	—	—	—
35-10	グラゾプレビル	グラジナ	—	B1	—	—	—	—	—
35-11	ダクラタスビル	ダクルインザ	—	B3	—	—	—	—	—
35-12	エルバスビル	エレルサ	—	B1	—	—	—	—	—
35-13	テノホビル	テノゼット	—	B3	—	—	—	—	○
35-14	ソホスブビル	ソバルディ	—	B1	—	—	L3	—	△
肝機能改善薬									
35-15	グリチルリチン製剤	強力ネオミノファーゲンシー	—	—	—				
35-16	チオプロニン	チオラ	—	—	—	—	L4		
35-17	ポリエンホスファチジルコリン	EPL	—	—	—	—	—	—	○
肝不全治療薬									
35-18	ラクツロース	モニラック	B	—	—	—	L3	—	—

36 胆道疾患治療薬

薬剤番号	一般名	代表的な商品名	FDA分類	オーストラリア分類	虎の門評価	妊娠と授乳評価（妊娠）	Hale評価	妊娠と授乳評価（授乳）	母乳とくすりハンドブック評価
催胆薬									
36-1	ウルソデオキシコール酸	ウルソ	—	B3	1点				◎
排胆薬									
36-2	フロプロピオン	コスパノン	—	—	—	—	—	—	—
36-3	トレピブトン	スパカール	—	—	—	—	—	—	—

37 膵疾患治療薬

薬剤番号	一般名	代表的な商品名	FDA分類	オーストラリア分類	虎の門評価	妊娠と授乳評価（妊娠）	Hale評価	妊娠と授乳評価（授乳）	母乳とくすりハンドブック評価
蛋白分解酵素阻害薬									
37-1	カモスタット	フオイパン	—	—	—	—	—	—	—
37-2	ガベキサート	エフオーワイ（FOY）	—	—	—	—	—	—	—
37-3	ナファモスタット	フサン	—	—	—	—	—	—	—
膵酵素補充薬									
37-4	パンクレリパーゼ	リパクレオン	—	—	—	—	L3	—	○

38 抗精神病薬・抗うつ薬・その他

薬剤番号	一般名	代表的な商品名	FDA分類	オーストラリア分類	虎の門評価	妊娠と授乳評価（妊娠）	Hale評価	妊娠と授乳評価（授乳）	母乳とくすりハンドブック評価
フェノチアジン系抗精神病薬									
38-1	クロルプロマジン	ウインタミン、コントミン	—	D	2点		L3		○
38-2	レボメプロマジン	ヒルナミン、レボトミン	—	—	2点		—		△

薬剤番号	一般名	代表的な商品名	妊婦				授乳婦		
			FDA分類	オーストラリア分類	虎の門評価	妊娠と授乳評価（妊娠）	Hale評価	妊娠と授乳評価（授乳）	母乳とくすりハンドブック評価
38-3	ペルフェナジン	ピーゼットシー	—	C	2点		L3		○
38-4	フルフェナジン	フルメジン	—	C	2点		—		
38-5	プロクロルペラジン	ノバミン	—	C	—		L3		
38-6	プロペリシアジン	ニューレプチル	—	—	—		—		
ブチロフェノン系抗精神病薬									
38-7	ハロペリドール	セレネース	—	C	2点		L3		○
38-8	ブロムペリドール	ブロムペリドール	—	—	2点		—		
ベンザミド系抗精神病薬									
38-9	スルピリド	ドグマチール			1点		L3		
38-10	チアプリド	グラマリール							
セロトニン・ドパミン遮断薬									
38-11	リスペリドン	リスパダール	—	C	1点		L2		
38-12	パリペリドン	インヴェガ	—	C	—		L3		
38-13	ペロスピロン	ルーラン	—	—	1〜2点		—		△
38-14	ルラシドン	ラツーダ	—	B1	—	—	—		—
38-15	ブロナンセリン	ロナセン	—	—	—		—		△
MARTA									
38-16	オランザピン	ジプレキサ	—	C	1点		L2		○
38-17	クエチアピン	セロクエル	—	C	1点		L2		○
38-18	クロザピン	クロザリル	—	C	—		L3		△
38-19	アセナピン	シクレスト	—	C	—		L3		
三環系抗うつ薬									
38-20	クロミプラミン	アナフラニール	—	C	2点		L2	安全	◎
38-21	ノルトリプチリン	ノリトレン	—	C	2点		L2	安全	◎
38-22	アミトリプチリン	トリプタノール		C	1〜2点		L2	安全	◎
38-23	アモキサピン	アモキサン			2点		L2	安全	○
38-24	イミプラミン	トフラニール		C	2点		L2	安全	◎
38-25	トリミプラミン	スルモンチール		C	—	—	—		—
38-26	ドスレピン	プロチアデン		C	—			安全	◎
四環系抗うつ薬									
38-27	ミアンセリン	テトラミド	—	B2	—	—	—		○
38-28	マプロチリン	ルジオミール	—	—	1点		L3	安全	○
38-29	セチプチリン	テシプール	—	—	—			安全	○
SSRI									
38-30	パロキセチン	パキシル	—	D	3点		L2	安全	◎
38-31	セルトラリン	ジェイゾロフト	—	C	2点		L2	安全	◎

薬剤番号	一般名	代表的な商品名	妊婦				授乳婦		
			FDA分類	オーストラリア分類	虎の門評価	妊娠と授乳評価（妊娠）	Hale評価	妊娠と授乳評価（授乳）	母乳とくすりハンドブック評価
38-32	エスシタロプラム	レクサプロ	—	C	—	▨	L2	安全	◎
38-33	フルボキサミン	デプロメール、ルボックス	—	C	1点	▨	L2	安全	◎
SNRI									
38-34	デュロキセチン	サインバルタ	—	B3	—	▨	L3		○
38-35	ミルナシプラン	トレドミン	—	B3	1点	▨	L3		○
38-36	ベンラファキシン	イフェクサーSR	—	B2	—	—	L2		○
気分安定薬									
38-37	炭酸リチウム	リーマス	—	D	3点	▨	L4	慎重	△
精神刺激薬									
38-38	モダフィニル	モディオダール	C	D	—	▨	L3		△
38-39	メタンフェタミン	ヒロポン	C	—	—	—	L5		
その他									
38-40	アリピプラゾール	エビリファイ	—	C	1〜2点	▨	L3		○
38-41	ピモジド	オーラップ	—	C	—	▨	L4		△
38-42	ミルタザピン	リフレックス、レメロン	—	B3	—	▨	L3		○
38-43	トラゾドン	デジレル、レスリン	—	—	2点	▨	L2	安全	○
38-44	アトモキセチン	ストラテラ	C	B3	—	—	L4		△
38-45	ブレクスピプラゾール	レキサルティ	—	C	—	—	L3		
38-46	メチルフェニデート	リタリン	—	D	1〜2点	▨	L2		○
38-47	リスデキサンフェタミン	ビバンセ	—	B3	—	—	L3		
38-48	グアンファシン	インチュニブ	—	B3	—	—			
38-49	ゾテピン	ロドピン	—	—	—	▨		□	△

39 抗不安薬・睡眠薬

薬剤番号	一般名	代表的な商品名	妊婦				授乳婦		
ベンゾジアゼピン系抗不安薬									
39-1	クロチアゼパム	リーゼ	—	—	3点	▨			○
39-2	エチゾラム	デパス	—	—	3点	▨			○
39-3	アルプラゾラム	コンスタン、ソラナックス	—	C	3点	▨	L3		○
39-4	ロラゼパム	ワイパックス	—	C	3点	▨	L3		○
39-5	ブロマゼパム	レキソタン	—	C	3点	▨			○
39-6	ジアゼパム	セルシン、ホリゾン	—	C	3点	▨	L3		△
39-7	クロキサゾラム	セパゾン	—	—	3点	▨			△
39-8	フルジアゼパム	エリスパン	—	—	3点	▨			—
39-9	クロルジアゼポキシド	コントール	—	C	3点	▨	L3		△
39-10	ロフラゼプ酸エチル	メイラックス	—	—	3点	▨			△
39-11	クロラゼプ酸	メンドン	—	C	—	▨	L3		△
39-12	オキサゾラム	セレナール	—	—	—	▨			△

薬剤番号	一般名	代表的な商品名	妊婦				授乳婦		
			FDA分類	オーストラリア分類	虎の門評価	妊娠と授乳評価（妊娠）	Hale評価	妊娠と授乳評価（授乳）	母乳とくすりハンドブック評価
バルビツール酸系睡眠薬									
39-13	ペントバルビタール	ラボナ	D	C	—	▨	—		△
39-14	アモバルビタール	イソミタール	—	C	—	▨	—		△
ベンゾジアゼピン系睡眠薬									
39-15	トリアゾラム	ハルシオン	—	C	3点	▨	L3		○
39-16	ブロチゾラム	レンドルミン	—	—	3点	▨	—		○
39-17	ロルメタゼパム	ロラメット	—	—	—	▨	—		◎
39-18	フルニトラゼパム	サイレース	—	C	3点	▨	L4		○
39-19	ニトラゼパム	ベンザリン	—	C	3点	▨	L2		○
39-20	エスタゾラム	ユーロジン	—	—	3点	▨	L3		○
39-21	クアゼパム	ドラール	—	—	3点	▨	L2		○
39-22	フルラゼパム	ダルメート	X	C	—	▨	L4		○
非ベンゾジアゼピン系睡眠薬									
39-23	ゾルピデム	マイスリー	—	B3	1点	▨	L3		◎
39-24	ゾピクロン	アモバン	—	C	1点	▨	L2		◎
39-25	エスゾピクロン	ルネスタ	—	—	—	—	L3	—	◎
セロトニン1A部分作動薬									
39-26	タンドスピロン	セディール	—	—	—	▨	—		—
メラトニン受容体作動薬									
39-27	ラメルテオン	ロゼレム	—	—	—	—	L3		○
その他									
39-28	ブロモバレリル尿素	ブロバリン	—	—	—	▨	—	—	△
39-29	トリクロホス	トリクロリール	—	—	—	▨	—	—	—
39-30	抱水クロラール	エスクレ	—	A	—	▨	L3	安全	◎
39-31	メラトニン	メラトベル	—	B3	—	—	L3	—	—
39-32	スボレキサント	ベルソムラ	—	B3	—	—	L3	—	△

40 抗てんかん薬

薬剤番号	一般名	代表的な商品名	FDA分類	オーストラリア分類	虎の門評価	妊娠と授乳評価（妊娠）	Hale評価	妊娠と授乳評価（授乳）	母乳とくすりハンドブック評価
バルビツール酸系薬									
40-1	プリミドン	プリミドン	—	D	4点	▨	L4		△
40-2	フェノバルビタール	フェノバール	D	D	2点／4点	▨	L4		△
オキサゾリジン系薬									
40-3	トリメタジオン	ミノアレ	—	—	5点	▨	L4		△
ベンゾジアゼピン系薬									
40-4	クロナゼパム	ランドセン、リボトリール	—	B3	3点	▨	L3	安全	○
40-5	クロバザム	マイスタン	—	C	3点	▨	L3		○

薬剤番号	一般名	代表的な商品名	妊婦				授乳婦		
			FDA分類	オーストラリア分類	虎の門評価	妊娠と授乳評価（妊娠）	Hale評価	妊娠と授乳評価（授乳）	母乳とくすりハンドブック評価
抗てんかん薬									
40-6	フェニトイン	アレビアチン、ヒダントール	―	D	5点	▨	L2	安全	○
40-7	エトスクシミド	エピレオプチマル	―	D	―	▨	L4	□	△
40-8	カルバマゼピン	テグレトール	―	D	4点	▨	L2	安全	○
40-9	バルプロ酸	デパケン、セレニカR	―	D	5点	▨	L4	安全	―
40-10	ゾニサミド	エクセグラン	C	D	3〜4点	▨	L4	慎重	△
40-11	ガバペンチン	ガバペン	―	B3	―	▨	L2	安全	○
40-12	トピラマート	トピナ	―	D	―	▨	L3	安全	△
40-13	ラモトリギン	ラミクタール	―	D	―	▨	L2	慎重	○
40-14	レベチラセタム	イーケプラ	―	B3	―	▨	L2	□	○
40-15	ホスフェニトイン	ホストイン	―	―	―	―	L2	―	―
40-16	エトトイン	アクセノン	―	―	―	▨	L3	□	○
40-17	ラコサミド	ビムパット	―	B3	―	―	L3	―	―
40-18	ペランパネル	フィコンパ	―	B3	―	―	―	―	―
その他									
40-19	スチリペントール	ディアコミット	―	B3	―	―	―	―	―
40-20	ルフィナミド	イノベロン	―	B3	―	―	―	―	△
40-21	ビガバトリン	サブリル	―	D	―	―	L3	―	―

41 片頭痛・慢性頭痛治療薬

薬剤番号	一般名	代表的な商品名	妊婦				授乳婦		
			FDA分類	オーストラリア分類	虎の門評価	妊娠と授乳評価（妊娠）	Hale評価	妊娠と授乳評価（授乳）	母乳とくすりハンドブック評価
トリプタン系薬									
41-1	スマトリプタン	イミグラン	―	B3	1点	□	L3	安全	◎
41-2	ゾルミトリプタン	ゾーミッグ	―	B3	1点	□	L3	安全	○
41-3	エレトリプタン	レルパックス	C	B1	1点	□	L3	安全	◎
41-4	リザトリプタン	マクサルト	―	B1	1点	□	L3	安全	○
41-5	ナラトリプタン	アマージ	―	B3	―	□	L3	□	○
その他									
41-6	エルゴタミン・カフェイン・イソプロピルアンチピリン配合	クリアミン	―	―	2〜3点	▨	L4	慎重	△
41-7	ロメリジン	ミグシス	―	―	―	□	―	安全	○
41-8	カフェイン	カフェイン	―	A	1〜2点	―	L2	―	―

42 制吐薬・鎮暈薬

薬剤番号	一般名	代表的な商品名	妊婦				授乳婦		
			FDA分類	オーストラリア分類	虎の門評価	妊娠と授乳評価（妊娠）	Hale評価	妊娠と授乳評価（授乳）	母乳とくすりハンドブック評価
中枢性制吐・鎮暈薬									
42-1	ジメンヒドリナート	ドラマミン	―	A	―	安全	L2	安全	◎
42-2	ジフェンヒドラミン・ジプロフィリン配合	トラベルミン	―	―	―	安全	―	安全	◎

薬剤番号	一般名	代表的な商品名	妊婦				授乳婦		
			FDA分類	オーストラリア分類	虎の門評価	妊娠と授乳評価（妊娠）	Hale評価	妊娠と授乳評価（授乳）	母乳とくすりハンドブック評価
5-HT₃受容体拮抗制吐薬									
42-3	グラニセトロン	カイトリル	B	B1	—	—	L3	—	—
42-4	オンダンセトロン	オンダンセトロン	—	B1	—	—	L2	—	—
42-5	アザセトロン	アザセトロン	—	—	—	—	—	—	—
42-6	パロノセトロン	アロキシ	—	B1	—	—	L3	—	—
交感神経刺激薬									
42-7	イソプレナリン	イソメニール	—	—	—	☐	—	☐	○
鎮暈薬									
42-8	ベタヒスチン	メリスロン	—	B2	1点	☐	L4	☐	○
42-9	ジフェニドール	セファドール	—	—	1点	☐	—	—	○
制酸中和薬									
42-10	炭酸水素ナトリウム	メイロン	—	—	—	☐	—	☐	○
脳循環・代謝賦活薬									
42-11	イフェンプロジル	セロクラール	—	—	—	☐	—	☐	○
42-12	イブジラスト	ケタス	—	—	—	☐	—	☐	○
42-13	アデノシン三リン酸二ナトリウム	アデホスコーワ	—	—	—	☐	—	☐	○
その他									
42-14	アプレピタント	イメンド	—	B1	—	—	L3	—	—
42-15	ホスアプレピタント	プロイメンド	—	B2	—	—	L3	—	—

43 パーキンソン病治療薬

薬剤番号	一般名	代表的な商品名	FDA分類	オーストラリア分類	虎の門評価	妊娠と授乳評価（妊娠）	Hale評価	妊娠と授乳評価（授乳）	母乳とくすりハンドブック評価
レボドパ含有製剤									
43-1	レボドパ	ドパストン	—	B3	—	—	—	—	○
43-2	レボドパ・カルビドパ	ネオドパストン、メネシット	—	B3	—	—	—	—	○
モノアミン酸化酵素阻害薬									
43-3	セレギリン	エフピー	—	B2	—	—	L4	—	△
43-4	ラサギリン	アジレクト	—	B3	—	—	—	—	—
43-5	サフィナミド	エクフィナ	—	B3	—	—	—	—	—
COMT阻害薬									
43-6	エンタカポン	コムタン	—	B3	—	—	—	—	—
ドパミン受容体刺激薬									
43-7	ブロモクリプチン	パーロデル	—	A	1点	—	L5	—	☆
43-8	ペルゴリド	ペルマックス	—	C	—	—	—	—	—
43-9	カベルゴリン	カバサール	—	B1	—	—	L3	—	☆
43-10	プラミペキソール	ビ・シフロール	—	B3	—	—	—	—	△

薬剤番号	一般名	代表的な商品名	FDA分類	オーストラリア分類	虎の門評価	妊娠と授乳評価（妊娠）	Hale評価	妊娠と授乳評価（授乳）	母乳とくすりハンドブック評価
43-11	ロピニロール	レキップ	—	B3	—	—	L4	—	△
43-12	ロチゴチン	ニュープロ	—	B3	—	—	L4	—	△
43-13	アポモルヒネ	アポカイン	—	B3	—	—	—	—	—
抗コリン薬									
43-14	トリヘキシフェニジル	アーテン	—	B1	1点	—	L3	—	○
43-15	ビペリデン	アキネトン	—	B2	1点	—	—	—	○
ドパミン遊離促進薬									
43-16	アマンタジン	シンメトレル	—	B3	3点	☐	L3	☐	△
その他									
43-17	ドロキシドパ	ドプス	—	—	—	—	—	—	—
43-18	ゾニサミド	トレリーフ	C	D	—	—	L4	—	—
43-19	ガバペンチン	レグナイト	—	B1	—	—	L2	—	—

44 抗認知症薬

薬剤番号	一般名	代表的な商品名	FDA分類	オーストラリア分類	虎の門評価	妊娠と授乳評価（妊娠）	Hale評価	妊娠と授乳評価（授乳）	母乳とくすりハンドブック評価
抗認知症薬									
44-1	ドネペジル	アリセプト	—	B3	—	—	—	—	△
44-2	ガランタミン	レミニール	—	B1	—	—	—	—	△
44-3	リバスチグミン	イクセロン	—	B2	—	—	—	—	△
44-4	メマンチン	メマリー	—	B2	—	—	L3	—	△

45 神経難病治療薬・その他

薬剤番号	一般名	代表的な商品名	FDA分類	オーストラリア分類	虎の門評価	妊娠と授乳評価（妊娠）	Hale評価	妊娠と授乳評価（授乳）	母乳とくすりハンドブック評価
コリン類似薬									
45-1	ベタネコール	ベサコリン	C	B2	—	—	L4	—	○
45-2	アセチルコリン	オビソート	—	B2	—	—	—	—	○
コリンエステラーゼ阻害薬									
45-3	アンベノニウム	マイテラーゼ	—	B2	—	—	—	—	—
45-4	ジスチグミン	ウブレチド	—	—	—	—	—	—	—
45-5	ネオスチグミン	ワゴスチグミン	—	B2	—	—	—	—	○
45-6	ピリドスチグミン	メスチノン	—	C	—	—	L2	—	◎
自律神経調整薬									
45-7	トフィソパム	グランダキシン	—	—	1点	▨	—	☐	○
その他									
45-8	リルゾール	リルテック	—	B3	—	—	L2	—	—
45-9	ヌシネルセン	スピンラザ	—	B1	—	—	—	—	—
45-10	テトラベナジン	コレアジン	—	B3	—	—	—	—	—
45-11	インターフェロンベータ-1b	ベタフェロン	—	D	—	—	L2	—	◎
45-12	インターフェロンベータ-1a	アボネックス	—	D	—	—	L2	—	◎

薬剤番号	一般名	代表的な商品名	妊婦				授乳婦		
			FDA分類	オーストラリア分類	虎の門評価	妊娠と授乳評価（妊娠）	Hale評価	妊娠と授乳評価（授乳）	母乳とくすりハンドブック評価
45-13	グラチラマー	コパキソン	—	B1	—	—	L3	—	—
45-14	ジメチル	テクフィデラ	—	B1	—	—	L4	—	—
45-15	フィンゴリモド	イムセラ	—	D	—	—	L5	—	×
45-16	ナタリズマブ	タイサブリ	—	C	—	—	L3	—	○
45-17	人免疫グロブリン	ピリヴィジェン	—	—	—	—	L2	—	—

46 筋弛緩薬

中枢性筋弛緩薬

46-1	クロルフェネシン	リンラキサー	—	—	—	—	—	—	—
46-2	バクロフェン	リオレサール	—	B3	—	—	L2	—	○
46-3	エペリゾン	ミオナール	—	—	1点		—		○
46-4	チザニジン	テルネリン	—	—	1点	—	L4	—	○
46-5	メトカルバモール	ロバキシン	—	B2	—	—	L3	—	○

末梢性筋弛緩薬

46-6	ダントロレン	ダントリウム	C	B2	—	—	L4	—	×
46-7	A型ボツリヌス毒素	ボトックス	—	B3	—	—	L3	—	○
46-8	B型ボツリヌス毒素	ナーブロック	—	—	—	—	L3	—	○
46-9	ベクロニウム	ベクロニウム	—	C	—	—	—	—	—
46-10	ロクロニウム	エスラックス	—	B2	—	—	—	—	◎
46-11	スキサメトニウム	スキサメトニウム	—	A	—	—	—	—	◎
46-12	インコボツリヌストキシンA	ゼオマイン	—	B3	—	—	—	—	—

筋弛緩回復薬

| 46-13 | スガマデクスナトリウム | ブリディオン | — | B2 | — | — | — | — | — |

47 麻薬および類似薬

モルフィナン系オピオイド（麻薬）

47-1	モルヒネ	モルヒネ	—	C	—		L3	慎重	△
47-2	オキシコドン	オキシコンチン	—	C	—		L3	慎重	△
47-3	ヒドロキシモルフォン	ナルラピド、ナルベイン	C	C	—	—	L3	—	—

フェニルピペリジン系オピオイド（麻薬）

| 47-4 | フェンタニル | フェンタニル | C | C | — | | L2 | 慎重 | ○ |
| 47-5 | ペチジン | ペチジン | — | C | — | — | — | — | — |

ベンゾモルファン系オピオイド（非麻薬）

| 47-6 | ペンタゾシン | ソセゴン | — | C | — | | L3 | 慎重 | △ |

モルフィナン系オピオイド（非麻薬）

| 47-7 | ブプレノルフィン | レペタン | — | C | — | | L2 | 安全 | ○ |

薬剤番号	一般名	代表的な商品名	妊婦				授乳婦		
			FDA分類	オーストラリア分類	虎の門評価	妊娠と授乳評価（妊娠）	Hale評価	妊娠と授乳評価（授乳）	母乳とくすりハンドブック評価
その他									
47-8	トラマドール	トラマール	—	C	—	▨	L4	長期避	○
47-9	ナロキソン	ナロキソン	—	B1	—	—	—	—	—
47-10	メサドン	メサペイン	—	C	—	▨	L2	慎重	—
47-11	タペンタドール	タペンタ	—	C	—	—	L3	—	—
47-12	アヘンアルカロイド	パンオピン	—	A	—	—	—	—	—
47-13	トラマドール・アセトアミノフェン	トラムセット	—	C	—	▨	L4	長期避	○

48 麻酔薬

薬剤番号	一般名	代表的な商品名	FDA分類	オーストラリア分類	虎の門評価	妊娠と授乳評価（妊娠）	Hale評価	妊娠と授乳評価（授乳）	母乳とくすりハンドブック評価
局所麻酔薬									
48-1	リドカイン	キシロカイン	B	A	1点	—	L2	—	◎
48-2	メピバカイン	カルボカイン	—	A	—	—	L3	—	○
48-3	ブピバカイン	マーカイン	C	A	—	—	L2	—	◎
48-4	レボブピバカイン	ポプスカイン	—	B3	—	—	—	—	◎
48-5	ロピバカイン	アナペイン	B	B1	—	—	L2	—	—
48-6	プロカイン	プロカイン	—	B2	—	—	—	—	—
48-7	テトラカイン	テトカイン	—	B2	—	—	—	—	—
48-8	コカイン	コカイン	—	—	—	—	L5	—	—
全身麻酔薬									
48-9	亜酸化窒素	笑気	—	A	—	—	—	—	◎
48-10	セボフルラン	セボフレン	—	B2	—	—	L3	—	—
48-11	プロポフォール	ディプリバン	—	C	1点	—	L2	—	○
48-12	チオペンタール	ラボナール	—	A	—	—	L3	—	○
48-13	チアミラール	イソゾール	—	—	—	—	—	—	—
48-14	イソフルラン	イソフルラン	—	B3	—	—	—	—	—
48-15	ミダゾラム	ドルミカム	—	C	—	—	L2	—	◎
48-16	ケタミン	ケタラール	—	B3	—	—	L3	—	—
48-17	ドロペリドール	ドロレプタン	—	C	—	—	L3	—	—
48-18	デスフルラン	スープレン	—	B3	—	—	—	—	—
その他									
48-19	レミフェンタニル	アルチバ	—	C	—	▨	L3	慎重	—
48-20	スコポラミン	ハイスコ	—	—	—	—	L3	—	○
48-21	デクスメデトミジン	プレセデックス	—	B1	—	—	L4	—	—

薬剤番号	一般名	代表的な商品名	妊婦				授乳婦		
			FDA分類	オーストラリア分類	虎の門評価	妊娠と授乳評価（妊娠）	Hale評価	妊娠と授乳評価（授乳）	母乳とくすりハンドブック評価

49 腎疾患用剤

腎性貧血治療薬

薬剤番号	一般名	代表的な商品名	FDA分類	オーストラリア分類	虎の門評価	妊娠と授乳評価（妊娠）	Hale評価	妊娠と授乳評価（授乳）	母乳とくすりハンドブック評価
49-1	エポエチンアルファ	エスポー	—	B3	—		L3	安全	◎
49-2	エポエチンベータ	エポジン	—	B3	—		—	安全	◎
49-3	ダルベポエチンアルファ	ネスプ	—	B3	—		L3	安全	—
49-4	エポエチンベータペゴル	ミルセラ	—	—	—		—	安全	—

Ca受容体作動薬

薬剤番号	一般名	代表的な商品名	FDA分類	オーストラリア分類	虎の門評価	妊娠と授乳評価（妊娠）	Hale評価	妊娠と授乳評価（授乳）	母乳とくすりハンドブック評価
49-5	シナカルセト	レグパラ	—	B3	—		L3	—	—

高リン血症治療薬

薬剤番号	一般名	代表的な商品名	FDA分類	オーストラリア分類	虎の門評価	妊娠と授乳評価（妊娠）	Hale評価	妊娠と授乳評価（授乳）	母乳とくすりハンドブック評価
49-6	セベラマー	フォスブロック	—	B3	—		—	—	—
49-7	ランタン	ホスレノール	C	B3	—		—	—	—
49-8	クエン酸第二鉄	リオナ	—	—	—		L1	—	—
49-9	スクロオキシ水酸化鉄	ピートル	—	B3	—		L1	—	—

50 泌尿器・生殖器用剤

頻尿・過活動膀胱治療薬

薬剤番号	一般名	代表的な商品名	FDA分類	オーストラリア分類	虎の門評価	妊娠と授乳評価（妊娠）	Hale評価	妊娠と授乳評価（授乳）	母乳とくすりハンドブック評価
50-1	フラボキサート	ブラダロン	B	—	1点		—		◯
50-2	トルテロジン	デトルシトール	—	B3	—		L3		◯
50-3	フェソテロジン	トビエース	—	—	—		L3		—
50-4	ソリフェナシン	ベシケア	—	B3	—		L4		△
50-5	イミダフェナシン	ウリトス	—	—	—		—		—
50-6	オキシブチニン	ポラキス	—	B1	1点		L3		◯
50-7	プロピベリン	バップフォー	—	—	—		—		—
50-8	ミラベグロン	ベタニス	—	B3	—		L3		—

酸性尿改善薬

薬剤番号	一般名	代表的な商品名	FDA分類	オーストラリア分類	虎の門評価	妊娠と授乳評価（妊娠）	Hale評価	妊娠と授乳評価（授乳）	母乳とくすりハンドブック評価
50-9	クエン酸K・クエン酸Na配合	ウラリット	—	—	—		—		◯

排尿障害治療薬

薬剤番号	一般名	代表的な商品名	FDA分類	オーストラリア分類	虎の門評価	妊娠と授乳評価（妊娠）	Hale評価	妊娠と授乳評価（授乳）	母乳とくすりハンドブック評価
50-10	タムスロシン	ハルナール	—	B2	—		—		—
50-11	シロドシン	ユリーフ	—	B3	—		—		—
50-12	プラゾシン	ミニプレス	C	B2	—		L3		△
50-13	デュタステリド	アボルブ	—	X	—		—		—
50-14	タダラフィル	ザルティア	—	B1	—		—		—

膀胱出血治療薬

薬剤番号	一般名	代表的な商品名	FDA分類	オーストラリア分類	虎の門評価	妊娠と授乳評価（妊娠）	Hale評価	妊娠と授乳評価（授乳）	母乳とくすりハンドブック評価
50-15	メスナ	ウロミテキサン	—	B1	—		—		—

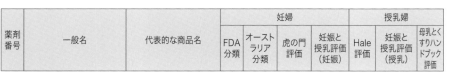

薬剤番号	一般名	代表的な商品名	妊婦				授乳婦		
			FDA分類	オーストラリア分類	虎の門評価	妊娠と授乳評価(妊娠)	Hale評価	妊娠と授乳評価(授乳)	母乳とくすりハンドブック評価
51 眼科用剤									
網膜疾患治療薬									
51-1	ラニビズマブ	ルセンティス	—	D	—	—	L3	—	—
51-2	アフリベルセプト	アイリーア	—	D	—	—	L3	—	—
51-3	ブロルシズマブ	ベオビュ	—	D	—	—	—	—	—
硝子体手術補助薬									
51-4	トリアムシノロンアセトニド	マキュエイド	—	A	—	—	L3	—	—
散瞳薬									
51-5	シクロペントラート	サイプレジン	—	—	—	安全	L3	安全	—
51-6	フェニレフリン	ネオシネジン	—	—	—	安全	L3	安全	○
51-7	トロピカミド	ミドリンM	—	—	—	安全	L3	安全	○
角膜治療薬									
51-8	コンドロイチン	アイドロイチン	—	—	—	安全	L3	安全	—
血管収縮薬									
51-9	ナファゾリン	プリビナ	—	—	—	安全	L3	安全	—
51-10	オキシメタゾリン	ナシビン	—	—	—	安全	L3	安全	—
副腎皮質ステロイド									
51-11	プレドニゾロン	プレドニン	—	—	—	安全	L2	安全	—
非ステロイド抗炎症薬									
51-12	ネパフェナク	ネパナック	—	—	—	安全	L3	安全	◎
緑内障治療薬									
51-13	ラタノプロスト	キサラタン	—	—	—	安全	L3	安全	◎
51-14	トラボプロスト	トラバタンズ	—	—	—	安全	L3	安全	◎
51-15	ビマトプロスト	ルミガン	—	—	—	—	L3	—	◎
51-16	チモロール	チモプトール	—	—	—	安全	L2	安全	◎
51-17	カルテオロール	ミケラン	—	—	—	安全	L3	安全	◎
51-18	ベタキソロール	ベトプティック	—	—	—	安全	L3	安全	—
51-19	トルゾラミド	トルソプト	—	—	—	安全	L3	安全	◎
51-20	ブリモニジン	アイファガン	—	—	—	—	L3	—	—
51-21	ピロカルピン	サンピロ	—	—	—	安全	L3	安全	—
51-22	ジピベフリン	ピバレフリン	—	—	—	安全	L2	安全	◎
抗菌薬									
51-23	クロラムフェニコール	クロラムフェニコール	—	—	—	安全	L4	安全	—
51-24	ゲンタマイシン	ゲンタマイシン	—	—	—	安全	L3	安全	—
51-25	トブラマイシン	トブラシン	—	—	—	安全	L2	安全	—
51-26	バンコマイシン	バンコマイシン	—	—	—	—	L1	—	—

4 薬剤一覧 49 腎疾患用剤 50 泌尿器・生殖器用剤 51 眼科用剤

薬剤番号	一般名	代表的な商品名	妊婦				授乳婦		
			FDA分類	オーストラリア分類	虎の門評価	妊娠と授乳評価（妊娠）	Hale評価	妊娠と授乳評価（授乳）	母乳とくすりハンドブック評価
51-27	オフロキサシン	タリビッド	—	—	—	安全	L2	安全	—
51-28	レボフロキサシン	クラビット	—	—	—	安全	L2	安全	◎
51-29	ロメフロキサシン	ロメフロン	—	—	—	安全	L3	安全	—
51-30	ガチフロキサシン	ガチフロ	—	—	—	安全	L3	安全	◎
51-31	アジスロマイシン	アジマイシン	—	—	—	—	L2		
抗ウイルス薬									
51-32	アシクロビル	ゾビラックス	—	—	—	安全	L2	安全	◎
抗アレルギー薬									
51-33	ケトチフェン	ザジテン	—	—	—	安全	L3	安全	◎
51-34	レボカバスチン	リボスチン	—	—	—	安全	L3	安全	◎
51-35	オロパタジン	パタノール	—	—	—	安全	L2	安全	◎
51-36	エピナスチン	アレジオン	—	—	—	—	L3		
蛍光眼底造影剤									
51-37	フルオレセイン	フルオレサイト	—	B2	—	—	L3	—	—
51-38	インドシアニングリーン	オフサグリーン	—	—	—	—	L3		
免疫抑制薬									
51-39	タクロリムス	タリムス	—	—	—	安全	L3	安全	—

52 耳鼻咽喉科用剤

薬剤番号	一般名	代表的な商品名	FDA分類	オーストラリア分類	虎の門評価	妊娠と授乳評価（妊娠）	Hale評価	妊娠と授乳評価（授乳）	母乳とくすりハンドブック評価
血管収縮薬									
52-1	ナファゾリン	プリビナ	—	—	—	安全	L3	安全	○
副腎皮質ステロイド									
52-2	フルチカゾンプロピオン酸	フルナーゼ	—	—	1点	安全	L3	安全	◎
52-3	モメタゾンフランカルボン酸	ナゾネックス	—	—	—	安全	—	安全	◎
52-4	ベクロメタゾン	ナイスピー	—	—	1点	安全	L2	安全	◎
52-5	フルチカゾンフランカルボン酸	アラミスト	—	—	—	安全	L3	安全	◎
抗菌薬									
52-6	ホスホマイシン	ホスミシンS	—	—	—	安全	L3	安全	—
52-7	オフロキサシン	タリビッド	—	—	—	安全	L2	安全	—
52-8	クロラムフェニコール	クロロマイセチン	—	—	—	安全	L4	安全	—
抗アレルギー薬									
52-9	レボカバスチン	リボスチン	—	—	—	安全	L3	安全	—
52-10	ケトチフェン	ザジテン	—	—	—	安全	L3	安全	—

53 皮膚科用剤

薬剤番号	一般名	代表的な商品名	FDA分類	オーストラリア分類	虎の門評価	妊娠と授乳評価（妊娠）	Hale評価	妊娠と授乳評価（授乳）	母乳とくすりハンドブック評価
アトピー性皮膚炎治療薬									
53-1	タクロリムス	プロトピック	—	—	—	安全	L3	安全	◎

薬剤番号	一般名	代表的な商品名	妊婦				授乳婦		
			FDA分類	オーストラリア分類	虎の門評価	妊娠と授乳評価（妊娠）	Hale評価	妊娠と授乳評価（授乳）	母乳とくすりハンドブック評価
副腎皮質ステロイド外用剤									
53-2	クロベタゾール	デルモベート	—	—	—	安全	L3	安全	—
53-3	ジフルプレドナート	マイザー	—	—	—	—	L3	—	—
53-4	デキサメタゾン	デキサメタゾン	—	—	—	—	L3	—	—
53-5	プレドニゾロン	プレドニゾロン	—	—	—	—	L2	—	—
白斑治療薬									
53-6	メトキサレン	オクソラレン	D	B2	—	—	—	—	—
痤瘡治療薬									
53-7	アダパレン	ディフェリン	—	—	—	▢	L3	▢	—
53-8	ベンゾイル	ベピオ	—	—	—	—	L2	—	—
角化症・乾癬治療薬									
53-9	カルシポトリオール	ドボネックス	—	—	—	—	L3	—	—
角化症治療薬									
53-10	尿素	ケラチナミン	—	—	—	—	L3	—	—
ハンセン病治療薬									
53-11	ジアフェニルスルホン	レクチゾール	—	—	—	—	—	—	—
53-12	クロファジミン	ランプレン	—	C	—	—	—	—	—
皮膚潰瘍治療薬									
53-13	トレチノイン	オルセノン	—	—	—	—	L3	—	—
53-14	亜鉛華軟膏	亜鉛華軟膏	—	—	—	—	L2	—	—
血行促進・皮膚保湿剤									
53-15	ヘパリンナトリウム	ヘパリンZ	—	—	—	—	L2	—	—
その他									
53-16	イミキモド	ベセルナ	—	—	—	—	L3	—	—

54 歯科・口腔用剤

薬剤番号	一般名	代表的な商品名	FDA分類	オーストラリア分類	虎の門評価	妊娠と授乳評価（妊娠）	Hale評価	妊娠と授乳評価（授乳）	母乳とくすりハンドブック評価
局所麻酔薬									
54-1	リドカイン・アドレナリン配合	キシロカイン	—	—	—	—	L2	—	—
54-2	プロピトカイン・フェリプレシン配合	シタネスト-オクタプレシン	—	—	—	—	—	—	—
54-3	メピバカイン	スキャンドネスト	—	A	—	—	L3	—	—
抗生物質含有トローチ									
54-4	テトラサイクリン	アクロマイシン	—	—	—	▢	L3	▢	—
口腔カンジダ症治療薬									
54-5	ミコナゾール	オラビ	—	—	—	—	L2	—	—

薬剤番号	一般名	代表的な商品名	妊婦				授乳婦		
			FDA分類	オーストラリア分類	虎の門評価	妊娠と授乳評価（妊娠）	Hale評価	妊娠と授乳評価（授乳）	母乳とくすりハンドブック評価

口内炎等治療薬

薬剤番号	一般名	代表的な商品名	FDA分類	オーストラリア分類	虎の門評価	妊娠と授乳評価（妊娠）	Hale評価	妊娠と授乳評価（授乳）	母乳とくすりハンドブック評価
54-6	トリアムシノロン	アフタッチ	—	—	—	□	L3	□	—
54-7	デキサメタゾン	アフタゾロン	—	—	—	□	L3	□	—
54-8	ベクロメタゾン	サルコート	—	—	—	□	L2	□	—

歯周病治療薬

| 54-9 | ミノサイクリン | ペリオクリン | — | — | — | — | L3 | | — |

口腔乾燥症状改善薬

| 54-10 | ピロカルピン | サラジェン | C | B3 | — | □ | | — | — |
| 54-11 | セビメリン | エボザック、サリグレン | — | — | — | — | L3 | | — |

55 中毒治療薬

ベンゾジアゼピン系薬物中毒治療薬

| 55-1 | フルマゼニル | アネキセート | — | B3 | — | — | | — | — |

アセトアミノフェン中毒治療薬

| 55-2 | アセチルシステイン | アセチルシステイン | — | B2 | — | — | | — | — |

循環器用薬中毒治療薬

| 55-3 | グルカゴン | グルカゴンGノボ | — | B3 | — | — | | — | — |

オピオイド中毒治療薬

| 55-4 | ナロキソン | ナロキソン | — | B1 | — | — | | — | — |

その他

55-5	フィトナジオン	ビタミンK$_1$	—	—	—	安全	L1	安全	—
55-6	ホメピゾール	ホメピゾール	—	B2	—	—		—	—
55-7	葉酸	フォリアミン	—	A	—	安全	L1	安全	—
55-8	アトロピン	アトロピン	—	A	—	安全	L3	安全	○
55-9	エデト酸カルシウム	ブライアン	B	—	—	—		—	—
55-10	デフェロキサミン	デスフェラール	C	—	—	—	L3		—
55-11	デフェラシロクス	ジャドニュ	—	C	—	—	L3		—
55-12	ベズロトクスマブ	ジーンプラバ	—	B2	—	—		—	—
55-13	ジスルフィラム	ノックビン	—	B2	—	—		—	—
55-14	アカンプロサート	レグテクト	C	B2	—	—		—	—
55-15	ニコチン	ニコチネルTTS	—	D	—	□	L3	□	○
55-16	バレニクリン	チャンピックス	—	B3	—	—	L4	—	△

56 造影剤

ガドリニウム系MRI

| 56-1 | ガドジアミド | オムニスキャン | — | B3 | — | □ | L3 | | ○ |
| 56-2 | ガドテリドール | プロハンス | — | B3 | — | □ | L3 | | — |

[4] 薬剤一覧 [54] 歯科・口腔用剤 [55] 中毒治療薬 [56] 造影剤 [57] 漢方薬

薬剤番号	一般名	代表的な商品名	妊婦				授乳婦		
			FDA分類	オーストラリア分類	虎の門評価	妊娠と授乳評価（妊娠）	Hale評価	妊娠と授乳評価（授乳）	母乳とくすりハンドブック評価
56-3	ガドブトロール	ガドビスト	—	B3	—		L3		
56-4	ガドキセト酸	EOB・プリモビスト	—	B3	—	☐	L3	☐	
非ガドリニウム系 MRI									
56-5	フェルカルボトラン	リゾビスト	—	B1					
尿路・血管系									
56-6	イオプロミド	プロスコープ	—	B2	—	☐	L3	☐	
56-7	イオメプロール	イオメロン	—	B3	—	☐	—	☐	
56-8	イオパミドール	イオパミロン	—	—	—	☐	L3	☐	○
56-9	イオベルソール	オプチレイ	—	B1	—	☐	L3	☐	
56-10	イオヘキソール	オムニパーク	—	—	—	☐	L2	☐	
56-11	イオジキサノール	ビジパーク	—	B1	—	—	L3	—	
その他									
56-12	インドシアニングリーン	ジアグノグリーン	—	—	—	—	L3	—	

[57] 漢方薬

薬剤番号	一般名	代表的な商品名	FDA分類	オーストラリア分類	虎の門評価	妊娠と授乳評価（妊娠）	Hale評価	妊娠と授乳評価（授乳）	母乳とくすりハンドブック評価
漢方薬									
57-1	配合剤	半夏厚朴湯	—	—	1点	—	—	—	○
57-2	配合剤	小半夏加茯苓湯	—	—	1点	—	—	—	○

事項索引

薬剤索引

- 先頭の●印：商品名を表す。
- 無印：一般名または薬効名を示す。
- ページ数の色文字：薬剤一覧を示す。

編著者

山中美智子（やまなか みちこ）

聖路加国際病院　遺伝診療センター長 / 女性総合診療部医長

著　者

酒見智子（さかみ ともこ）

Amica ウィメンズクリニック 院長
聖路加国際病院附属クリニック 聖路加メディローカス 女性診療科 非常勤

刈込　博（かりこみ ひろし）

聖路加国際病院　薬剤部アシスタントマネジャー

※ p.21 ～ 22 の表5 は元山形大学医学部附属病院薬剤部 准教授・副薬剤部長 豊口禎子作成

本書に関するお問い合わせは、書名・発行日・該当ページを明記の上、下記のいずれかの方法にてお送りください。電話でのお問い合わせはお受けしておりません。

・ナツメ社 web サイトの問い合わせフォーム
　https://www.natsume.co.jp/contact
・FAX（03-3291-1305）
・郵送（下記、ナツメ出版企画株式会社宛て）

なお、回答までに日にちをいただく場合があります。正誤のお問い合わせ以外の書籍内容に関する解説・個別の相談は行っておりません。あらかじめご了承ください。

ナツメ社Webサイト
https://www.natsume.co.jp
書籍の最新情報（正誤情報を含む）は
ナツメ社Webサイトをご覧ください。

基礎からわかる 妊婦・授乳婦のくすりと服薬指導 第2版

2016 年　2 月　5 日　初版発行
2022 年　6 月　3 日　第 2 版 第 1 刷発行

編著者	山中美智子	©Yamanaka Michiko, 2022
著　者	酒見智子	©Sakami Tomoko, 2022
	刈込　博	©Karikomi Hiroshi, 2022
発行者	田村正隆	

発行所　**株式会社ナツメ社**
東京都千代田区神田神保町1-52　ナツメ社ビル1F（〒101-0051）
電話　03（3291）1257（代表）　FAX　03（3291）5761
振替　00130-1-58661

制　作　**ナツメ出版企画株式会社**
東京都千代田区神田神保町1-52　ナツメ社ビル3F（〒101-0051）
電話　03（3295）3921（代表）

印刷所　**ラン印刷社**

ISBN978-4-8163-7203-2　　　　　　　Printed in Japan
＜定価はカバーに表示してあります＞＜落丁・乱丁本はお取り替えします＞

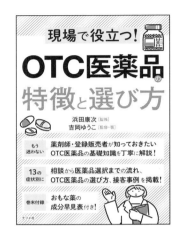
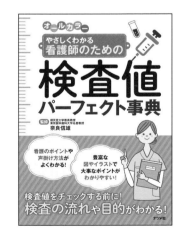